Nervenmobilisation

Kay Bartrow

Nervenmobilisation

Neurodynamik in der Physiotherapie

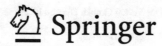 Springer

Kay Bartrow
Balingen, Deutschland

ISBN 978-3-662-67228-0   ISBN 978-3-662-67229-7   (eBook)
https://doi.org/10.1007/978-3-662-67229-7

Die Deutsche Nationalbibliothek verzeichnet diese Publikation in der Deutschen National-
bibliografie; detaillierte bibliografische Daten sind im Internet über http://dnb.d-nb.de abrufbar.

Planung/Lektorat: Ulrike Hartmann
Springer ist ein Imprint der eingetragenen Gesellschaft Springer-Verlag GmbH, DE und ist ein
Teil von Springer Nature.
Die Anschrift der Gesellschaft ist: Heidelberger Platz 3, 14197 Berlin, Germany

Vorwort

Gesundheit braucht Aktivität, Bewegung und Training. Diese Erkenntnis trifft auch auf das Nervensystem zu, das als ein wesentlicher Teil des Bewegungsapparates ebenfalls den Gesetzmäßigkeiten der Trainingslehre und der Trainingswissenschaft unterliegt. Grundlage jeder Therapie und eines jeden Trainings sind biologische Adaptionsmechanismen, die durch aktive Partizipation aller Körpersysteme ausgelöst und umgesetzt werden müssen. Das Nervensystem hat, mit gerade einmal bescheidenen 2 % Anteil an der Körpermasse, einen fulminanten Einfluss auf viele Körpergewebe und -funktionen. Als kontinuierliches System zieht sich das Nervensystem durch den gesamten Organismus und nutzt den Körper dabei als Container für sein Netzwerk. Die Hauptaufgabe des Nervensystems besteht in der Informationsübermittlung, also Reizaufnahme, Verarbeitung und adäquate Reaktion. Dabei ist das Nervensystem selbst ein anatomisch stoffliches Konstrukt, das einen funktionierenden Stoffwechsel benötigt (Durchblutung, Sauerstoffversorgung etc.) und mechanische Freiheit ohne Druck braucht, um effizient funktionieren zu können. Wie alle anderen Gewebe des menschlichen Körpers ist auch das Nervensystem mechanischen physikalischen Kräften ausgesetzt und wird von allen anderen Geweben in direktem oder indirektem Kontakt beeinflusst, verändert und passt sich diesen Bedingungen auch permanent an. Diesen Einflussgrößen ist dieses Buch auf der Spur und zeigt die Grundlagen der Neurobiomechanik, vom anatomischen Aufbau des Nervennetzwerks bis zum mechanischen Bewegungsverhalten und den Adaptionsmechanismen seiner neuromeningealen Hüllen. Gerade auch die neueren Erkenntnisse aus der Faszienforschung haben dabei geholfen, ein erweitertes Bild der Möglichkeiten von multimodalen physiotherapeutischen Anwendungen in der Neurobiomechanik zu entwickeln.

Die anatomischen und mechanischen Fakten in diesem Buch sind mit Literaturverweisen und Evidenz neutral belegt und abgedeckt. Meine Herangehensweise in der Interpretation dieser wissenschaftlichen Grundlagen in Bezug auf praktisch anwendbare Untersuchungs- und Therapiemöglichkeiten hingegen unterliegt meinen empirischen Erfahrungen aus meiner täglichen Arbeit mit betroffenen Patienten und ist damit lediglich so neutral und distanziert, wie es dieser Umstand eben mal zulässt. Das Buch zeigt meinen aktuellen Wissensstand in Bezug auf das Feld der Neurobiomechanik.

In meinen Kursen und Vorträgen habe ich stets das Bestreben, meine Zuhörer, neben der Wissensvermittlung, zum Nachdenken und Reflektieren zu bringen. Das möchte ich auch mit meinen Büchern erreichen, die meine klinischen Gedanken, beruflichen Einstellungen und fachlichen Herangehensweisen ebenfalls zwangsläufig transportieren. Nach mehr als 25 Jahren praktischer, lehrender und publizierender Tätigkeit in der Physiotherapie sind mir ein paar Dinge sehr wichtig:

1. Das einzige sinnvolle Dogma in der Therapie ist, dass es kein allumfassendes, ausschließliches Dogma gibt.
2. Wissen verändert sich kontinuierlich (auch während Sie das hier lesen), Wissen muss situativ und adaptiv benutzt werden können, und es sollte immer zum Wohl unserer Patienten eingesetzt werden.
3. Niemand weiß alles.
4. In der Therapie gibt es immer mehr als einen richtigen Weg.

Dieses Buch soll Brücken bauen, Wissen vermitteln, zum Denken anregen, Gespräche initiieren und Möglichkeiten aufzeigen. Deshalb freue ich mich auch immer sehr über Rückmeldungen zu meinem Buch.

In diesem Sinne wünsche ich anregende Lektüre und mindestens so viel Spaß beim Lesen, wie ich ihn beim Schreiben hatte.

Beste Grüße aus Balingen
Kay Bartrow

Inhaltsverzeichnis

Neurodynamik – ein erster Überblick

1

1.1 Begriffsklärung

Unter dem Begriff Neurodynamik wird die dynamische Anpassungsfähigkeit des Nervensystems und des umliegenden Gewebes an innere und äußere Kräfte verstanden. Dabei spielen unter anderem sowohl die Fähigkeit der Reizaufnahme als auch die adäquaten Reaktionsmechanismen des Nervensystems auf diese Reize eine Rolle für die Neurodynamik. Somit ist die Neurodynamik nicht nur auf die neuralen Strukturen begrenzt, sondern berücksichtigt immer auch die von den Nerven versorgten Körperregionen und Organe sowie die umliegenden Kontaktgewebe des Nervs in seinem Verlauf, eine funktionierende Physiologie inklusive der Durchblutungssituation oder andere psychische Einflussfaktoren. In der Neurodynamik werden sowohl die peripheren Nerven als auch die bindegewebigen Hüllstrukturen der Nerven selbst, die von den Nerven versorgten Organe und die dabei passierten geweblichen Kontaktstellen betrachtet und in Erklärungsmodelle für die Symptome von Patienten integriert. Die Fähigkeit des Nervensystems, sich an Bewegungen des Körpers anzupassen, wird als Erklärungsmodell für verschiedene Symptome, von lokalem Schmerz bis zu ausstrahlenden Missempfindungen, herangezogen. Unter Berücksichtigung der strukturellen Anatomie von peripheren Nerven, des davon innervierten Bindegewebes und deren Physiologie,

im Zusammenhang mit den individuellen Symptomen von Patienten, können diverse Herangehensweisen für weitere Untersuchungen und individuelle Behandlungsoptionen evaluiert und angewandt werden. Neurodynamik ist mehr als nur die mechanische Reaktion des Nervengewebes auf mechanische Kräfte wie Druck, Zug oder Spannung. Neurodynamik ist eine echte Netzwerkleistung, in der viele Faktoren einen Beitrag zu normaler Funktionsfähigkeit leisten.

Waren die Leitgedanken einer neurodynamischen Untersuchung und Behandlung ursprünglich stark biomechanisch und strukturell geprägt, liegt der Fokus der neurodynamischen Erklärungsmodelle aktuell vermehrt auf den neurophysiologischen Prozessen und der Mechanosensitivität. Wobei hierzu der Zustand des gesamten Organismus und der umliegenden Gewebe stets mitberücksichtigt und einbezogen werden muss.

Bei den ursprünglichen Beschreibungen von Vorgehensweisen zur neuralen Untersuchung und Behandlung wurden anfänglich hauptsächlich mechanische Begrifflichkeiten eingesetzt. So wurde von „Neuralen Spannungstests" (neural tension tests, upper limb tension test, lower limb tension test) in der Diagnostik oder von „mechanischen Spannungsmanövern" (Slider-, Tensioner-Techniken) in der Behandlung gesprochen. Diese biomechanische Sichtweise war mit den neueren Erkenntnissen zunehmend nicht

mehr haltbar und die Bezeichnungen muss-
ten in der weiteren Entwicklung angepasst werden. Seither hat sich die Bezeichnung „neuraler" oder „neurodynamischer Test" (auch neurodynamischer Provokationstest) etabliert. Dieser
Nomenklatur folgend werden die neurale Untersuchungskaskade als „neurodynamische Untersuchung" (NDU) und die einzelnen Nerven
spezifischen Untersuchungsmanöver in diesem
Buch auch als „neurodynamische Tests" (NDT)
benannt.

1.2   Klinische Überlegungen

Neurodynamische Tests werden eingesetzt, um
primär die Reaktion von Gewebe auf mechanische Bewegungsbelastungen zu beurteilen. Die
Gewebe des menschlichen Körpers müssen mechanische Belastungsanforderungen auf mehreren Ebenen tolerieren. Sie müssen den dabei
auftretenden Kräften (Zug, Druck oder Tor-
sion) standhalten und gleichzeitig die Infrastruktur und die normale Physiologie (Durchblutung, elektrochemische Prozesse, Impuls-
leitung: Afferenz, Efferenz) aufrechterhalten.
Also darf die mechanische Belastung des Körpers nicht dauerhaft zu einer Störung dieser
physiologischen Prozesse führen. Ungünstige
Druckverhältnisse sind in unserem Körper wohl
die häufigste Schmerzursache oder Ursache für
Funktionsstörungen. Der menschliche Organismus nimmt erst dann einen Schmerz wahr, wenn
die Organfunktion nur noch bei etwa 25 % liegt.
Funktionsstörungen treten in der Regel bereits
viel früher in dieser Entwicklung auf. NDTs
können einen großen Beitrag dabei leisten, solche Funktionsstörungen früher zu entdecken und
physiotherapeutische   Behandlungsstrategien
daran zu entwickeln. Mit diesen Tests können
klinische Rückschlüsse auf diese körperlichen
Fähigkeiten sowohl das Nervensystem (leitende
Nervenfasern, neurale Hüllstrukturen: intra-,
peri-, und extraneurale Hüllen) betreffend als
auch das umgebende Gewebe (Sehnen, Knochen, Bindegewebe, Muskeln, Blutgefäße) betreffend, gezogen werden. Diesem Gedanken
folgend kann davon ausgegangen werden, dass

die NDTs besondere Situationen (Funktionsfähigkeiten) an, um und in den peripheren Nerven anhand der Reaktionen auf den neurodynamischen Test erkennbar machen. Mithilfe
der NDTs können also periphere Veränderungen
an Nerven und dem umgebenden Kontaktgewebe lokalisiert werden. Da der menschliche
Organismus in keiner Beziehung eine Einbahn-
straße darstellt, ergeben sich aus peripheren Veränderungen meist auch zentrale Konsequenzen. So ist dann auch der Umkehrschluss statt-
haft, dass periphere Veränderungen funktionelle
oder pathofunktionelle Auswirkungen auf zen-
traler gelegene Strukturen bewirken können.
So kann sich eine erhöhte periphere Sensitivität eines Nervs oder seines Kontaktgewebes
auch ungünstig auf die Funktionsfähigkeit der
zugehörigen Wirbelsäulenabschnitte in Form
von Bewegungsstörungen oder Schmerzen auswirken.

Der menschliche Körper besteht aus einer
Vielzahl einzelner Systeme, die sich überwiegend selbst regulieren, sich aber auch immer
gegenseitig beeinflussen (siehe Abb. 1.1). In
ihrer Gesamtheit mit allen Prozessen und Abhängigkeiten machen sie unseren Organismus
überhaupt erst möglich. Eine Veränderung oder
eine Anpassungsreaktion in einem System hat
immer auch Auswirkungen auf alle anderen

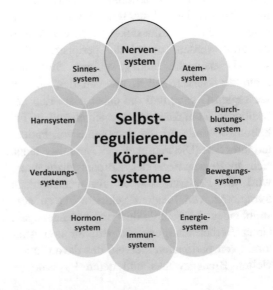

Abb. 1.1 Einige Körpersysteme im Überblick

Systeme zur Folge und verändert die Rahmen-
bedingungen für deren Funktionsfähigkeit und
die Interaktion. Das verbindende Element zwischen den einzelnen Systemen und seinen An-
passungsprozessen ist das Nervensystem. Das
Nervensystem nimmt Veränderungen wahr und
leitet die erforderlichen Reaktionen ein.

Der Wechsel zwischen Druck und Zug, also
Bewegung, steuert alle lebenswichtigen Prozesse in unserem Körper. Von der Durchblutung, der Aktivierung einzelner Prozesse in
den Nervenzellen über die Versorgung der Zellen mit Nährstoffen bis zum Muskelaufbau und
der Ernährung von Knochen und Gelenkflächen.
All diese Vorgänge finden stets mit dem Ziel
der Anpassung unseres Organismus an sich verändernde Bedingungen statt. In diesem Wechselspiel ist unser Organismus einem permanenten
Umbau, nämlich dem Ab- und Aufbau von Zellen und ihren Verbindungen in den einzelnen
Körpersystemen, unterworfen.

1.3   Zahlen zum Netzwerk Mensch

Die schier unglaubliche Größe und die riesige Dimension der Vernetzung des menschlichen Organismus lassen sich am besten mit ein
paar respekteinflößenden Zahlen veranschau-
lichen. Der menschliche Körper besteht aus
etwa 100 Billionen vitalen Zellen (in Zahlen:
100.000.000.000.000 Zellen). Diese riesige Anzahl an Zellen bildet verschiedene Gewebe, Organe und Körpersysteme und interagiert für
eine bestmögliche Vernetzung und Funktionsfähigkeit. Die einzelnen Körpersysteme regulieren sich weitgehend selbst, haben aber auch
Auswirkungen auf andere Systeme. Im menschlichen Körper beträgt die durchschnittliche
Länge einer Zelle etwa 1/40stel Millimeter.
Wäre es technisch machbar, dass wir alle Zellen hintereinanderlegen und befestigen könnten, würde die Gesamtlänge die beeindruckende
Strecke von 2,5 Mio. Km ergeben. Mit den
Zellen eines einzigen Menschen könnte man
also eine Leitung etwa 60 x um die Erde wi-
ckeln. Wenn wir alle Zellen hintereinanderlegen

könnten und pro Zelle, die angelegt wird, eine
Sekunde an Zeit benötigen, dauert das An-
einanderlegen der Zellen für einen Menschen
etwa 3 Mio. Jahre. All diese Zellen haben einen
Stoffwechsel und sind in permanentem Auf-
und Abbau begriffen. In jeder Sekunde werden
in unserem Organismus ca. 50 Mio. Zellen erneuert: also abgebaut und neue Zellen werden
dafür wieder eingebaut. Das ist nicht weiter dra-
matisch, denn die Länge dieser Zellen beträgt
lediglich etwa 1 km. Und bei einer Gesamtlänge
von 2,5 Mio. km fallen diese Umbaumaßnahmen
nicht extrem ins Gewicht, sind aber evtl. an
tagesformabhängigen   Schwankungen   unserer Stimmung oder körperlicher Leistungsfähigkeit beteiligt. In einem Wundheilungsverlauf
können diese normalen täglichen Umbaumaßnahmen für die ebenfalls normalen Schwankungen der Regeneration mitverantwortlich sein.
Ein Regenerationsprozess verläuft selten gleich-
mäßig nur steil nach oben. Vielmehr ist er ge-
kennzeichnet von Schwankungen. Es gibt Tage
mit geringen und Tage mit deutlichen Symptomen und Schwankungen der Leistungsfähigkeit.
Ups und Downs sind in der Regeneration so normal wie unterschiedlich ausgeprägte körperliche
Fähigkeiten aufgrund einer variablen Tagesform.

Für die Gesamtheit all dieser Prozesse muss
der erforderliche Stoffwechsel über das Nervensystem koordiniert und kontrolliert werden. In
jeder Sekunde werden mehrere Millionen Zellen
erneuert (physiologischer Turnover). Dafür laufen mehrere Tausend chemischer und physikali-
scher Reaktionen in jeder Zelle ab, die kontrolliert und gesteuert werden müssen.

Etwa einmal pro Woche wird auf diesem Turnover-Weg die Schleimhaut des Ver-
dauungstraktes   (Magen-Darm-Region)   ausgetauscht. Einmal im Monat (innerhalb von
3–4 Wochen) werden so ein Großteil der Haut-
zellen erneuert und im Zeitraum von 3–4 Mo-
naten die Knochenbestandteile ausgetauscht.
Für den Turnover von weichen, bindegewebigen
Elementen wie Faszien, Muskelgewebe und
Verdichtungen (Sehnen, Ligamente und Apo-
neurosen) benötigt der menschliche Körper etwa
den Zeitraum von einem Jahr.

1.4   Körpersysteme und Funktionen des Nervensystems

Eines dieser Systeme ist das Nervensystem. In seiner Gesamtheit aus zentralem (ZNS) und peripherem Nervensystem (PNS) ist es unter anderem für Sinneswahrnehmung, Kraft, Atmung, Verdauung, Bewegungsplanung und -steuerung, emotionales Verhalten, alle physiologischen Prozesse und für die Übermittlung aller körperrelevanten Informationen im gesamten Organismus zuständig. Die Informationen werden dabei sowohl aus der Peripherie in die Zentrale als auch umgekehrt, von der Zentrale in die Peripherie, transportiert. Als kontinuierliches Netzwerk durchzieht das Nervensystem den gesamten Körper und verbindet die einzelnen Regionen, Organe und Gewebe zu einem riesigen Informationsaustausch-Netzwerk. Auch die Länge des peripheren Nervensystems ist mehr als beeindruckend. Mit einer Gesamtlänge von ca. 760.000 km (alle Nervenfasern des peripheren Nervensystems hintereinander gelegt) entspricht die Länge der Nervenfasern eines Menschen nahezu der Strecke Erde-Mond-Erde. Diese Streckenausdehnung erklärt auch die Notwendigkeit, Informationen in diesem Netzwerk schnell leiten und transportieren zu können. Die langsamsten Fasern des Nervensystems leiten mit etwa 1 m/s (3,6 km/h) und die schnellsten Nervenfasern kommen auf stattliche 120 m/s (432 km/h). Die Netzwerkkontinuität besteht dabei auf mehreren Ebenen (siehe Tab. 1.1).

Zum einen ist das Nervensystem auf struktureller Ebene kontinuierlich verbunden. Alle Nervenfasern hängen an einem Stück zusammen und gewährleisten so eine lückenlose Informationsübermittlung aus der Peripherie in die Zentrale (ZNS). Grundlegend führen alle Wahrnehmungen unserer Sinne (Sehen,

Hören, Riechen, Fühlen, Schmecken) zu einer Leitung von Informationen zur Anpassung. Dieselbe Kontinuität transportiert im Normalfall eine entsprechend angemessene Reaktion auf äußere Reize als Antwort aus der Zentrale in die Peripherie. Diese funktionelle Ebene ist die Hauptaufgabe des Nervensystems: nämlich Impuls- oder Reizübermittlung (siehe Tab. 1.2). Informationen aus der Reizaufnahme werden unter anderem in Form von bioelektrischen (Ladungsverschiebung) oder biochemischen Impulsen (über Neurotransmitter) weitergeleitet und an die entsprechenden hierarchischen Verarbeitungszentren oder die verbundenen Erfolgsorgane übermittelt. Um dieses Ziel der lückenlosen Informationsübermittlung dauerhaft zu sichern, sind vor allem strukturelle Unversehrtheit, räumliche Bewegungsfreiheit und normale Druckverhältnisse entlang des Nervensystems und seiner Hüllstrukturen erforderlich. Wird ein peripherer Nerv z. B. durch eine Läsion bzw. Ruptur teilweise oder komplett vom System getrennt, ist ein Informationsstopp und ein Verlust an Anpassungsfähigkeit die direkte Folge. Durch andere ungünstige Ereignisse wie z. B. eine dauerhafte lokale Druckerhöhung (z. B. Schwellung, Wundheilungsprozesse oder mechanische Situationsveränderung etc.) kann der Informationstransport irritiert, verlangsamt und erschwert werden. Es resultieren reduzierte Funktionsfähigkeiten in den Erfolgsorganen. Diese Störungen betreffen zu den vom Nerv versorgten Organen und Geweben auch den lokalen Nerv selbst und das umliegende Kontaktgewebe. Durch Einbußen in der Funktionsperformance kann das Nervensystem seine eigentliche Primärfunktion, die der Reizübermittlung, nicht mehr oder nicht mehr in vollem Umfang ausführen. Werden Reize nicht mehr in vollem Umfang geleitet oder verschwinden

Tab. 1.1 Kontinuitätsebenen des Nervensystems – neurale Integrität

Strukturelle Kontinuität	Bioelektrische Kontinuität	Biochemische Kontinuität
Alle Nerven sind untereinander verbunden und bilden ein riesiges Informationstransportnetzwerk	Im Nervensystem werden elektrische Impulse zur Einleitung und Steuerung von physiologischen Prozessen geleitet	Auch Neurotransmitter werden zur Informationsübermittlung und zur Kontrolle von physiologischen Prozessen ausgeschüttet und über das Nervensystem verteilt

Tab. 1.2 Hauptfunktionen des Nervensystems – Auswahl an möglichen Störquellen der Neurodynamik

Hauptfunktionen des Nervensystems	Mögliche Störquellen der Neurodynamik
• Informationsübermittlung (Konduktion: Sensibilität, Motorik&Kraft, Reflexe) • Dynamische Adaption auf Bewegung (Neurodynamik: Elastizität, Bewegungs- und Deformationstoleranz – auch der umliegenden Gewebe)	• Nerv selbst (Neurium: Hüllgewebe, Nervenfasern) • Innerviertes Gewebe (z. B. Läsion oder Funktionsstörung im Zielgewebe) • Pathophysiologische Faktoren (neurale Durchblutung, entzündliche Grundsituation oder dysfunktionale Selbstinnervation) • Ungünstige Drucksituation im Gewebe (Kontaktgewebe; mechanical interfaces) • Fasziale Einflussgrößen • Andere Körpersysteme • Gesundheitliche Gesamtsituation • Stressfaktoren • Sensitivität des gesamten Organismus

komplett aus den Leitungsbahnen, entstehen Informationslücken, die zu neurologischen Symptomen oder Defiziten (motorischer oder sensibler Art) führen können. Die motorischen oder sensiblen Dysfunktionen können bis zum Ausfall der Funktionen gehen, komplett oder partiell – je nach Ursache und Größe der Schädigung oder der lokalen Irritation. Weiterhin entstehen auf dieser Basis auch Schmerzen oder Bewegungseinschränkung am Bewegungsapparat.

Die Hauptfunktionen des Nervensystems können mit zwei wesentlichen Punkten zusammengefasst werden:

• Informationsübermittlung (Konduktion: Sensibilität, Motorik und Kraft, Reflexe)
• Dynamische Adaption auf Bewegung (Neurodynamik: Elastizität, Bewegungs- und Deformationstoleranz – auch an den Berührungspunkten mit den umgebenden Geweben)

Bei der Erfüllung dieser zwei Hauptfunktionen kann das Nervensystem von vielfältigen Irritationen aus den verschiedensten Störquellen behindert werden. Unter anderem sind es die nachfolgend aufgelisteten Störquellen, denen wir im klinischen Alltag immer wieder gegenüberstehen:

• Nerv selbst (Neurium: Hüllgewebe, Nervenfasern)
• Innerviertes Gewebe (z. B. Läsion oder Funktionsstörung im Zielgewebe)

• Pathophysiologische Faktoren (neurale Durchblutung, entzündliche Grundsituation oder dysfunktionale Selbstinnervation)
• Ungünstige Drucksituation im Gewebe (Kontaktgewebe; „Mechanical Interfaces")
• Fasziale Einflussgrößen
• Andere Körpersysteme
• Gesundheitliche Gesamtsituation
• Stressfaktoren
• Sensitivität des gesamten Organismus

Neben dem Transport von Informationen (Reizen) und der ständigen Kontrolle von physiologischen Prozessen in unserem Körper ist das Nervensystem permanent damit beschäftigt, sich auf die strukturellen Herausforderungen von dynamischer Bewegung und den damit verbundenen Veränderungen von Druck und Zug anzupassen.

Diese strukturelle Adaption des Nervensystems an Bewegung ist eigentlich eine regelrechte Challenge. Nicht zuletzt wird diese Funktionalität benötigt, um vor allem die Durchblutung, den Stoffwechsel und alle physiologischen Prozesse in den einzelnen Bestandteilen des Nervensystems, also in den Nerven selbst, zu gewährleisten. Diese Anpassungsfähigkeit führt im Normalfall zu einer zuverlässigen Reizweiterleitung auf der Basis einer stabilen Neurophysiologie und trägt damit zu auch einer bestmöglichen körperlichen Funktionsfähigkeit bei. Das Nervensystem durchzieht den ganzen Körper, steht mit vielen Strukturen in direkter oder unmittelbarer Verbindung und ist damit dynamisch, mechanisch, strukturell und funktionell von diesen Kontaktbeziehungen abhängig (siehe Abb. 1.2). Bei ungünstigen Bedingungen entsteht dabei auch ein großes mechanisches Irritationspotenzial. Mit dieser Situation ist das Nervensystem auch den Gesetzen der Mechanik unterworfen und den mechanischen, kinematischen Kräften von Bewegung ausgesetzt. Das Nervensystem muss sich mit seinen dynamisch-elastischen Fähigkeiten den mechanischen Anforderungen von jeder Bewegung anpassen können, die ein Körper im Alltag ausführen kann.

Dabei interagiert das Nervensystem mit den an der Bewegung beteiligten Strukturen. Für die Neurodynamik sind sowohl die Deformationsfähigkeit als auch die elastische Dehnfähigkeit der neuralen Strukturen und ihrer Hüllgewebe sowie die Gleitfähigkeit der einzelnen Hüllschichten gegeneinander und gegen äußere Kontaktgewebe von größerer Bedeutung. Ein-

schränkungen erfährt das Nervensystem vor allem durch Druckveränderungen (wie z. B. durch Ödeme, Einblutungen, pathologische Adhäsionen aus z. B. ungünstig ablaufenden Wundheilungsprozessen). Aber auch entzündliche Prozesse, Narbenbildungen, Bandscheibenveränderungen, Gewebeläsionen oder osteophytäre An-/Umbauten können das Nervensystem nachhaltig negativ beeinflussen – also Verletzungen jeder Art. Das Nervensystem bewegt sich mit Roll- und Gleitmechanismen gegen sein umliegendes Kontaktgewebe (mittels extraneuraler Adaptionsmechanismen) und in sich bzw. gegen sich selbst (mittels intraneuraler Adaptionsmechanismen). Um diese Mobilität zu gewährleisten, sind vor allem die intra- und extraneuralen Hüllstrukturen von größerer Bedeutung. Diese Hüllen sind Teil des Fasziensystems. In der Neurodynamik, der Anpassungsfähigkeit von Nerven auf Bewegung und mechanische Druck- und Zugbewegungen (siehe Abb. 1.3), können Abhängigkeiten und Beeinflussungen zu den Nervenfunktionen auf biopsychosozialer Ebene untersucht und beurteilt werden. Dabei werden die Irritationen/Symptomreproduktionen der zwei wichtigsten Nervenfunktionen miteinander verglichen. Auf einer Seite steht die Konduktion (also die Reizweiterleitung) und auf der anderen Seite die mechanische Anpassungsfähigkeit der neuralen Strukturen (leitende Fasern mit der Gesamtheit der neuralen Hüllstrukturen) auf Bewegungs- und Haltungsveränderungen.

▶ Die Neurodynamik liefert die Möglichkeit, die Mechanosensitivität des Nervensystems und der umliegenden Gewebe zu untersuchen, zu beurteilen und im Bedarfsfall geeignete Behandlungsstrategien aus den gewonnenen Erkenntnissen entwickeln oder herleiten zu können.

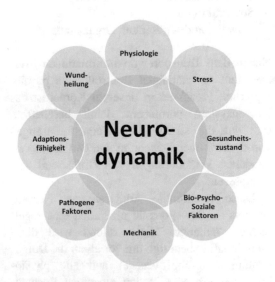

Abb. 1.2 Einflussfaktoren auf die Neurodynamik

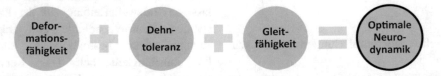

Abb. 1.3 Mechanische Kernfaktoren der neuralen Mobilität

1.5 Wichtige Begriffe für die Neurodynamik

Sensibilität

Die Sensibilität beschreibt die Reiz- oder Schmerzempfindlichkeit eines Organismus oder des Nervensystems. Dabei wird sowohl die Wahrnehmung von Reizen als auch die Verarbeitung und die Reaktion auf diese Reize betrachtet und beurteilt. Sensibilität ist somit eine gesamtorganische Komplexleistung von Rezeptoren, den zentralen Verarbeitungszentren und den peripheren Erfolgsorganen. Eine gute Sensibilitätsleistung ist immer auch von den 5 Sinnen (Sehen, Hören, Fühlen, Riechen und Schmecken) abhängig, über die unsere Wahrnehmungs- und Interaktionsfähigkeit im Wesentlichen gesteuert wird. Sensibilitätsleistungen können auch nach der Lage der Rezeptoren beurteilt werden. So werden Fähigkeiten der Oberflächensensibilität (Tast- und Berührungssensibilität, Temperatur- und Schmerzsensibilität) von den Fähigkeiten der Tiefensensibilität (Stellung der Gelenke und des Körpers im Raum, Bewegungssensibilität und Kraftsensibilität) unterschieden.

Sensitivität

Der Begriff „Sensitivität" beschreibt die Empfindlichkeit eines Systems oder eines Organismus. Bei einer hohen Sensitivität reagiert das System bereits auf niedrigschwellige Reize, wie z. B. das hoch sensitive Nervensystem bei einer frischen Verletzung oder einem hochgradig entzündlichen Zustand. Je empfindlicher (dünnhäutig, leicht verletzlich oder hyperästhetisch) ein System eingestellt ist, desto geringere Reizintensitäten sind für eine Reaktion des Systems erforderlich.

Bei medizinisch-therapeutischen Tests gibt die Sensitivität (Empfindlichkeit) an, wie zuverlässig ein Testverfahren erkrankte Individuen findet. Ein Test hat dann eine hohe Sensitivität, wenn er möglichst viele tatsächlich (richtig positiv) Erkrankte als krank identifizieren kann. Bei einer Sensitivität von 100 % werden alle tatsächlich erkrankten Individuen erkannt. Bei einer Sensitivität von 65 % werden noch 65 % der Erkrankten erkannt, aber 35 % mit der Erkrankung werden nicht erkannt (falsch negativ).

Mechanosensitivität

Starke Reaktionen aufgrund von mechanischen Kräften (Palpation, Druck, Bewegung etc.) können im Bereich der Mechanosensitivität erklärt werden. Eine hohe Mechanosensitivität kann auch eine hohe Störanfälligkeit für den Organismus bedeuten, da bereits bei geringer Reizintensität eine starke Ausgleichsreaktion/Schutzmaßnahme erfolgt. Je höher die Mechanosensitivität ist, desto leichter lässt sich der betroffene Bereich von Reizen irritieren.

Spezifität

Die Fähigkeit eines Organismus, auf bestimmte Reize mit einer dafür charakteristischen Antwort/Anpassung zu reagieren. Spezifische Reize lösen spezifische Reaktionen und Veränderungen aus. Ein Organismus wird auf Mobilitätsübungen mit einer Verbesserung seines aktiven und passiven ROM (Range of Motion) reagieren. Auf Trainingsreize im Kraftbereich (z. B. Belastungen im Bereich von 90 % des Kraftmaximums) mit einer Steigerung der intra- und intermuskulären Koordinationsfähigkeit – also mit einer Steigerung der Kraftfähigkeit des Organismus.

Bei medizinischen Tests gibt die Spezifität an, wie viele tatsächlich nicht Erkrankte (richtig negativ) vom Test auch als gesund erkannt werden können. Von einer hohen Spezifität spricht man dann, wenn der Test möglichst viele tatsächlich nicht erkrankte Individuen auch als nicht erkrankt einstuft.

Reliabilität

Sichert das Testergebnis und kennzeichnet die Zuverlässigkeit eines therapeutischen Tests, auch bei wiederholter Durchführung zum selben Ergebnis zu kommen. Je zuverlässiger ein Test funktioniert, desto sicherer sind die mit ihm gewonnenen Ergebnisse und Erkenntnisse. Im besten Fall sind die durch den Test gewonnenen Testergebnisse unabhängig vom Tester (Objektivität oder Inter-Tester-Reliabilität)

und führen zum gleichen Ergebnis. Ein Testverfahren hat dann eine hohe Reliabilität, wenn
es bei wiederholter Durchführung, unter denselben Bedingungen und an denselben Gegenständen dieselben Ergebnisse liefert. Genau an
diesem Punkt treten bei therapeutischen Tests
häufig Irritationen auf. Der untersuchte Organismus erfüllt diese Bedingung (derselbe Gegen-
stand) nicht, da er sich in permanenter Veränderung und Anpassung befindet. Zudem ist
im therapeutischen Kontext eine Veränderung
des Organismus durchaus gewünscht (zur Er-
reichung der Therapieziele). Deshalb kann die
Ausgangsbedingung für Tests in der Arbeit mit
Patienten nicht immer dieselbe sein.

Validität
Die Gültigkeit eines Testverfahrens ist dann gegeben, wenn der Test auch tatsächlich das testet,
was es testen soll. Ein Test hat dann eine hohe
Validität, wenn die getesteten Parameter nicht
von anderen, ungewollt auftretenden Faktoren
beeinflusst wird.

Adaptabilität
Beschreibt die Fähigkeit eines Organismus oder
eines seiner (Teil-)Systeme, sich aufgrund innerer oder äußerer Reize an neue Situationen
anzupassen oder zu verändern. Grundvoraus-
setzung für eine Anpassungsreaktion ist eine
intakte Wahrnehmung von Reizen und ein ad-
äquates Reaktionsverhalten. Jeder Reiz, der eine
bestimmte Stärke (Intensität, Schwellwert) übersteigt, wird reaktionswirksam und bewirkt durch
eine Veränderung des Systems die Anpassung
des Organismus.

Mechanoadaptabilität
Darunter ist die Fähigkeit eines Organismus (oder eines seiner Systeme) zu verstehen,
sich auf mechanische Reize (im Wesentlichen
Druck und Zugspannung) zu verändern und an
die neuen Bedingungen anzupassen. Mechanische Kräfte verändern die Bewegungssteuerung,
die Gewebespannung, das Gleit- und Reibe-
verhältnis bei Bewegungen, die Bewegungs-
durchführung (Krafteinsatz) und physiologische
Kenngrößen wie z. B. die Durchblutung, Pro-

duktion von Schmierstoffen oder die Sauerstoff-
aufnahme und -verteilung.

„Off"-Tension
Kennzeichnet eine Körperhaltung oder die Positionierung eines Körperabschnitts mit reduzierter neuromeningealer Spannung. Meist sind hier
Entlastungs- oder Schutz- bzw. Schonhaltungen
zu finden. Diese sollen ungünstige Spannung gezielt reduzieren und den Organismus vor nachhaltigen Schädigungen schützen.

„In"-Tension
Kennzeichnet eine Körperhaltung oder die
Positionierung eines Körperabschnitts mit gesteigerter neuromeningealer Spannung. Hier
sind häufig monotone Gewohnheitshaltungen,
wie beispielsweise Sitzposition am Schreib-
tisch, thorakale Hyperkyphosen oder die Leseposition in Seitlage mit abgestütztem Ellbogen
anzutreffen. Diese Körperhaltungen können auf
Dauer problematisch oder symptomhaft werden.

Nervendehnfähigkeit
Die Dehnfähigkeit neuraler Strukturen bezieht
sich vor allem auf die dynamisch-elastischen
Fähigkeiten der neuromeningealen Hüllen. Als
bindegewebige (fasziale) Hüllen besitzen sie dynamische Bewegungseigenschaften wie z. B.
Kontraktionsfähigkeit, eigenständige Tonusregulation, Wasserbindungsfähigkeit und elastische Rückstellkräfte. Neurale Hüllen werden
bei Gewebedehnungen ebenfalls verlängert und
haben eine Spannungsfähigkeit und eine eigene
Belastungs-Deformations-Kurve.

Nervengleitfähigkeit
Die Gleitfähigkeit und die Spannungssituation
von neuralen Strukturen (des Nervensystems)
beeinflussen sich gegenseitig. Neurale Strukturen erfahren bei allen Bewegungen des Körpers
Lage- und Spannungsveränderungen. Sie passen sich den Lageveränderungen überwiegend
durch Gleitbewegungen an. Innerhalb der neuralen Struktur gleiten einzelne Faszikel gegeneinander, extraneural gleitet das Nervenhüll-
gewebe gegen die Berührungsflächen. Neuromeningeale Hüllen haben einen Schichtaufbau

(Endo-, Peri- und Epineurium bei peripheren Nerven), der für die Bewegungsanpassung essenziell ist. Zwischen den faszialen Hüllen gibt es eine Verschiebeschicht mit Schmierflüssigkeit, die die Oberflächen der Hüllen gleitfähig macht. Je nach Gewebezustand variiert die Qualität dieser körpereigenen Schmierstoffe. Bei einem proentzündlichen Gewebezustand oder einer generell höheren Temperatur nimmt die Qualität dieser körpereigenen Schmierstoffe ab und die Bewegungsanpassungsfähigkeit der neuralen Strukturen sinkt. So entstehen Irritationen im neuralen Hüllgewebe, die sich auf die leitenden Fasern ausweiten und symptomhaft werden können. Auch andere Prozesse, wie z. B. Ödembildung im Epineural- oder Interneuralraum, Fibrosen oder traumatische Zustände, können die Gleitfähigkeit des Nervenbetts und damit auch die Bewegungsanpassung stören. Adhäsionen können für eine signifikante Spannungszunahme im Nervengewebe bei Bewegungen sorgen. Dabei wird sich die Spannung vor allem distal und proximal der Adhäsionsstelle erhöhen. Bei vermehrter Spannung nimmt der Nervendurchmesser ab und der intraneurale Faszikeldruck steigt an. Erreicht der intraneurale Druck höhere Werte als der extraneurale Druck der Blutgefäße, begünstigt dies die Entstehung von Ödemen und verstärkten proentzündlichen Situationen (siehe Sunderland 1990), und die Gleitfähigkeit der neuralen Strukturen nimmt ab.

Deformationstoleranz/Deformationsfähigkeit
Bei jeder Bewegung kommt es durch das Einwirken von äußeren und inneren Kräften zu einer Deformation von Körpergewebe. Die Deformation bewirkt zunächst eine Formveränderung der bewegten Gewebe. Bei einwirkenden Zugspannungen wird das Gewebe länger, aber dünner (da das Volumen erhalten bleiben muss). Meist ist dieser deformierte Zustand reversibel und lediglich temporär auf die Dauer der Krafteinwirkung begrenzt. Nach der Bewegung und einem Ausgleich der einwirkenden Kräfte kommt es wieder zu einer Reformation: Das betroffene Gewebe geht wieder zurück in den ursprünglichen Zustand. Der Grad der Deformation wird dabei von der Art des Gewebes und den einwirkenden Kräften bestimmt. Knochen hat dabei eine andere Deformationsfähigkeit als beispielsweise Muskel- oder Fasziengewebe. Zu den beeinflussenden Faktoren der Deformationsfähigkeit gehören unter anderem der Anteil von kollagenen und elastischen Fasern, die Innervation (Anzahl und Fähigkeit der Rezeptoren), die Temperatur und die Stärke der einwirkenden Kräfte. In der Beurteilung von Deformationsfähigkeit oder -toleranz spielt die Belastungs-Deformations-Kurve eine große Rolle. Dabei wird die neutrale von der elastischen und der plastischen Zone unterschieden. Je größer die Belastung (Intensität der Kräfte) wird, desto stärker tritt eine Deformation am Gewebe auf. Wird die Belastung zu groß und die Deformation reicht bis in die plastische Zone, sind größere Deformationen und eine steigende potenzielle Verletzungsgefahr zu erwarten. Andererseits kann eine Belastungs-Deformations-Kurve auch zur Erklärung von Symptomen bei Verletzungen herangezogen werden. Sind Faserzerreißungen vorhanden, kommt es zur Reduktion der elastischen Zone und zur Ausweitung der plastischen Zone (Schutzspannung, Schonhaltung, Tonuserhöhung). So können eine eingeschränkte Beweglichkeit oder zunehmende Schmerzvermeidungsstrategien erklärt werden. Ziel der Therapie ist es dann, die elastische Zone wieder zu vergrößern (Mobilisation) und die plastische Zone entsprechend zu verkleinern (siehe Abb. 1.4).

Kontaktgewebe/Mechanical Interface
Das Nervensystem verläuft als kontinuierliches Netzwerk durch den gesamten Körper. In diesem Zuge nutzen periphere Nerven den Körper als Container und haben in ihrem Verlauf Kontakt zu vielen anderen Geweben. Alle Gewebe, die im peripheren Verlauf eine Berührungsfläche mit einem Nerv haben, werden als neurale Kontaktgewebe bezeichnet. Durch den direkten Kontakt der Hüllschichten ist eine Möglichkeit zur gegenseitigen Beeinflussung gegeben, die sich bei pathologischen oder symptomhaften Entwicklungen auswirken kann. Vor allem bei strukturellen Veränderungen des Kontaktgewebes, wie z. B. knöchernen Veränderungen

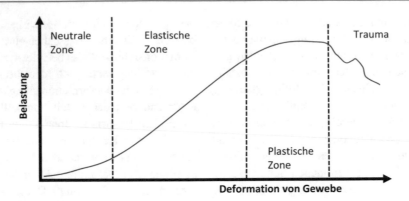

Abb. 1.4 Belastungs-Deformations-Kurve

nach Frakturen oder Tonusveränderungen bei muskulären oder faszialen Kontaktflächen, ist eine Beeinflussung der neuralen Strukturen als wahrscheinlich anzunehmen. Daher sollten mechanische Berührungsflächen/neurales Kontaktgewebe in die Behandlung von neurodynamischen Störungen integriert werden.

Neurodynamik
Unter Neurodynamik versteht man die Fähigkeit des Nervensystems, sich an Bewegungskräfte und deren Auswirkungen anpassen zu können. Dies betrifft die dynamische Anpassung der neuralen Hüllstrukturen in sich selbst, genauso aber auch die Anpassung der neuralen Hüllen gegen das umliegende Gewebe (Kontaktgewebe und Berührungsflächen). Zu den Adaptionsmechanismen zählen das innere Straffen der neuromenigealen Hüllen, das Gleiten der Hüllen gegeneinander und das Spannen der Hüllen am maximalen Bewegungs- und Deformationsende. Die individuellen Belastungs-Deformations-Kurven der neuralen Hüllen und der Kontaktgewebe bestimmen dabei das ROM.

Neurale Spannung
Druck- und Zugkräfte, die emotional-psychische Situation, Aktivitätsgrad und Trainingszustand bestimmen unter anderem die Spannungen im menschlichen Körper. Auch fasziale Hüllstrukturen haben einen eigenen Tonus, und das Fasziengewebe als solches besitzt die Fähigkeit zur Selbstverkürzung: ist also kontraktil.

Die Spannungssituation des Nervensystems, als Teil des menschlichen Bewegungsapparates, ist gleichfalls von diesen Faktoren abhängig und beeinflussbar. Auch pathologische Situationen wie Entzündungen, Ödeme oder Fibrosen können die Spannung eines peripheren Nervs verändern. Insofern ist der Spannungszustand des Nervensystems auch variabel, situativ veränderlich und beeinflusst die neurodynamischen Fähigkeiten (Glätten der gefalteten Struktur, Gleiten der neuromeningealen Hüllen und Spannungstoleranz der faszialen Hüllen) des Nervensystems und seiner Kontaktgewebe nachhaltig. Eine Zunahme von neuraler Spannung reduziert in der Regel die Gleitfähigkeit des Systems. Neurale Spannung kann mit therapeutischen Maßnahmen behandelt, beeinflusst und verändert werden. Die Modulation von neuraler Spannung kann somit zur Verbesserung von Symptomen genutzt werden.

Nervenschädigung
Eine Nervenschädigung liegt auch dann vor, wenn die Faserkontinuität noch vollständig intakt ist. Druck- und Dehnschädigungen können die Nervenfunktionen auch ohne Faserzerreißung beinträchtigen. Dabei treten häufig sensible Symptome (Dysästhesien) wie Kribbeln, Taubheit oder eingeschlafenes Gefühl im betroffenen Areal auf. Es können auch motorische Störungen, wie z. B. Kraft- oder Funktionsverlust, in der innervierten Muskulatur auftreten. Die Intensität dieser Symptome kann von kaum

wahrnehmbar bis zum kompletten Ausfall der Nervenfunktion reichen.

Neuropathische Symptome/Neuropathie

Unter neuropathischen Symptomen versteht man sensorische oder motorische Ausfälle, die sich auf das Versorgungsgebiet eines peripheren Nervs oder das Versorgungsgebiet einer Nervenwurzel (Dermatome, Myotome, Sklerotome) beziehen.

Radikulopathie (auch: radikuläres Syndrom oder Nervenwurzelreizung)

Bei der Läsion eines Spinalnervs, z. B. durch Druckerhöhung auf die Nervenwurzel, treten entsprechende Sensibilitätsstörungen oder motorische Störungen im segmentalen Versorgungsgebiet der Nervenwurzel auf. Dabei können auch radikuläre Schmerzen mit ausstrahlendem Charakter vorhanden sein. Im progredienten Verlauf können auch schlaffe Lähmungen der von der betroffenen Nervenwurzel innervierten Muskulatur auftreten.

Polyradikulopathie

Bei einer Läsion mehrerer Nervenwurzeln treten häufig beidseitig symmetrische Paresen auf. In seltenen Fällen handelt es sich um rein motorische Paresen.

Plexusläsion/ Plexopathie

Bei der Läsion eines Arm- oder Beinplexus kommt es häufig zu kombinierten senso-motorischen Ausfällen in Bereichen, die dem Innervationsgebiet des betroffenen Plexus oder mehrerer daraus hervorgehender Nerven entsprechen.

Mononeuropathie, periphere Nervenläsion

Eine periphere Nervenläsion kann die Nervenwurzel, den Spinalnerv, den Plexus oder die peripheren Nerven selbst betreffen. Schädigungen können durch Druck (Kompressionsneuropathie), degenerative Prozesse, Entzündungen, Stoffwechselstörungen, Durchblutungsstörungen, Ödematisierung, Fibrosierung oder durch mechanische Einwirkungen entstehen.

Die Läsion eines peripheren Nervs kann senso-motorische Ausfälle generieren. Bei rein motorischen Nerven betrifft die Störung das motorische Innervationsgebiet. Im progredienten Verlauf kann eine schlaffe Parese entstehen.

Zentrale Nervenläsion

Zentrale Läsionen gehen mit Schädigung des ersten Motoneurons einher und verursachen spastische Tonuserhöhungen, gesteigerte Muskeleigenreflexe und positive Pyramidenbahnzeichen.

Polyneuropathie

Eine Axonläsion oder demyelinisierende Prozesse mehrerer Nerven können im entsprechenden Innervationsgebiet Parästhesien (kribbelig, pelzig, brennend), trophische Störungen oder Paresen auslösen. Distal sind diese Symptome häufig symmetrisch in der Verteilung und haben einen progredienten Charakter im proximalen Verlauf. Weiterhin kann es in den von den betroffenen Nerven versorgten Muskeln zu schlaffen Lähmungen kommen.

Falsifikation

Bei jeder in der Therapie aufgestellten Hypothese besteht die Möglichkeit, dass sie sich als falsch erweist. Ein wichtiger Bestandteil eines effektiven Clinical Reasoning besteht darin, diese Möglichkeit aktiv zu suchen. Eine Falsifikation liegt vor, wenn die aktuelle therapeutische Hypothese durch andere Beobachtungen oder Untersuchungsergebnisse widerlegt werden kann. In diesem Sinne ist es wichtig, nicht nur nach der Bestätigung der aufgestellten Hypothesen zu suchen, sondern diese gezielt zu widerlegen. Gelingt das Widerlegen von Hypothesen nicht, sind diese zwangsläufig richtig.

Konduktionsfähigkeit

Eigentlich kommt der Begriff „Konduktion" aus der Physik und bedeutet Wärmeleitung ohne Stofftransport. Im neuralen Zusammenhang geht es also im weitesten Sinne um den Transport von Informationen (Reize) ohne Stofftransport.

Die Hauptaufgabe des Nervensystems besteht in der Reizleitung. Nach der Reizaufnahme durch die Sinnessysteme folgt eine afferente Reizweiterleitung ins ZNS zur Beurteilung und Bewertung, bevor dann eine adäquate Reizreaktion efferent zu den Erfolgsorganen geschickt werden kann. Konduktionsfähigkeit steht demnach für eine elektrochemische Reizweiterleitung ohne Stofftransport im neuralen System. Klassisch für die Konduktionsfähigkeit stehen die Reflexe, Sensibilitäts- und Motorikfähigkeiten des Nervensystems.

Turnover/Turnover-Rate

Biochemisch ist unter einem Turnover der Auf- und Abbau von körpereigenen Substanzen/Geweben zu verstehen. Die Turnover-Rate gibt den zeitlichen Rahmen für diese Auf- und Abbauprozesse vor, also die Zeit, in der der Organismus die Zellen eines Gewebes/Organs abgebaut und wieder durch neue Zellen ersetzt hat. Diese Prozesse betreffen auch die Wundheilungsphasen. Ein hoher Turnover bedeutet eine schnelle Umsetzung von alten in neue Zellen und damit auch eine schnelle Erneuerung von Geweben in der Wundheilung. Turnover ist somit eine Stoffwechselleistung.

Double-Crush-Syndrom

Um ein sogenanntes „Double-Crush-Syndrom" handelt es sich, wenn im Verlauf eines peripheren Nervs an zwei verschiedenen Stellen Druck (Kompression) auf die neuralen Hüllen und die leitenden Fasern einwirkt. Das Bestehen einer ersten Kompressionsstelle macht den betroffenen Nerv in seinem Verlauf häufig anfälliger und sensitiver für weitere Störungen. An einer zweiten Stelle genügt dann ein deutlich geringerer Druck, um den Nerv symptomhaft werden zu lassen. Klassische Beispiele dafür sind Irritationen des N. medianus, der sowohl in der Zervikalregion als auch an der medialen Ellbogenseite und im Karpaltunnel signifikant unter Kompression geraten kann.

Differenzierung/Differenzierende Untersuchung

Um herauszufinden, ob eine bestimmte anatomische Struktur an einem gesundheitlichen Problem beteiligt ist, werden differenzierende Tests durchgeführt. Damit kann, im Optimalfall, die Belastung auf eine Struktur symptomreproduzierend erhöht werden, ohne dabei an einer anderen Struktur etwas zu verändern. Können nun bei der spezifischen Belastung einer Struktur Symptome ausgelöst oder verstärkt werden, während die Belastung einer zweiten Struktur keine Symptome auslöst oder verstärkt, ist die Beteiligung der ersten Struktur belegt. Demnach scheidet die zweite Struktur, mangels Symptomreproduktion, als potenzielle Ursache aus.

Parästhesie

Bei einer Parästhesie handelt es sich um eine anormale sensible Wahrnehmungsfähigkeit, die oft ohne erkennbare Ursache auftritt. Zu den häufigsten Missempfindungen gehören Kribbeln, pelziges Gefühl, Taubheit, Ameisenlaufen oder ein kaltes Empfinden in bestimmten Körperregionen.

Hypästhesie

Bei einer reduzierten Wahrnehmungsfähigkeit von Druck- oder Berührungsreizen spricht man von einer Hypästhesie. Dabei handelt es sich um eine Sensibilitätsstörung. Häufig sind die Extremitäten (Hände, Arme, Füße, Beine und Gesicht) betroffen.

Hyperästhesie

Hierbei kommt es zu einer Überempfindlichkeit des Nervensystems, die sich in einer gesteigerten Wahrnehmung auf Druck- und Berührungsreize zeigt. Meist treten Hyperästhesien infolge von Neuropathien auf und weisen auf eine Überreaktion der Rezeptoren hin.

Allodynie

Unter einer Allodynie wird ein Zustand des Nervensystems verstanden, in dem ein eigentlich nicht schmerzhafter Reiz zu einer Schmerz-empfindung führt. Dabei handelt es sich um eine gesteigerte Schmerzhaftigkeit des Nervensystems, meist mit Hyperreagibilität auf Druck- und Berührungsreize.

Literatur

Antoniades A., Nervenkompressionssyndrome, 3. Aufl., Springer Verlag Heidelberg, 2015.

Bartrow K., Untersuchen und Befunden in der Physiotherapie, 3. Aufl. 2019, Springer Verlag Heidelberg

Butler D. S., Mobilisation des Nervensystems, 2. korr. Nachdruck., Springer Verlag Heidelberg 1998

Coppieters W.M., Alshami A.M., Barbi A.S. Strain and excursion of the sciatic, tibial, and plantar nerves during a modified straight leg raising test. *J. Orthop. Res.* 2006; 24: 1883–1889

Coppieters M, Kurz K, Mortensen T, Richards N, Skaret I, et al. 2005. The impact of neurodynamic testing on the perception of experimentally induced muscle pain. Man. Ther. 10, 1: 52–60

Elvey L.R. Physical evaluation of the peripheral nervous system in disorders of pain and dysfunction. *J. Hand Ther.* 1997; 10: 122–129

Elvey RL. „Adverse neural tension" reconsidered. Australian Journal of Physiotherapy 1998;3:13–18

Franze K, The mechanical control of nervous system development. Development 140, 3069–3077 (2013)

Nordez A, Gross R, Andrade R, Le Sant G, Freitas S, Ellis R, McNair PJ, Hug F, Non-muscular structures can limit the maximal joint range of motion during stretching, Sports Medicine 47(10), 1925–1929 (2017)

Shacklock M. (2008). Angewandte Neurodynamik. Muskuloskeletale Strukturen verstehen und behandeln. Elsevier-Verlag, München; 1. Auflage

Schleich R., Lehrbuch Faszien, Urban&Fischer – Elsevier München, 2014

Strukturelle Grundlagen der Neurodynamik

2

2.1 Anatomie des peripheren Nervensystems

Das periphere Nervensystem geht aus dem zentralen Nervensystem (Gehirn und Rückenmark) hervor und bildet so ein kontinuierliches System, das ohne Unterbrechung mit allen Hüllstrukturen (intra- und extraneurale Hüllen) durch den gesamten Organismus verläuft (siehe Abb. 2.1). Aus dem Rückenmark treten segmental die Spinalnerven aus und ziehen nach der plexiformen Ausrichtung (Plexus cervicalis, Plexus brachialis, Plexus lumbalis, Plexus sacralis) weiter in ihre peripheren Versorgungsgebiete. Die plexiforme Ausrichtung ist dabei unter anderem eine mechanische Schutzeinrichtung. Der Plexus sorgt durch seine Verzweigungen und Querverbindungen für eine bestmögliche Verteilung der mechanischen Zugkräfte, die bei Bewegung auf die Nerven einwirken. So kann die Belastung der einzelnen Spinalnerven und der nach innen angegliederten Nervenwurzeln so gering als möglich gehalten werden. Ein Spinalnerv erhält zum Teil Zuflüsse aus bis zu 4 Segmenten cranial und 4 Segmenten caudal seiner Hauptaustrittsstelle. Dies ist auch ein Vorteil bei der Reizweiterleitung, da der Spinalnerv nicht ausschließlich durch einen Faserstrang auf den Weg gebracht wird, sondern sich die Reize auch einen anderen Weg in die Erfolgsorgane oder Körperzonen suchen können.

Vom motorischen Vorderhorn auf Rückenmarkebene kommt die überwiegend motorische Radix anterior (auch: Radix ventralis) und die eher sensorische Radix posterior (auch: Radix dorsalis). Beide laufen im intervertebralen Foramen (im Ganglion spinale) zusammen. Innerhalb des intervertebralen Foramens spricht man noch von der Nervenwurzel (Radix). Außerhalb des Foramens bilden sie den Spinalnerv (siehe Abb. 2.2). Dieser verzweigt sich nachfolgend (nach dem Ganglion spinale) in einen Ramus posterior (auch: Ramus dorsalis) und einen Ramus anterior (auch: Ramus ventralis). Der Ramus posterior versorgt alle dorsal gelegenen Strukturen (z. B. Facettengelenke, paravertebrale Muskulatur), während der Ramus anterior die für die ventral gelegenen Strukturen (Wirbelkörper, Bandscheibe und Extremitäten) zuständige Innervationsinstanz darstellt. Über den Ramus communicans albus hat der segmentale Spinalnerv eine „interne" Verbindung zum nächsten Spinalnerv und zum sympathischen Grenzstrang über das Ganglion trunci sympathici (Tillmann 2020; Zilles 2010; Huggenberger 2019; Schünke 2018).

Der Ramus meningeus ist der rücklaufende Nervenast, der vor allem die Rückenmarkshäute (Dura) sensibel versorgt. Der Ramus communicans griseus enthält überwiegend unmyelinisierte Fasern, die vom sympathischen Ganglion zum Spinalnerv zurück verlaufen und vor allem

Abb. 2.1 Übersicht
Nervensystem. (Aus: Bartrow
2019, Untersuchen und
Befunden in der Physiotherapie)

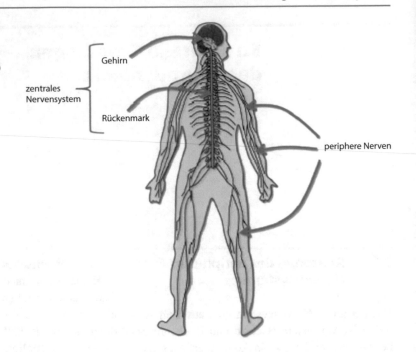

Gehirn

zentrales
Nervensystem

Rückenmark

periphere Nerven

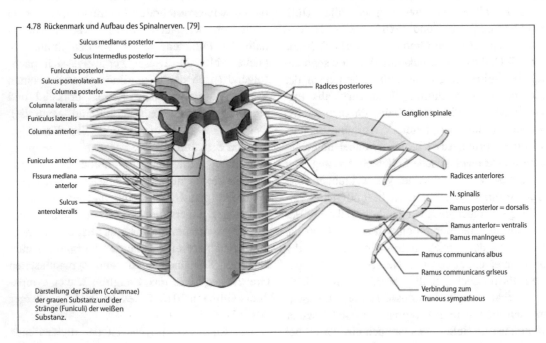

4.78 Rückenmark und Aufbau des Spinalnerven. [79]

Sulcus medlanus posterlor

Sulcus Intermedlus posterlor

Funlculus posterlor

Sulcus posterolateralis

Columna posterlor

Columna lateralis

Funiculus lateralis

Columna anterlor

Funiculus anterlor

Fissura medlana
anterlor

Sulcus
anterolateralls

Radlces posterlores

Ganglion spinale

Radices anterlores

N. spinalis

Ramus posterlor = dorsalis

Ramus anterlor= ventralis

Ramus manlngeus

Ramus communicans albus

Ramus communicans grlseus

Verbindung zum
Trunous sympathious

Darstellung der Säulen (Columnae)
der grauen Substanz und der
Stränge (Funiculi) der weißen
Substanz.

Abb. 2.2 Peripheres Nervensystem. (Aus: Tillmann, Atlas der Anatomie des Menschen, 3. Aufl. 2020, Abb. 4.78, Seite 239)

postganglionäre Fasern für die Peripherie beinhaltet.

Die Innervation der Bandscheiben wird vom N.
sinuvertebralis übernommen. Dieser kommt aus

dem Ramus meningeus des Ramus anterior und
breitet sich multisegmental plexusartig entlang
der Ligg. longitudenale anterior et posterior aus.
Dabei erhält die Versorgung einer Bandscheibe

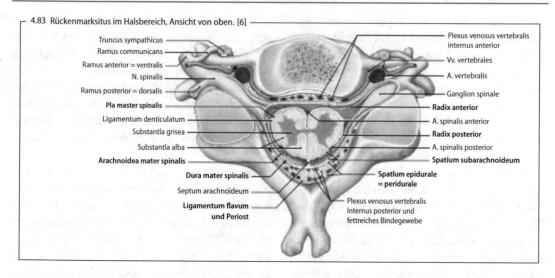

┌ 4.83 Rückenmarksitus im Halsbereich, Ansicht von oben. [6] ─

Truncus sympathicus
Ramus communicans
Ramus anterior = ventralis
N. spinalis
Ramus posterior = dorsalis
Pla master spinalis
Ligamentum denticulatum
Substantia grisea
Substantia alba
Arachnoidea mater spinalis
Dura mater spinalis
Septum arachnoideum
**Ligamentum flavum
und Periost**

Plexus venosus vertebralis
internus anterior
Vv. vertebrales
A. vertebralis
Ganglion spinale
Radix anterior
A. spinalis anterior
Radix posterior
A. spinalis posterior
Spatium subarachnoideum
**Spatium epidurale
= peridurale**
Plexus venosus vertebralis
internus posterior und
fettreiches Bindegewebe

Abb. 2.3 Querschnitt durch ein Rückenmarksegment. (Aus: Tillmann, Atlas der Anatomie des Menschen, 3. Aufl. 2020, Abb. 4.83, Seite 242)

(zumindest das äußere Drittel des Anulus-fibrosus-Gewebes) Zuflüsse von 3–5 Segmenten. Dieses Nervengeflecht stellt auch eine Verbindung zur Körpergegenseite dar und ist damit auch für einen Schmerzoverflow zur kontralateralen Seite mitverantwortlich. Durch die enge Verbindung zu den meningealen Strukturen und dem vegetativen Grenzstrang werden in diesem diskalen Plexus auch viele sympathische Informationen verarbeitet und weitergeleitet (siehe Abb. 2.3).

Periphere Nerven verlaufen durch den Körper in ihre Innervationsareale und teilen sich auf ihrem Weg in ihre motorischen oder sensiblen Endäste auf. Leitende Fasern und ihre bindegewebigen Hüllen ziehen somit an vielen verschiedenen Strukturen vorbei, bilden mit ihnen sogenannte Kontaktstellen und nutzen den gesamten Körper als eine Art Container.

Die leitenden Fasern des Nervensystems sind von mechanoadaptiven Membranen umgeben, die einmal ganz pragmatisch eine strukturelle Schutzfunktion erfüllen, indem sie die leitenden Fasern bindegewebig (durch die Endo-, Peri- und Epineurium-Strukturen) umhüllen. Andererseits fallen diese Hüllstrukturen durch einen hohen Grad an Anpassungsfähigkeit an mechanische Bewegungsanforderungen auf. Der Schichtaufbau der Membranen mit den dazwischen befindlichen „Räumen", ermöglicht eine besondere Gleitfähigkeit der einzelnen Schichten gegeneinander. Zudem sind die kollagenen Fasern der membranartigen Hüllen mit einer enormen Zugstabilität und Deformationstoleranz ausgestattet. Mit diesen Fähigkeiten legen sie die Grundlage für eine größtmögliche Beweglichkeit und Bewegungstoleranz des gesamten Organismus.

2.2   Neurale Mechanik – Pathomechanik

Um die Bewegungsmechanismen des Nervensystems zu verstehen und die grundlegenden Fähigkeiten der Bewegungsanpassung und Druckverteilung therapeutisch zu nutzen, ist ein Blick auf den hierarchischen Aufbau der neuromechanischen Prinzipien hilfreich.

2.2.1   Hüllstrukturen des neuralen Systems: neuromeningeale Mobilität

Der menschliche Organismus ist ein kleines Verpackungswunder. Der Körper als Gesamtes, jedes Organ, jeder Muskel, Knochen und jede einzelne Faser von Muskeln, Nerven oder Sehnen, sind verpackt. Das Verpackungsmaterial ist Bindegewebe und macht seinem Namen alle Ehre. Denn der Name ist Programm: Bindegewebe verpackt nicht nur, sondern verbindet alle Körperregionen und alle Gewebe miteinander. So entsteht ein riesiges Netzwerk, das sich nicht nur funktionell und mechanisch gegenseitig beeinflusst, sondern sich auch um regen Informationsaustausch bemüht. Aus der Zentrale heraus sorgt die Pia mater, die Arachnoidea und die Dura mater für eine Schutzhülle um das ZNS (Gehirn und Rückenmark). Diese Hüllen setzen sich in den peripheren Nerven von innen nach außen mit dem Endoneurium, Perineurium und Epineurium fort. Diese Anordnung liefert eine weitere kontinuierliche Informationsbrücke vom ZNS bis in den periphersten Nerv. Da das Nervensystem auch strukturell ein Kontinuum darstellt und alle Fasern an einem Stück zusammenhängen, führen die faszialen Hüllen diese anatomische Kontinuität konsequent fort. Dabei verbinden sich Fasern der neuromeningealen Hüllstrukturen auf dem Weg durch den Körper auch mit anderen Geweben und Organen. Fasziales Bindegewebe ist hochgradig mit freien Nervenenden durchsetzt und trägt einen nicht unerheblichen Anteil zur körperlichen Wahrnehmung bei. Derart vernetzt, kommen nicht nur Informationen über den aktuellen mechanischen Status, wie z. B. Spannung, Tonussituation oder aktuelle Drucksituationen, im ZNS zur Bewertung und Weiterverarbeitung an. Es werden auch Informationen zur aktuellen Stoffwechsellage, Durchblutungssituation bis hin zum Enzymbesatz oder dem physikalisch-chemischem Gewebezustand (z. B. proinflammatorische Situation) zur Bewertung und adäquaten Reaktionseinleitung übermittelt (Stecco 2016; Schleip 2014; Paoletti 2001; Tillmann 2020; Butler 1998; Shacklock 2008).

2.2.2 Zentrale neuromeningeale Mobilitätsadaptabilität

Meningen (Hirnhäute) umhüllen Gehirn und Rückenmark und wirken als Schutzpuffer und Spannungsschutz auch für die austretenden Nervenwurzeln und Spinalnerven. Im Innersten der meningealen Schichten findet sich die Pia mater (weiche Hirnhaut), gefolgt von der Arachnoidea (Spinngewebshaut). In der äußeren Schicht findet sich die Dura mater (harte Hirnhaut), die die Innenseite des knöchernen Schädels und den Wirbelkanal auskleidet. Daher leitet sich auch die Bezeichnung „Kanal-Test" ab.

Die Meningen bilden ein intrakranielles und ein extrakranielles Membransystem. Das intrakranielle Membransystem beginnt mit der Arachnoidea, die sich eng um die Hirnsubstanz legt und Gefäße ins Hirninnere abgibt. Nach außen hin schließt sich die Arachnoidea an, die durch den Subarachnoidalraum von der Pia mater getrennt wird. Die Hirnnerven sind in ihrem peripheren Verlauf aus dem knöchernen Schädel heraus über das Perineurium mit der Arachnoidea verbunden. Die Arachnoidea ist also Teil der neuralen Hüllstrukturen von Hirnnerven in der Peripherie und damit auch durch periphere Druck- oder Spannungssituationen mechanisch beeinflussbar. Nach außen grenzt der Subduralraum die Arachnoidea von der inneren Schicht der Dura mater ab. Die Dura mater cranialis verläuft intrakraniell in zwei Schichten. Mit der Dura periostalis bildet sie das Periost der Schädelknochen und stellt ein wichtiges Haltesystem für die Schädelknochen dar. Die Dura meningealis schafft mit ihrem Verlauf und Aufbau die anatomische Grundlage für ein venöses Abfluss- und Drainagesystem und bildet mit der Falx cerebri, Falx cerebelli und dem Tentorium cerebelli die Duplikatur. Im peripheren Verlauf der Hirnnerven ist die Dura mater meningealis im Epineurium verbunden.

Das extrakranielle Membransystem beginnt im Inneren wieder mit der Pia mater spinalis, in der Gefäße und Nerven verlaufen. Die Pia mater spinalis verläuft im Wirbelkanal vom Occiput bis zum Filum terminale und zieht an das Os coccygis, dass es von innen einschließt. Auf segmentaler Ebene umhüllt die Pia mater Nervenfasern im Foramen intervertebrale bis zum Spinalganglion und zieht mit dem Perineurium der Spinalnerven weiter in die Peripherie. Vor dem intervertebralen Foramen bildet es segmental das Lig. denticulatum, dass vor allem die beiden Spinalwurzeln voneinander trennt. Die Pia mater spinalis wird von Liquor umspült, was auf die spinalen Strukturen wie eine Art Puffer (Schutzfunktion) wirkt. Zudem fixiert sie das Rückenmark immer wieder mit der direkten Umgebung und stellt damit einen wirksamen Schutz vor longitudenal oder rotatorisch einwirkenden Spannungs- und Bewegungskräften dar.

Der spinale Anteil der Arachnoidea begleitet die Dura mater auf segmentaler Ebene bis zum Spinalganglion und in den peripheren Spinalnervenverlauf. Dabei fungiert der Liquor als eine Art Schmierflüssigkeit zwischen den Schichten von Pia mater, über Arachnoidea bis zur Dura mater. Die seröse Gleitschicht sorgt für eine nahezu reibungslose Beweglichkeit zwischen den einzelnen Membranschichten und generiert damit einen „Teleskopeffekt". Die Schichten gleiten aneinander vorüber wie bei einem Teleskop. Die Arachnoidea geht direkt in das Perineurium der Spinalnerven über.

Die Dura mater spinalis, die harte Schutzschicht des Rückenmarks, verläuft in zwei Schichten vom Os occipitale (Foramen magnum) zum Canalis sacralis und strahlt fächerförmig in das Periost des Os coccygis ein. Die Dura mater spinalis bildet einen „Schutzschlauch", der den Krümmungen der Wirbelsäule folgt. Zwischen seinen beiden Schichten verläuft der Epiduralraum, der Gleit- und Verschiebebewegungen zwischen Dura und Wirbelsäule erst möglich macht. Über durale Ligamente und das dorsomediale Septum ist die Dura mater immer wieder mit der knöchernen Umgebung des Wirbelkanals verbunden. An diesen Fixationspunkten finden immer wieder Spannungsregulationen auf Rückenmarksebene statt.

▶ Die Summe der Anpassungsfähigkeit aller neuromeningealen Membranen von Gehirn und Rückenmark bis zum Durchtritt an den intervertebralen Foramina kann als zentrale neuromeningeale Mobilitätsadaptabilität bezeichnet werden. Dazu zählen neben der Gleitfähigkeit der einzel-

nen faszialen Schichten auch deren Deformations- und Spannungstoleranz. Diese Fähigkeiten der zentralen neuromeningealen Mobilitätsadaptabilität der kontinuierlichen Membranen können klinisch mithilfe des Slump-Tests untersucht werden. Gegebenenfalls kann die Diagnostik unter Zuhilfenahme zusätzlicher neurodynamischer Spannungstests (SLR, PKB oder NDTs der oberen Extremität) spezifiziert werden.

2.2.3 Periphere neuromeningeale Mobilitätsadaptabilität

Pathomechanische Erklärungsmodelle werden immer dann interessant für therapeutische Ansätze, wenn die normale Mechanik eines Systems nicht mehr funktionsfähig ist.

Das gesamte Nervensystem, im Besonderen jeder periphere Nerv sowie die Dura im Rückenmarkbereich, hat die Eigenschaft, sich an Bewegungen durch mechanische Reaktionen anzupassen. Das heißt, das Nervengewebe kann auf äußere Krafteinwirkung und die daraus resultierenden mechanischen Veränderungen reagieren und sich den geänderten Bedingungen über verschiedene Mechanismen anpassen (Liem 2010; Butler 1998).

Hätte das Nervensystem diese Anpassungsmöglichkeit nicht, würden die mechanischen Veränderungen den lokal verlaufenden peripheren Nerv oder auch die Dura bei jeder Bewegung reizen (z. B. bei einer Flexion die Nervenstrukturen mit dem Verlauf auf der Extensionsseite und bei einer Extension die Nerven, die auf der Flexionsseite verlaufen – da sie die mechanischen Belastungen nicht kompensieren könnten – und die Konsequenz wäre eine symptomatische Reaktion der Nervengewebe bei jeder dieser Bewegungen. Periphere Bewegungsanpassungen treten auch in der Folge einer zentralen Anpassungsreaktion ein – und umgekehrt. Beide Mechanismen, zentrale und periphere Anpassungen, beeinflussen sich also unweigerlich gegenseitig und hängen direkt voneinander ab. Grundlegend findet die

Mobilitätsadaption in drei Stufen statt: Glätten – Gleiten – Spannen).

Das Glätten oder Straffen von faszialen Hüllen

Die neuromeningealen Hüllstrukturen des zentralen Nervensystems (Pia mater, Arachnoidea und Dura mater) sowie die neuralen Hüllen der peripheren Nerven (Endoneurium, Perineurium, Epineurium und Mesoneurium) liegen in angenäherter Position lamellenartig leicht gefaltet – ähnlich einer Ziehharmonika – in ihrem körperlichen Gleitlager (Container). Bei von außen einwirkenden mechanischen Spannungskräften straffen sich nun die zuvor gefalteten Gewebe (fasziale Hüllen des ZNS und PNS) bis zu ihrer vollen Länge. In Bereichen mit erhöhtem Gewebedruck durch die umliegenden Kontaktgewebe kann es zu einem unvollständigen Entfalten und Straffen dieser neuralen Hüllen und in der direkten Folge auch zu einem erhöhten Spannungsaufbau kommen. Sind zusätzliche Gewebeveränderungen (z. B. Kelloidbildung durch Narbengewebe oder andere Verwachsungen) oder ein muskulärer Hypertonus vorhanden, wird dieser mechanische Anpassungsprozess ebenfalls erschwert und die Gewebespannung nimmt weiter zu, bis sie eine kritische Marke übersteigt und symptomhaft wird. Ist dieser Mechanismus (Ziehharmonika-Prinzip) ausgereizt und erschöpft, beginnt die zweite Phase der Mobilitätsanpassung des neuralen Gewebes – das Gleiten der faszialen Hüllstrukturen.

Das Gleiten faszialer Hüllen gegeneinander

Nachdem das Glätten und Straffen ausgeschöpft wurde, beginnen sich die einzelnen Schichten gegeneinander zu verschieben. Meist verlaufen diese beiden Adaptionsprozesse, das Glätten der gewellten Struktur und das Gleiten der einzelnen Schichten, nahezu parallel und entfalten somit eine große Synergiewirkung zur Bewegungsanpassung und Spannungstoleranz von peripheren Nerven. Bei der translatorischen Bewegungsanpassung der neuralen Gewebestrukturen werden ein innerer (interner) und ein äußerer (externer) Gleitmechanismus unterschieden. Beim sogenannten externen Gleit-mechanismus bewegt sich das gesamte Nervengewebe, also der periphere Nerv inklusive seiner Hüllstrukturen, gegen das ihn umgebende Kontaktgewebe (z. B. Knochen, Sehnen, Ligamente, Muskeln, Blutgefäße etc.). Dabei wird die meiste Spannung oder Reibung, die sich bei der Bewegung zwischen externem Kontaktgewebe und extern-neuraler Hülle ergeben, noch von den Hüllen neutralisiert und die leitenden Fasern bekommen noch wenig Zugspannung oder Deformation ab. Der innere oder interne Gleitmechanismus hingegen sorgt für mehr mechanische Interferenzen zwischen den leitenden Faserbündeln und deren Hüllstrukturen innerhalb der äußersten Hüllschicht (Epineurium). Die einzelnen bindegewebigen Hüllstrukturen eines peripheren Nervs (Endo-, Peri-, Epi- und Mesoneurium) haben die Möglichkeit, sich mit dem Ziel der strukturellen Verlängerung, unter Ausschöpfung aller zur Verfügung stehenden Reserven, gegeneinander zu bewegen. Das heißt, die einzelnen neuralen Hüllen können sich „teleskopartig" auseinanderbewegen, um die Spannung von den leitenden Fasern fernzuhalten. So bewegt sich das Endoneurium gegen das Perineurium, das wiederum seine Gleitfähigkeiten gegen das Epineurium umsetzt. Die Mechanismen Glätten und Gleiten haben auch noch keine gravierenden Deformationen des neuralen Hüllgewebes oder der leitenden Fasern zu Folge. Demnach werden in diesen Anpassungsmodalitäten auch noch keine bis nur geringe Veränderungen der neuralen Durchblutungssituation und damit des neuralen Stoffwechsels ausgelöst. Sind diese beiden Gleitmechanismen ausgeschöpft, bleibt der Nervenstruktur noch die letzte Alternative zur Bewegungsanpassung: das Spannen von faszialen Hüllen und leitenden Fasern.

Spannen – die letzte Bastion der Deformationstoleranz neuraler Gewebe

Wenn alle einfachen Mechanismen im Bereich von Glätten und Gleiten erschöpft sind und dennoch Bewegungsforderung am Nervengewebe ankommt, kann sich das gesamte Gewebe des peripheren Nervs (fasziale Hüllstrukturen und leitende Fasereinheiten) zusätzlich in sich verlängern. Das neurale Gewebe kann durch einen hohen Grad an Elastizität, die Deformationstoleranz, weitere Zug- und Spannungskräfte aushalten. Dabei kommt es allerdings zu einer erhöhten Deformation der unter Spannung stehenden Gewebe. Die neuralen Hüllen inklusive der leitenden Fasern verlängern sich und werden gleichzeitig dünner (da das Volumen erhalten bleiben muss). Dieser Vorgang führt zu einem reduzierten Lumen der zuführenden Blutgefäße und die neuralen Strukturen werden in dieser gespannten Situation nur noch unzureichend mit Blut, Nährstoffen und Sauerstoff versorgt. Durch die einsetzende Minderversorgung wird der gespannte Bereich (der Nerv) anämisch und es können erste Symptome wie Kribbeln, Taubheit, Ausstrahlungen oder auch lokaler Schmerz entstehen. In diesem Zustand sind alle restlich vorhandenen Elastizitäten des Gewebes aufgebraucht und der Nerv ist damit am Ende seiner Mobilität (Stecco 2016; Schleich 2014; Paoletti 2001; Tillmann 2020; Butler 1998; Shacklock 2008).

Das „Spannen" bringt den Nerv an seine letzte Bewegungsreserve und macht ihn in dieser Situation auch sehr anfällig für Irritation durch Kompression (mechanische Läsion) und letztlich auch für Veränderungen des Stoffwechsels (physiologische oder chemische Läsion). Vor allem bei großer oder ungewöhnlich dauerhafter Krafteinwirkung (Druck, Zug, Kompression) kommt es häufig zu Läsionen auf diesen Ebenen. Deshalb findet die größte Bewegungsanpassung normalerweise bereits im Bereich des „Glättens" der gefalteten Strukturen und des „Gleitens" der Hüllstrukturen einmal gegeneinander und gegen das umliegende Gewebe (intern und extern) statt.

2.3 Entstehungsmechanismen von Kompressionspathologien

Der Druckgradient nach Sunderland beschreibt die pathogenetische Wirkung von Kompression auf neurale Strukturen. Um die Versorgung von Nerven zu sichern, ist eine ausreichende Blutzirkulation im neuralen Gewebe essenziell.

Diese ist wiederum von der gesamten Drucksituation im und um das neurale Gewebe herum abhängig. Vor allem der Konstellation und Entwicklung der Paritaldrucke kommt in diesem Zusammenhang eine entscheidende Bedeutung zu. Um die optimale Stoffwechselversorgung von Nerven zu gewährleisten, ist, nach Sunderland, folgende Verteilung der Partialdrucke notwendig.

Partialdrucke

P (arteriell) > P (capillar) > P (endo) > P (venös) > P (extern)

Dabei steht P für „Partialdruck" einer Kenngröße im Areal des neuralen Systems um einen peripheren Nerv

P (arteriell) für den Druck der zuführenden Arterie

P (capillar) für den Druck der intraneuralen Kapillargefäße

P (endo) für den Druck im Nerv selbst

P (venös) für den Druck der abführenden (drainierenden) Vene

P (extern) für den Druck des umliegenden Kontaktgewebes

Ein anhaltender Anstieg des Außendrucks hat unweigerlich venöse Stauung, evtl. sogar Ödematisierung, zur Folge. Daraufhin ergeben sich in der Druckzone zunächst lokale Schmerzen oder Störungen wie z. B. funktionelle Einbußen von Beweglichkeit und Sensorik oder Kraft, bevor es dann auch zu strukturellen Veränderungen der Nervenfasern bis hin zu axonaler Degeneration kommt (Sunderland 1990).

2.4 Fasziale Einflussgrößen auf die Mechanik des Nervensystems

Bindegewebe und damit Faszien sind der eigentliche Grundbaustein all unserer Körpergewebe. Knochen, Muskeln, Blutgefäße, Bänder, Sehnen und auch Nerven sind im Grunde genommen spezialisierte Bindegewebszellen. Das Nervensystem als kontinuierliches System bedient sich einer ebenfalls kontinuierlichen Struktur als Hülle und Schutzmembran: der intra- und extrakraniellen Hüllen. Die bindegewebige Struktur der neuralen Hüllen (Endo-, Peri- und Epineurium) gehört in die Gewebeklasse der Faszien. Faserige Verbindungen aus den cranialen meningealen Hüllstrukturen (Pia und Dura mater, Arachnoidea) stehen direkt mit den peripheren Hüllen von Nerven in Verbindung und schließen sich somit zu einem umfangreichen und weit verzweigten Faszien-Nerven-Netzwerk zusammen (Stecco 2016; Schleip 2014; Liem 2010). Faszien stellen ein bindegewebiges Netzwerk dar, das jedes Organ, jeden Knochen und alle Fasern von Muskeln und Nerven umgibt, mit Schutzfunktion einhüllt und mit anderen Strukturen auch auf kommunikativer Ebene verbindet. Viele Faszienregionen verfügen über ein Vielfaches mehr an freien Nervenenden (Rezeptoren) als beispielsweise das Muskelgewebe. Damit sind sie hochgradig innerviert und legen mit dieser Innervationsdichte den Grundstein für einige der wichtigsten Funktionen des Fasziengewebes: Netzwerken und Informationsübermittlung. Damit sind Faszien vor allem als wichtiges Wahrnehmungsorgan anzusehen, das auf mehreren Ebenen mit dem Nervensystem interagiert (Schleip 2014). Faszien haben vielfältige Funktionen. Neben dem Einhüllen und Schützen von anderen Geweben sorgt das Fasziensystem vor allem für körperliche Konstanz. Den faszialen Hüllen verdanken wir unsere körperliche Form, die große Mobilität der Gelenke und die Deformationstoleranz aller Weichteilgewebe – zu denen auch das Nervensystem gehört. Diese komplexe Aufgabe kann das Fasziensystem nur dank seines speziellen Aufbaus erfüllen.

Faszialer Aufbau und Funktionen der einzelnen Bausteine

Im Feinbau besteht der menschliche Körper im Wesentlichen aus vier Zelltypen. Die klassische Bindegewebszelle synthetisiert Stoffe und Fasern und kann Proliferationsgewebe an den Interzellularraum oder an Läsionsstellen abgeben. Damit spielt dieser Zelltyp eine besondere Rolle in verschiedenen Phasen der Wundheilung. Die

weiteren Zelltypen sind Muskelzellen, Nervenzellen und Epithelzellen. Für das fasziale Gewebe und seine Funktionen sind auch Fibroblasten und Myofibroblasten von größerer Bedeutung. Fibroblasten sind spezialisierte Bindegewebszellen, die für die Bildung von kollagenen und elastischen Fasern sowie die Bildung von Vernetzungsproteinen verantwortlich sind. Zudem sind sie für die Entwicklung von Glykosaminoglykanen und Proteoglykanen (wasseranziehende Makromoleküle) verantwortlich und tragen damit einen großen Teil zur Mobilität unserer Körpergewebe bei. Die Entwicklung von Proteoglykanen sichert eine hohe Wassersättigung des Fasziengewebes und ermöglicht so eine effektive Anbindung von Wasser an bestehende Hyaluronsäureketten. Die hohe Wasseranbindungsfähigkeit des faszialen Systems ist die Basis für eine reibungsfreie Mechanik von faszialem Hüllgewebe auf den intra- und extrakraniellen Hüllen des Nervensystems. Diese Mobilität ist die Grundlage einer effektiven Mobilitätsadaptabilität, die der menschliche Körper bei jeder Form von Bewegung und Aktivität benötigt, um verletzungsfrei zu bleiben. Fibroblasten sind auch in frühen Wundheilungsphasen durch die Bildung von Kollagenasen von größter Bedeutung für die Wundreinigung und die Vorbereitung einer effektiven Proliferation. Kollagenasen entstehen in der Entzündungsphase eines Wundheilungsprozesses und sorgen durch die Entfernung freier Zelltrümmer für optimale Bedingungen in der weiterführenden Regeneration. Zudem glätten Kollagenasen auch die zerklüfteten Wundränder und sorgen somit für eine bessere Adhäsionsfläche für das neu gebildete Proliferationsgewebe (Stecco 2016; Schleip 2014). Bei Störungen in diesen Prozessen ergeben sich Restriktionen und Limitationen in bestimmten Bewegungsabschnitten und bei bestimmten Deformationsbeanspruchungen von körperlichem Gewebe. Diese Mechanismen können auch neurales Gewebe betreffen.

Myofibroblasten sind kontraktile Bauteile des Fasziensystems. Sie können durch die Kontraktionsfähigkeit direkt die Tonussituation von faszialen Hüllen beeinflussen und diese der

aktuellen Situation und den mechanischen Bedingungen oder Bedürfnissen anpassen. Myofibroblasten werden vor allem bei Entzündungs-
zuständen aktiv und unterstützen die Wundheilung. Sie bilden in der Proliferationsphase ein
kontraktiles Zytoskelett über das Wundgebiet.
Durch die Kontraktionsfähigkeit der Myofibroblasten können die Wundränder zusammen-
gezogen werden, was der Wundheilungstendenz
positiv entgegenkommt. Damit einhergehend
reduziert sich vorübergehend die elastische
Funktionsfähigkeit des betroffenen Gewebes und
die Steifigkeit nimmt zu. Diese Prozesse bedeuten
häufig eine Limitation oder Restriktion von aktiver Beweglichkeit. Auch die Drucksensitivität des
Gewebes nimmt in diesen Wundheilungsphasen
deutlich zu. Bei Makrophagen handelt es sich um
aktivierte Abwehrzellen des Immunsystems, die
in jedem Wundheilungsprozess (zellulärer Teil
der Entzündungsphase) das Wundgebiet reini-
gen. Dabei entfernen sie freie Zelltrümmer, glätten die Wundränder und unterstützen die Aktivität
von Kollagenasen. Zudem stehen Makrophagen
mit dem Immunsystem in kommunikativer Verbindung und unterhalten einen regen Feedback-
Kreislauf, um den aktuellen Zustand der Wundheilung durch entsprechende Maßnahmen auf
Stoffwechselebene schnell anpassen zu können.
Somit sind sie Teil des axoplasmatischen Trans-
portsystems und stehen in kommunikativer Verbindung mit dem Nervensystem.

Fasern, Matrix und nichtkollagene Proteine
Die mechanische Belastbarkeit und zugleich die
elastischen Anpassungsfähigkeiten der faszialen Hüllen sind wesentlich von der Zusammensetzung und Häufigkeit der Fasern im Gewebe
abhängig. In faszialem Hüllgewebe werden
vor allem zwei Faserarten, die für diese Eigenschaften und Fähigkeiten zuständig sind, unterschieden: kollagene und elastische Fasern.

Kollagene Fasern sind vor allem gewebe-
bildende Fasern, die im Einbau und beim Umbau von Geweben und Hüllstrukturen Stabilität vermitteln. Sie sind in viele – numme-
rierte – Subtypen klassifiziert. Von besonderer
Bedeutung für die mechanische Stabilität des

Fasziensystems (auch der neuralen Hüllen)
und für die Beeinflussung von Wundheilungsphasen sind dabei die Kollagenfasern Typ 1–5.
Kollagene Fasern haben einen grundlegenden
Aufbau, der in einer gedrehten Tripelhelix besteht. Bei dieser speziellen Form sind je drei ineinander gedrehte Polypeptidketten zu finden,
die eine Kollagenfibrille bilden. Die derart gebildete Kollagenfibrille hat somit die Form eines
gedrehten Stahlseiles und damit eine enorme
mechanische Stabilität. Der wellenartige Verlauf
der Kollagenfibrille ermöglicht vor allem bei
langsam einwirkenden externen Deformations-
kräften eine enorme Steigerung der mechanischen Belastbarkeit durch Adaption der De-
formationskapazität. Mehrere Fibrillen ergeben
ein Fibrillenbündel. Mehrere Bündel bilden
letztendlich die Kollagenfaser.

Typ 1 ist tatsächlich das häufigste Kollagen
mit hauptsächlichem Vorkommen in Haut, Sehnen, Faszien, Knochen, Gefäßen, inneren Organen und im Dentin. Das Typ-1-Kollagen ist vor
allem für die Kompensation von auftretenden
Zugkräften verantwortlich.

Typ 2 ist als Strukturprotein des hyalinen und
des elastischen Knorpels für die optimale Ab-
sorption von Druck- und Scherkräften von besonderer Bedeutung.

Typ 3 sorgt vor allem an Gefäßwänden, inneren Organen oder der Haut und Hornhaut für optimale Stabilität. Bei Kontinuitätsunterbrechungen
ist es für eine primäre Überbrückung der Läsion
zuständig und schützt die Verletzungsstelle vor zu
hoher mechanischer Belastung.

Als Bestandteil der Basalmembran mit
netzartiger Ausformung sind die Fasern der
Kollagentypen 4 + 5 in der Regeneration für die
Ausbildung spezifischer Gewebeeigenschaften
zuständig. Sie wandeln sich in Osteo-, Teno-
und Fibroblasten um und sind für den Aufbau
von Stabilität bei Zug- oder Druckkräften zuständig. Sie übernehmen auch Funktionen im
Bereich der Überbrückung und Konsolidie-
rung oder absorbieren Scherkräfte.

Elastische Fasern sind für die Dehnfähigkeit und Beweglichkeit des faszialen Gewebes verantwortlich. Damit nehmen sie auch

eine besondere Bedeutung in der Mobilitäts-adaptabilität von neuralen Hüllstrukturen ein. Elastische Fasern sind vor allem dafür zuständig, dass sich das Fasziengewebe aufgrund äußerer Krafteinwirkung deformieren kann, ohne dabei strukturellen Schaden zu nehmen. Wenn der Gewebeverbund nach der Krafteinwirkung wieder in die ursprüngliche Form zurückkehren kann, spricht man von der sogenannten Reformations-fähigkeit. Fasziale Hüllen müssen sich durch äußere Kräfte deformieren – aber danach auch wieder in den Ausgangszustand reformieren können. Im Fasziensystem finden sich unter anderem die elastischen Fasern Elastin und Fibrillin. Das Fibrillin hat eine organisierende Grundfunktion, ähnlich einem internen Lineal. Mit dieser Funktion wird dafür gesorgt, dass die Bestandteile faszialer Hüllen wieder in ihre Form zurück-kehren. Bei den Elastinfasern handelt es sich um ein einrollfähiges Protein, das eine „Memory-Funktion" besitzt. Damit kann es sich auch nach der Einwirkung größerer Deformations-kräfte immer wieder in seine ursprüngliche Form zurückversetzen.

Die Matrix, oder extrazelluläre Grundsubstanz, ist eine Ansammlung von strukturspezifischen Molekülen, zu denen unter anderem Makromoleküle wie z. B. Proteoglykane und Glykosaminoglykane gehören. In Verbindung mit Hyaluronsäure, die vor allem zur Wasserbindung und Schmierfunktion im Fasziengewebe eingesetzt wird, und den in der Grundsubstanz enthaltenen Sulfaten, wie z. B. Keratansulfat, Chondroitinsulfat, Dermatansulfat, füllt die Matrix mit ihren Bestandteilen den Zellzwischen-raum. In der Gesamtheit sorgt sie dabei für eine Fixierung der Zellen und für eine konsistente Struktur und Formgebung des Organs.

Nichtkollagene Proteine vermitteln an den Kontaktstellen zwischen Zellen und Fasern. Diese Verkettungsproteine sorgen für eine stabile Verbindung und Verankerung zwischen den Zellen und der Matrix. Die wichtigen nicht-kollagenen Proteine des Fasziensystems sind Fibronektin, Tenascin und Laminin. Sie fungieren als Proteoglykananbinder und sogenannte Link-proteine.

Fasziales Gewebe hat einen Anteil von 26–30 % des Körpergewichtes und bildet mit dem eingehüllten Gewebe eigentlich eine groß angelegte Gelenkfläche. Die einzelnen faszialen Schichten sind gegeneinander verschieblich und verfügen über eine Art „Gelenkflüssigkeit", die sich in der extrazellulären Matrix zwischen den Schichten befindet. Je schmierfähiger diese Flüssigkeit ist, desto bewegungadaptiver zeigt sich das fasziale Gewebe. Fasziales Gewebe ist mit vielen seiner Funktionen sehr eng mit dem mechanischen Bewegungsverhalten, den Mobilitätsfähigkeiten und den Adaptionsmöglichkeiten des neuralen Systems verbunden. Jedoch beeinflussen vor allem zwei bestimmte Faktoren das neurale System unmittelbarer und stellen damit auch effektive Ansatzpunkte für die Therapie dar. Das sind einmal die Wasserbindungsfähigkeit und die Kommunikationsfähigkeit (Wahrnehmungsfähigkeit) des Fasziensystems.

Die Fähigkeit der bindegewebigen Hüllen, Flüssigkeiten zu speichern

Im Verlauf eines Lebens nimmt der Wasseranteil im menschlichen Körper stetig ab. Zudem wird er von vielen Faktoren permanent beeinflusst und verändert. Der menschliche Körper besteht, abhängig von Lebensalter, Trainingszustand und Ernährungsgewohnheiten, in etwa zu 50–90 % aus Wasser. Sind es im Säuglingsalter noch bis zu 90 % Wasseranteil, reduziert sich dieser im Laufe eines Lebens auf bis zu 50 % im fortgeschrittenen Seniorenalter. Dabei wird sehr viel Flüssigkeit im Feinbau unseres Fasziensystems gespeichert, das durch seine Bestandteile (Hyaluronsäure, Proteoglykane, Glykosaminoglykane) Wasser wie ein Schwamm speichern kann. Die Wasserspeicherfähigkeit ist ein Faktor für die Beweglichkeit unseres Körpers im Allgemeinen und des faszialen Bindegewebes und damit der neuralen Hüllen im Speziellen. Je besser das Fasziensystem gepflegt und trainiert wird, desto effektiver kann es diese wichtige Funktion wahrnehmen. Werden zu geringe Mengen an Flüssigkeiten in unserem Körper gespeichert, geht dies immer zu Lasten wichtiger Körperfunktionen.

Wichtige Funktionen von Flüssigkeit in unserem Körper

- Schützt die Schleimhäute vor dem Austrocknen
- Regulation der Körpertemperatur
- Ermöglicht Blutfluss und Zellreproduktion
- Ermöglicht Verdauung und Ausscheidung
- Grundlage für den Transport von Botschaften in Körperflüssigkeiten
- Sauerstofftransport
- Aufnahme von Nährstoffen
- Ausscheidung von Giftstoffen und Abfallstoffen innerer Organe
- Ermöglicht Schmierfunktion von Gelenken und Hüllstrukturen (auch neurale Hüllen)

Flüssigkeitsmangel hat immense Auswirkungen auf unseren Körper und reduziert die Funktionsfähigkeit wichtiger Systeme. Während der Körper ohne Flüssigkeitszufuhr nach wenigen Tagen bereits in lebensbedrohende Situationen kommen kann, ist die Überlebensspanne ohne feste Nahrung mit mehreren Wochen deutlich länger.

Ein ausreichender Wasseranteil im Körpergewebe ist eine der bedeutendsten Grundlagen für Zellwachstum und Reproduktion. Diese Prozesse kommen ohne Wasser zum Erliegen und Zellen sterben. Nur durch eine ausreichende Wassersättigung des Körpers und die besondere Fähigkeit des Gewebes, dieses Wasser auch zu speichern und für körpereigene Prozesse zur Verfügung zu stellen, kann eine optimale Wundheilung und Regeneration von Körpergewebe nach Verletzungen gewährleistet werden.

Abhängig von Lebensalter, Trainingszustand, Lebenswandel und Ernährungsgewohnheiten beträgt der Wasseranteil eines menschlichen Körpers durchschnittlich zwischen 2/3 und 3/4 des Körpergewichtes. Davon abhängig ist unter anderem die Regulation der Körpertemperatur, die durch die Durchblutung und Schweißsekretion verändert und angepasst werden kann. Zudem schützt ein ausreichender Wasseranteil unsere Schleimhäute in Augen, Mund und Rachen oder im Körperinneren vor einem zu trockenen Zustand. Blut hat einen immens hohen Wasseranteil, der die Zirkulation im Körper und damit den Transport von molekularen Botschaften und Sauerstoff überhaupt erst ermöglicht. Vor allem der Sauerstofftransport ist für das Maß von körperlicher Aktivität und Bewegung in Alltag und Sport entscheidend.

Sogar die Nährstoffaufnahme und der Transport derselben ist von der Wassersättigung abhängig. Das Immunsystem ist auf eine effektive Ausleitung von im Wasser gelösten Toxinen und Stoffwechselendprodukten angewiesen – Wasser fungiert hier sowohl als Transport- als auch als Lösungsmittel in unserem Körper.

Ist in unserem Körper zu wenig Wasser gespeichert oder nehmen wir zu geringe Mengen an Wasser auf, bleibt dies nicht unbemerkt und es folgen einige negative Regulationen. Zunächst reagiert das Nervensystem mit einer reduzierten Gehirnleistung und einer deutlich reduzierten Konzentrationsfähigkeit. Nicht selten treten mit einem Flüssigkeitsmangel auch Schwindel und eine signifikante Kopfschmerzneigung auf. Der Transport von Sauerstoff und Nährstoffen wird reduziert, was zu einer schnelleren Ermüdbarkeit und zu einer reduzierten körperlichen Belastungsfähigkeit führt. Zudem reagiert der Organismus mit einer erhöhten Atemfrequenz und einem beschleunigten Herzschlag. Schweiß- und Harnproduktion werden in diesem Zuge ebenfalls reduziert, was zu einer zunehmenden Intoxikation des Gewebes führen wird, da für den Organismus schädliche Stoffe nun

nicht mehr in Wasser gelöst und abtrans-
portiert werden können. Im Zuge dieser
Regulationen kommt es auch zu einer ver-
änderten Drucksituation in den einzelnen
Geweben. Daraufhin verändert sich die
Mobilität des Körpers, der Gelenke, der
Weichteile und der neuralen Hüllen.

Sinneswahrnehmung und Kommunikation von faszialen Hüllen

Wahrnehmung hat in unserem Körper viele Ge-
sichter. Von der Propriozeption über die Interozeption bis hin zu Nozizeption reagiert das Gewebe auf verschiedenste Reize.

Im Vergleich zu anderen Gewebeklassen
weist das fasziale Hüll- und Verbindungs-
system eine mehrfach höhere Dichte an mechanosensiblen, nozisensiblen und thermosensi-
blen freien Nervenendigungen auf. Es ist davon
auszugehen, dass von diesen Rezeptoren Sig-
nale und Informationen zur Verarbeitung in das
Nervensystem geleitet werden. Diese Informationen werden unter anderem zur Bewegungskontrolle, Anpassung von Körperhaltung und
Stabilität, zur Wahrnehmung von Schmerz-
reizen und zur Modulation von entzündlichen
Prozessen (Druckmanagement im Gewebe) genutzt. Für diese Komplexleistung werden afferente Reizinformationen aus verschiedenen Teilen des gesamten Körpers im Gehirn mit Informationen aus den Sinnessystemen, dem
optischen und akustischen System, den Haut-

rezeptoren oder aus den mechanosensiblen Sensoren des Muskelsystems zusammengeführt. Die
Gesamtheit der Informationen dient besonders
der willkürlichen und unwillkürlichen Anpassung der Statomotorik und der Optimierung
der motorischen Kinästhetik. Die Afferenzen
von Informationen über das Fasziensystem kommen dabei nicht ausschließlich über die Informationen der mechanorezeptiven Sensoren im
Gewebe (siehe Tab. 2.1). Vielmehr werden im
Fasziensystem selbst Reize gebildet, die unter
Berücksichtigung des mechanischen Gewebe-
zustandes und der Verbindung mit emotionalen
Veränderungen entwickelt werden. Als Daten-
quelle für diese Interpretationsleistung wird
unter anderem der Deformationsgrad des Gewebes aus den einwirkenden Zug- oder Druckkräften beurteilt. So wird die Propriozeption,
also der aktuelle mechanische Zustand von Geweben und Organen, mit der emotionalen, vegetativen und stoffwechselbasierenden Erlebens-
welt des Organismus (Interozeption) verbunden
(Stecco 2016, Schleip 2014).

2.5 Adaptionsmechanismen von faszialem Hüllgewebe durch Alltag und Sport

Das Fasziensystem stellt eine besondere Gewebeklasse des menschlichen Bewegungsapparates dar. Fasziale Hüllen reagieren unter
anderem auch auf spezielle Belastungs- und
Bewegungsreize aus den Bereichen Alltag

Tab. 2.1 Rezeptoren des faszialen Hüllgewebes mit primären Funktionen

Rezeptor	Primäre Funktionen
Golgi-Rezeptoren	• Wahrnehmung von schnellen, ruckartigen Spannungsänderungen • Spannungsreduktion zum Schutz vor Verletzung
Pacini-Körperchen	• Wahrnehmung von schnellem Dehnungswechsel und Vibrationsempfindungen • Verbesserung der Bewegungssteuerung
Ruffini-Körperchen	• Wahrnehmung von langsamen Dehnungsveränderungen und der Gelenkstellungen im Raum
Thermorezeptoren	• Temperaturwahrnehmung
Meissner-Körperchen	• Auf Druck spezialisierte Mechanorezeptoren (nicht in behaarter Haut – dort ersetzen sogenannte Haarfollikel-Sensoren diese Funktion) • Schnell adaptierend
Merkel-Zellen	• Mechanorezeptoren, die auf die Druckintensität reagieren

und sportliches Training. Gezielt eingesetzte Trainingsreize, wie z. B. Rollout-Übungen, Trigger-Techniken (die Patienten auch selbst anwenden können), individuell ausgewählte Stretching-Übungen, Elasticity-Übungen etc., sind somit bestens geeignet, fördernde Anpassungsreaktionen und Veränderungen im faszialen System auf den Weg zu bringen und dauerhaft zu etablieren. Auch die neuralen Hüllstrukturen reagieren auf diese Reize. Wann immer moderate, aber noch verträgliche mechanische Druck- oder Zugkräfte auf den menschlichen Körper und fasziales Gewebe einwirken, fördern diese mechanischen Kräfte die Optimierung von struktureller Organisation und funktioneller Belastbarkeit der bindegewebigen Hüllstrukturen. Dabei dürfen diese Reize durchaus einen multimodalen und multidirektionalen Charakter haben. Je vielfältiger diese Reize auftreten, desto pluralistischer werden die Adaptionseffekte ausfallen. Die benutzten Übungen können im Therapieverlauf auch im Sinne eines Trainingsplanes an die Patienten zum Selbstmanagement instruiert werden. Die Druck- und Zugreize werden nach spezieller neurologischer Untersuchung (neurofunktionelle und neurodynamische Untersuchung) individuell auf die betroffene Körperregion oder die betroffene Nervenstruktur zugeschnitten. Nur damit lassen sich die gewünschten Veränderungen wie z. B. mehr Elastizität, bessere Fähigkeit zur Flüssigkeitsaufnahme, geringere Cross-Link-Neigung (evtl. auch die Lösung vorhandener Cross-Links), Lösen von Adhäsionen generieren. Im Endeffekt soll die Mobilitätsadaptabilität des faszialen Hüllgewebes Restriktionen und limitierte Beweglichkeit in den neuralen Hüllen reduzieren und die vorhandenen Symptome eliminieren (Stecco 2016; Schleip 2014).

Bewegung kann helfen

Das Fasziensystem bildet, in seiner bindegewebigen Eigenschaft, eine Schutzhülle um alle Strukturen und Organe. Damit generiert das System eine stabile Verbindung, ähnlich einer plexiformen Ausrichtung, in der alle Bauteile miteinander verbunden sind und sich so bei Bewegung auch mechanisch gegenseitig beeinflussen. Dabei erlaubt die spezielle Scherengitteranordnung der faszialen Faserstruktur eine enorme Stabilität bei maximaler Elastizität und einer gleichzeitig sehr hohen Deformationsfähigkeit. Diese besondere Eigenschaft ist die Grundlage dafür, dass sich fasziales Gewebe in alle Richtungen verformen (Deformationsadaptabilität) und wieder in die ursprüngliche Ausgangsform zurückzukehren kann (Reformationsadaptabilität). Fasziale Hüllen reagieren besonders gut auf Zugkräfte (auch dynamische Dehnungen) und auf Druckkräfte (auch auf Kompression). Ein dynamisches Wechselspiel zwischen Druck und Zug ist für Faszien und deren Stoffwechsel geradezu perfekt. Auf diesem Weg wird unter anderem ein ausreichender Flüssigkeitsaustausch durch optimierte Durchblutung (wechselnde Öffnung der zuführenden Blutgefäße und des faszialen Kapillarsystems) erreicht. Diese Stoffwechselsteigerung eignet sich auch, um damit eine optimale Versorgung des Gewebes mit Nähr- und Baustoffen sicherzustellen. Das System der faszialen Hüllen reagiert nicht nur auf sportlich oder therapeutisch applizierte Reize. Es verändert sich auch durch Faktoren, die im täglichen Lebenskontext auftreten und wird bevorzugt durch gewohnheitsmäßige Situationen oder Routinen aus dem Alltag nachhaltig beeinflusst. Vor allem kann eine gewohnte und monotone Körperhaltung die Drucksituation im faszialen Hüllgewebe negativ beeinflussen.

Dementsprechend kommt der Veränderung von Bewegungs- und Haltungsgewohnheiten und einer Anpassung von individuellen Arbeitsbelastungen eine große Bedeutung im Therapiekontext zu.

Zur Körperhaltung und Bewegungsfähigkeit einzelner Körperabschnitte tragen auch verletzungsbedingte Veränderungen von Körpergewebe, wie z. B. Frakturen, Schwellung, Vernarbung und Adhäsion, Wundheilungsstörungen oder Immobilisation und deren Folgen, Schonhaltung oder Ausweichmechanismen bei. Diese Faktoren verändern die Leistungs- und Belastungsfähigkeit des gesamten Körpers.

Werden fasziale Hüllen und die von ihnen umhüllten Strukturen, wie z. B. Muskeln oder Nerven, über längere Zeit nicht mehr in gewohntem Umfang benutzt und belastet, verändert sich das Elastizitätsverhalten der Hüllen. Die für Elastizitäts- und Belastbarkeitsanpassung erforderlichen mechanischen Reize sind dann nicht mehr in ausreichender Menge und Intensität vorhanden und es erfolgen Abbau und Degeneration dieser Fähigkeiten. Somit nimmt die Belastbarkeit, die Elastizität sukzessive und kontinuierlich ab. Die faszialen Hüllen verändern sich nachteilig, lagern weniger Flüssigkeit ein und verlieren dadurch elastische Anteile. Im Gegenzug werden Faszien rigide, steifer und damit auch verletzungs- und störanfälliger.

Da fasziale Hüllen ein schnell adaptierendes Gewebe darstellen, können diese negativen Prozesse durch gezielte therapeutische Maßnahmen wieder reversibel gemacht werden. Mit geplanten und sich langsam steigernden mechanischen Reizen aus Druck- und Zugkräften kann eine erneute Anpassung in Richtung verbessertes Elastizitätsverhalten, verstärkte Belastbarkeit und vergrößerte Bewegungstoleranz ausgelöst werden. Um eine Überreaktion (Hypersensibilisierung) des faszialen Gewebes und der umhüllten neuralen Strukturen zu vermeiden, ist es entscheidend, dass die eingesetzten Reize zu Beginn in adäquater Menge und Intensität einwirken und die individuelle Belastbarkeitsgrenze nicht übersteigen. Die Dosis macht den Therapieerfolg.

Bei der Applikation von Therapiereizen hat sich in der Praxis eine multidirektionale Wirkungsrichtung bewährt. Fasziale Hüllen sind auch bei der Umhüllung von neuralen Strukturen auf Kräfte aus allen Richtungen vorbereitet. Dazu sollten die Fasern der Hüllen zunächst in ihre primären Funktionsrichtung einsortiert und belastet werden: also im Nervenverlauf. Im weiteren Verlauf der Therapie muss die angestrebte Veränderung der elastischen Bewegungstoleranz wieder in alle Richtungen (multidirektional) ausgeweitet werden. Kommt es, z. B. durch Verletzung, Druck oder ungünstige Wundheilung, zu einer chaotischen Faserausrichtung, stellen sich mechanische Reibezonen ein, die Elastizi-

tät reduzieren, Wassereinlagerung durch zu hohe Drucksituationen verhindern und somit auch andere Funktionen der faszialen neuralen Hüllen reduzieren.

Die Beweglichkeit und Belastbarkeit von faszialen Hüllen (auch die Hüllen des Nervensystems) hängen von weiteren Faktoren ab, die mit kleinen Umstellungen in der Lebensführung und einigen Optimierungen liebgewonnener Gewohnheiten verbessert werden können. Diese Einflussgrößen werden unter dem Begriff „Lebensfaktoren" geführt und beziehen sich auf die direkten körperlichen Konsequenzen der eigenen Lebensführung.

Demnach ergeben sich zwei wichtige Gruppen von Einflussfaktoren, die auch eine große Therapierelevanz aufweisen und häufig über die Effektivität von therapeutischen Interventionen mitentscheiden. Unter der Bezeichnung Lebensfaktoren werden direkte Einflussgrößen zusammengefasst, die sich aus der allgemeinen und individuellen Lebensführung (habitueller Lifestyle) ableiten lassen. Dabei spielen Gewohnheiten, Neigungen, Vorlieben und auch die Persönlichkeitsstruktur eines Menschen eine größere Rolle. Sogar entfernt wirksame Faktoren wie soziale Kontakte, Hobbys oder Vorerkrankungen stellen eine Möglichkeit dar, die Funktionsfähigkeit faszialer Hüllstrukturen zu beeinflussen. Die Gesamtheit dieser individuellen Faktoren aus allen Bereichen des persönlichen Lebens bringt den menschlichen Organismus in einen Zustand, der mit „entspannt" oder „gestresst" beschrieben werden kann. Stressinduziertes Verhalten und die daraus resultierenden Lebensbedingungen üben stets einen Einfluss auf den inneren „Spannungszustand" unseres Körpers aus. Jede Veränderung, die sich in diesem Bereich aus einem „Change of Lifestyle" ergibt, hat das Potenzial, die Funktionsfähigkeit des Bewegungsapparates und damit auch der faszialen Hüllen unseres Nervensystems nachhaltig zu verändern und zu optimieren. Auch die Ernährung, der Konsum von Genuss- und Lebensmitteln, spielt eine große Rolle für die Funktionsfähigkeit unserer Faszien. Faszien bestehen, wie der gesamte Körper des Menschen, zu einem Großteil aus Wasser. Für die Faszien bedeutet eine ausgeglichene Wasserbilanz auch eine bessere Elastizität und damit auch eine bessere Beweglichkeit für den gesamten Körper. Somit spielt eine ausgewogene und gesunde Ernährung, die eine ausreichende Menge an zugeführter Flüssigkeit sicherstellt, eine wichtige Rolle in der Pflege faszialer Hüllen in der Therapie. Somit ergeben sich therapierelevante Faktoren, die von mehr Bewegung über die achtsame Kontrolle der Körperhaltung auch Ernährung und Trinkverhalten beinhalten sollten. Es sollten auch die kognitiven Fähigkeiten des Patienten (Selbstwahrnehmung, Stressreduktion etc.) und vor allem gesundheitsspezifisches Wissen in einer multimodalen Therapieplanung integriert werden. Werden diese Ansätze verfolgt und umgesetzt, kann auch auf mechanisch körperlicher Ebene an Optimierungen gearbeitet und spezielle Trainingsfaktoren im Sinne gezielter Übungen für das fasziale Hüllgewebe eingebaut werden. So entsteht für den Patienten ein selbstbestimmter Therapieansatz, der individuell erarbeitet und angepasst werden muss. Den allgemeinen Trainingsprinzipien folgend, kann mit individuellen Übungen Einfluss auf Schmerz, Beweglichkeit und Elastizität der betroffenen Strukturen ausgeübt werden. Durch Training und Bewegung verändert sich immer die Durchblutung und damit die Gewebetemperatur. Fasziale Hüllen gehören zum Fasziensystem und sind damit auch kleine Frostbeulen. Fasziales Gewebe ist bei niedrigen Temperaturen etwas steifer und rigider. Kann die Körpertemperatur etwas gesteigert werden, kommt das auch dem faszialen System zugute. Durch Bewegung entsteht mechanisch betrachtet grundlegend Reibung. Viele Gewebeschichten und Strukturen werden im Sport aneinander vorbeibewegt und kommen damit in direkten Kontakt zueinander. Dieser Kontakt verändert sich: Jeder Punkt an der Oberfläche einer Struktur kommt im Laufe der Bewegungseinheit mit immer neuen Punkten einer anderen Struktur in Kontakt. So kann aktive Bewegung direkt als Mechanical-Interface-Technik in der neurodynamischen Mobilisation eingesetzt werden. Durch eine optimierte Durchblutung kann auch eine bessere Versorgung aller Strukturen mit Nähr- und Baustoffen sowie ein gesteigerter Abtransport von Abfallstoffen aus dem Stoffwechsel erreicht werden.

2.6   Die Beteiligung der Körperhaltung an neurodynamischen und neurofaszialen Dysfunktionen

Neurodynamische Symptome können von neurodynamischen Spannungskomponenten, die sich dauerhaft in der habituellen Körperhaltung manifestieren, unterhalten und verstärkt werden. So kann eine ungünstige Körperhaltung durchaus auch zu chronifizierenden Prozessen beitragen. Weicht die Körperhaltung von der medizinisch anerkannten Normhaltung ab, können mit der Zeit nachteilige Effekte für den Bewegungsapparat und das Nervensystem entstehen. Der gesamte Organismus ist auf eine ausgeglichene Balance angewiesen. Dies betrifft sowohl mechanische Größen wie Druck- und Zugkräfte, aber auch die körpereigene Gewebe- und Muskelspannung. Ist der Körper ausgeglichen, können alle wichtigen physiologischen Prozesse optimal ablaufen.

Das Nervensystem kann mit speziellen Testmanövern unter verstärkte Spannung gebracht werden. In diesen Spannungspositionen können dann auch, zur physiotherapeutischen Diagnostik, Symptome ausgelöst werden. Nähert sich nun die habituelle Körperhaltung in irgendeinem Bereich diesen Spannungspositionen an, ist ein konstanter neurodynamischer Stress für die beteiligten Gewebe die unmittelbare Folge.

Aufgrund dieser vermehrten mechanischen Belastung, im Sinne einer konstanten Deformation der neuralen Gewebe bei fehlender Entlastung, sind mit der Zeit symptomhafte Veränderungen anzunehmen. Die beteiligten neuralen Strukturen befinden sich in einer permanent ablaufenden Adaption (Maladaption) der dauerhaft ungünstig belasteten muskuloskelettalen Gewebe und Strukturen. Sind diese Funktionsketten erst einmal aktiv, bedeutet es einen immensen Aufwand, diese Kette wieder rückgängig zu machen und die Beschwerden zu beseitigen.

Eine der häufigsten Haltungsauffälligkeiten ist die sogenannte sternosymphysale Belastungshaltung. Davon ist dann die Rede, wenn sich das Sternum gewohnheitsmäßig und auf Dauer der Symphyse annähert. Dabei kommt es zu einer nach vorne eingesunkenen Haltung des Oberkörpers. Diese besteht aus einer thorakalen Hyperflexion und einer lumbalen Entlordosierung. Reaktiv kommt es häufig noch zu einer hochzervikalen Hyperlordosierung. Bei monotonen Sitzarbeiten (klassischer Schreibtischarbeitsplatz) wird diese Körperhaltung häufig automatisch und mit der Macht der Gewohnheit eingenommen. Diese Haltung ähnelt in der mechanischen Konsequenz einem Slump-Test (NDT 15), bei dem die eingesunkene Oberkörperposition zur Belastungssteigerung der neuromeningealen Hüllstrukturen benutzt wird. Besteht diese Belastung der neuromeningealen Hüllstrukturen nun habituell dauerhaft durch eine unangemessene Belastungshaltung, sind symptomhafte neurale Veränderungen in dieser Kette plausibel erklärbar. Zudem verändern sich auch die umliegenden Strukturen (z. B. Faszien, Muskeln, Gelenke oder bandhafte Strukturen), also das mechanical interface-Gewebe des Nervensystems. Auch von diesen Veränderungen können im Verlauf die neurodynamischen Irritationen ausgehen und unterhalten werden.

Die Gesamtheit der körperlichen Veränderungen kann bis zur Entstehung von rezidivierenden Symptomen wie z. B. schmerzhaften muskulären, ligamentären oder kapsulären Verspannungen mit ausstrahlenden Beschwerden oder Nervenreizungen gehen. Gelenkveränderungen und häufig auch Bewegungssteifigkeiten etablieren sich oft in den knöchernen Strukturen. Auch andere Haltungsveränderungen im oberen Körperabschnitt, wie z. B. eine zervikale Lateralflexion oder rotatorische Haltungseinstellungen, eine Schulterprotraktion oder thorakale Abweichungen verstärken neurodynamische Spannung und können das umliegende Kontaktgewebe nachhaltig im Tonus oder strukturell verändern. Häufig finden sich typische Dysbalanceketten des oberen und unteren Körperabschnittes, auch bekannt als oberes oder unteres gekreuztes Syndrom. Dabei finden sich meist muskuläre, fasziale und artikuläre Auffälligkeiten in immer demselbem oder zumindest einem sehr ähnlichen Muster. Mitunter besteht einer der Haupteffekte dieser Veränderungen in einer nachhaltigen Veränderung der Drucksituation im Gewebe.

Zu den Haltungsauffälligkeiten eines oberen gekreuzten Syndroms gehören unter anderem die Abweichungen einer zervikalen Lordose oder Reklinationsstellung und einer thorakalen Hyperkyphosierung. Zudem wird der Schultergürtel angehoben und nach ventral in eine protrahierte Stellung gebracht. Dieser Körperhaltung folgend ergeben sich nachhaltige Änderungen der Tonussituation von Muskulatur und Bindegewebe (siehe Tab. 2.2). Die genetisch bedingte Faserverteilung der Muskulatur trägt ihren Teil zu einer ungünstigen Entwicklung der Muskelsituation wie folgt bei:

- Im Hals- und Kopfbereich entsteht primär eine Dysbalance zwischen den hochzervikalen Extensoren und den antagonistischen ventralen Halsflexoren.
- Die Schulterregion und die obere Thoraxapertur ist von Dysbalancen zwischen den Elevatoren und den Depressoren des Schultergürtels betroffen.
- Des Weiteren ergeben sich häufig auch Dysbalancen des Schulterareals zwischen den protrahierenden und den retrahierenden Muskeln des Schultergürtels.

In Zuge dieser Entwicklungen kann es zu einer artikulären, muskulären, myofaszialen oder auch zu einer neurofaszialen Dysbalance kommen, je nachdem in welchen Bereichen sich die Druckveränderung nachhaltiger negativ auswirkt.

Häufig auftretende Symptome hierbei sind in den Arm ausstrahlende Schulter-Nacken-Schmerzen, sensible Auffälligkeiten (von Kribbeln über Taubheitsgefühle bis hin zum pelzigen Empfinden) und Irritationen bis in die Hand/Finger-Region. Kopfschmerzen sind in diesem Kontext auch keine Seltenheit und lassen

Tab. 2.2   Übersicht häufiger muskulärer Dysbalancen im oberen Körperabschnitt

Zur Verkürzung neigende Muskeln, verspannte tonische Muskulatur	Zur Abschwächung neigende, gehemmte phasische Muskulatur
Dorsale Nackenextensoren • M. rectus capitis posterior major et minor • M. obliquus capitis superior et inferior • M. levator scapulae • M. trapezius descendens • M. sternocleidomastoideus • M. pectoralis minor • M. pectoralis major pars abdominalis	Ventrale Nackenflexoren • M. rectus capitis lateralis • M. rectus capitis anterior • Mm. scaleni • M. longus capitis • M. longus colli • Mm. infrahyoidei • M. trapezius pars transversa et ascendens • M. serratus anterior • Mm. rhomboidei

sich über die zervikotrigeminale Konvergenz auch plausibel erklären. Dabei handelt es sich um eine Konvergenzschaltung afferenter Reizleitungen aus der Peripherie der Schulter-Nacken-Region in das motorische Kerngebiet des N. trigeminus, das bis auf die segmentale Höhe C2 reicht. Auch fasziale Einflussgrößen aus der Rückenfaszie tragen ihren Teil dazu bei.

Die mechanischen Abweichungen der Körperhaltung erhöhen die Zugbelastungen auf den zervikalen und brachialen Plexus, die Nervenwurzeln und die Spinalnerven. Die reaktiven Tonus- und Druckveränderungen in der Peripherie der oberen Extremitäten können sich primär auf die myofasziale Spannung der neuralen Hüllen im peripheren Nervenverlauf auswirken. Nicht selten entwickeln sich auch Triggerpunkte entlang des peripheren Nervenverlaufs, die durch haltungsbedingte Druckveränderungen aktiviert werden können.

So sind Symptome in den Schulter-, Arm-, Hand- und Fingerbereichen mit diesen Haltungssituationen erklärbar.

Ein unteres gekreuztes Syndrom steht vor allem für Haltungsauffälligkeiten, die mit einer lumbalen Hyperlordose und einer verstärkten habituellen Hüftflexion einhergehen. Bleibt diese Haltung konstant und geht in die Gewohnheitshaltung über, entwickeln sich muskuläre, ligamentäre, neurofasziale und artikuläre Veränderungen.

Das Epizentrum der Veränderungskaskade liegt bei einem „unteren gekreuzten Syndrom" primär in der LBH-Region (Lenden-Becken-Hüft-Region) und beinhaltet hier vor allem die muskulären Dysbalancen zwischen Bauch- und Rückenmuskulatur einerseits und der Hüftstreck- und Hüftbeugemuskulatur andererseits (siehe Tab. 2.3). Dieses muskuläre Ungleichgewicht verändert neben der Körperhaltung auch das funktionelle Zusammenspiel der Körperabschnitte und bringt vor allem wieder Druckerhöhungen an die neuralen Austrittsbereiche der lumbalen Spinalnerven und an die peripheren Nervenverläufe. Auch hierbei kommt es durch die genetische Veranlagung

Tab. 2.3   Übersicht häufiger muskulärer Dysbalancen im unteren Körperabschnitt

Zur Verkürzung neigende Muskeln, verspannte tonische Muskulatur	Zur Abschwächung neigende, gehemmte phasische Muskulatur
• M. iliopsoas • M. quadratus lumborum • M. erector spinae (lumbaler Teil) • M. piriformis • Mm. adductores • M. pectineus • M. tensor fasciae latae	• M. rectus abdominis • Mm. obliquii abdominis • M. transversus abdominis • M. gluteus (alle drei Teile) maximus, medius, minimus

der Muskulatur zu den typischen Tonusdysregulationen wie folgt:

- In der lumbalen Wirbelsäule besteht die myofasziale Dysbalance vor allem zwischen den
  lumbalen Extensoren und der flexorisch sta-
  bilisierenden Bauchmuskeln auf der Gegenseite.
- Auch die Hüfte kann in eine myofasziale
  Dysbalance zwischen den Flexoren und Extensoren eingebunden sein.
- Des Weiteren zeigen sich an der Hüfte auch
  häufig funktionelle Dysbalancen zwischen
  den Abduktoren und den Adduktoren.
- In der rotatorischen Ebene zeigt sich ebenfalls eine Dysbalance zwischen den Außen-
  rotatoren und den Innenrotatoren.

Nicht selten ergibt sich eine verlängerte Ursa-
che-Folge-Kette und die myofaszialen Veränderungen ziehen sich bis in die distalen Bereiche der unteren Extremität. Dort involvieren
sie die entsprechenden Muskelketten (siehe
Tab. 2.4), die bei anhaltenden Irritationen
symptomhaft werden können.

Häufig betroffen davon sind die neuromeningealen Hüllen der Lumbalregion, die
durch Druckexposition unter anderem auch
vegetative Symptome auslösen können. Vor
allem, wenn der ventral verlaufende sympathische Grenzstrang verstärkt der Druckerhöhung
ausgesetzt wird. In der Leiste kann eine Irritation des N. femoralis durch myofasziale Veränderungen im Leistenkanal erfolgen, während eine hypertone Situation der lumbalen Extensoren eine dorsale Drucksituation für die
Spinalnerven bedeuten kann.

Die Gesamtheit der Veränderungen hat
durchaus das Potenzial, chronifizierte Schmerzzustände durch permanente neuromeningeale Irritation zu erklären. Dabei findet die Irritation
nicht ausschließlich zentral an der Wirbelsäule
statt, sondern zeigt sich vielmehr auch an Veränderungen des umliegenden Kontaktgewebes,
den Mechanical-Interface-Flächen.

In der peripheren Kette zeigen diese Veränderungen häufig eine Prädisposition für lokale Schmerzphänomene im Knie- und Fußbereich, auch eine gehäufte Verletzungs-
anfälligkeit im Bereich der Adduktoren und der
kniegelenkumgebenden Strukturen. Dies kann
einer Affektionsneigung durch gesteigerte
myofasziale und neurofasziale Sensitivität zugeschrieben werden. In den distalen Bereichen der unteren Extremität kann diese ungünstige Vorbedingung auch die Grundlage für
ein Läuferknie (Runner's Knee, Jumper's Knee)
oder eine Achillodynie darstellen.

Literatur

Andrade, R. J., Lacourpaille, L., Freitas, S. R., McNair,
P. J., & Nordez, A. (2015). Effects of hip and head
position on ankle range of motion, ankle passive tor-
que, and passive gastrocnemius tension. *Scand J Med
Sci Sports,* n/a. https://doi.org/10.1111/sms.12406.

Barker PJ, Hapuarachchi KS, Ross JA et al. Anatomy
and biomechanics of gluteus maximus and the thoracolumbar fascia at the sacroiliac joint. Clin Anat
2014; 27: 234–240.

Barnes, H. A. (1997). Thixotropy – a review. *J Non-Newt
Fluid Mech 70*(1–2): 1–33.

Barry, C. M., Kestell, G., Gillan, M., Haberberger, R. V.,
& Gibbins, I. L. (2015). Sensory nerve fibers con-
taining calcitonin gene-related peptide in gastrocnemius, latissimus dorsi and erector spinae muscles
and thoracolumbar fascia in mice. *Neuroscience 291:*
106–117.

Beardsley 2015: Foam rolling and self-myofascial release, Strength & Conditioning Research. Guter
Studien-Überblick zum Rollentraining und zur SMT.

Beardsley, Skarabot 2015: Effects of self-myofascial
release: A systematic review (= hohes Evidenz-
Niveau), International Journal of Sports   and Phy-
sio Therapy 2015 Apr; 10(2): 203–212.

Behm, D. (2018) The Science and Physiology of Flexibility and Stretching: Implications and Applications
in Sport Performance and Health. 1st edition. Routledge. https://doi.org/10.4324/9781315110745.

Tab. 2.4 Distale Tonusveränderungen in der Ursache-
Folge-Kette

Weitere zur Tonus-erhöhung neigende Muskeln in der Kette	Weitere zur Abschwächung neigende Muskeln in der Kette
- M. biceps femoris	- M. vastus lateralis
- M. semitendinosus	- M. vastus lateralis
- M. semimembranosus	- M. tibialis anterior
- M. rectus femoris	- Mm. peronei
- M. triceps surae	

Behm, D.G., Blazevich, A.J., Kay, A.D. and McHugh, M. (2016) Acute effects of muscle stretching on physical performance, range of motion, and injury incidence in healthy active individuals: a systematic review. Applied Physiology, Nutrition, and Metabolism 41, 1–11. https://doi.org/10.1139/apnm-2015-0235.

Beltran-Alacreu, H., Jimenez-Sanz, L., Fernandez Carnero, J. and La Touche, R. (2015) Comparison of Hypoalgesic Effects of Neural Stretching vs Neural Gliding: A Randomized Controlled Trial. Journal of Manipulative & Physiological Therapeutics 38, 644–652. https://doi.org/10.1016/j.jmpt.2015.09.002.

Bogduk, N., & Mercer, S. (2000). Biomechanics of the cervical spine. I: normal kinematics. *Clin Biom 15*(9): 633–648.

Bolívar, Y. A., Munuera, P. V., & Padillo, J. P. (2013). Relationship between tightness of the posterior muscles of the lower limb and plantar fasciitis. *Foot Ankle Int 34*(1): 42–48.

Bordoni, B., & Zanier, E. (2014). Clinical and symptomatological reflections: the fascial system. *J Multidis Healthcare,* 401.

Boyd, B. S., Wanek, L., Gray, A. T., & Topp, K. S. (2009). Mechanosensitivity of the lower extremity nervous system during straight-leg raise neurodynamic testing in healthy individuals. *J Orthop Sports Phys Ther 39*(11): 780–790.

Bartrow (2019). *„Untersuchen und Befunden in der Physiotherapie"* 3. Aufl.

Corts, M., & Harmsel, I. t. (2013). *Sportosteopathie: Myofasziale Ketten bei Überlastungssyndromen.* Stuttgart: Haug.

Follonier, L., Schaub, S., Meister, J.-J., & Hinz, B. (2008). Myofibroblast communication is controlled by intercellular mechanical coupling. *J Cell Sci 121*(20): 3305–3316.

Grieve, R., Goodwin, F., Alfaki, M., Bourton, A.-J., Jeffries, C., & Scott, H. (2015). The immediate effect of bilateral self myofascial release on the plantar surface of the feet on hamstring and lumbar spine flexibility: A pilot randomised controlled trial. *J Body Mov Ther 19*(3): 544–552.

Huggenberger, S. (2019). *Neuroanatomie des Menschen.* Heidelberg: Springer.

Kahkeshani, K., & Ward, P.J. (2011). Connection between the spinal dura mater and suboccipital musculature: evidence for the myodural bridge and a route for its dissection. A review. *Clin Anat 25*(4): 415–422.

Kim, J.W., Kang, M.H., & Oh, J.S. (2014a). Patients with low back pain demonstrate increased activity of the posterior oblique sling muscle during prone hip extension. *PM R 6*(5): 400–405.

Kim et al. 2014b: Effect of self-myofascial release on reduction of physical stress: a pilot study. Journal of Physical Therapy Science 2014;26:1779–1781.

Krause, F., Wilke, J., Vogt, L., & Banzer, W. (2015). Intermuskulärer Spannungsübertrag im Verlauf myofaszialer Meridiane: Eine systematische Übersichtsarbeit. *D Ztsch Spomed 66*(7–8):209.

Lee, J.H. and Kim, T.H. (2017) The treatment effect of hamstring stretching and nerve mobilization for patients with radicular lower back pain. The Journal of Physical Therapy Science 29, 1578–1582. https://doi.org/10.1589/jpts.29.1578.

Liem, T. (2010). *Kraniosakrale Osteopathie* (5. Aufl.). Stuttgart: Hippocrates Verlag in MVS.

Lizis, P., Kobza, W., Manko, G., Jaszczur-Nowicki, J., Perlinski, J. and Para, B. (2020) Cryotherapy with mobilization versus cryotherapy with mobilization reinforced with home stretching exercises in treatment of chronic neck pain: a randomized trial. Journal of Manipulative and Physiological Therapeutics 43, 197–205. https://doi.org/10.1016/j.jmpt.2018.11.030.

Lundborg, G. and Rydevik, B. (1973) Effects of stretching the tibial nerve of the rabbit. A preliminary study of the intraneural circulation and the barrier function of the perineurium. The Journal of Bone and Joint Surgery 55, 390–401. https://doi.org/10.1302/0301-620X.55B2.390.

Mahan, M.A., Yeoh, S., Monson, K. and Light, A. (2020) Rapid stretch injury to peripheral nerves: biomechanical results. Neurosurgery 86(3), 437–445.

Myers, T. W. (2009). *Anatomy trains: myofascial meridians for manual movement therapists* (2. Ausgabe) Edinburgh: Elsevier.

Myers, T. W. (2012). Anatomy trains and force transmission. In: Schleip, R., Findley, T.W., Chaitow, L. & Huijing, P.A., *Fascia. The tensional network of the human body* (S. 131 – 142). London: Churchill Livingstone.

Nordez, A., Gross, R., Andrade, R., Le Sant, G., Freitas, S., Ellis, R., McNair, P.J. and Hug, F. (2017) Non-Muscular Structures Can Limit the Maximal Joint Range of Motion during Stretching --> muscular structures can limit the maximal joint range of motion during stretching. Sports Medicine 47(10), 1925–1929. https://doi.org/10.1007/s40279-017-0703-5.

Okamoto T, Masuhara M, Ikuta k. 2014. Acute effects of self-myofascial release using a foam roller on arterial function. J. Strength Cond. Re. 28, 1: 69–73.

O'Toole, M. and Miller, K.E. (2011) The role of stretching in slow axonal transport. Biophysical Journal 100, 351–360. https://doi.org/10.1016/j.bpj.2010.12.2611.

Paoletti, S. (2001). *Faszien.* München: Urban&Fischer Verlag.

Pavan, P. G., Stecco, A., Stern, R., & Stecco, C. (2014). Painful connections: densification versus fibrosis of fascia. *Cur Pain Head Rep 18*(8):441.

Purslow, P.P. (2020) The structure and role of intramuscular connective tissue in muscle function. Frontiers in Physiology 11, 495. https://doi.org/10.3389/fphys.2020.00495.

Robinson, L.R. and Probyn, L. (2019) How much sciatic nerve does hip flexion require Canadian Journal of Neurological Sciences 46, 248–250. https://doi.org/10.1017/cjn.2018.378.

Rugel, C.L., Franz, C.K. and Lee, S.S.M. (2020) Influence of limb position on assessment of nerve mechanical properties by using shear wave ultrasound elastography. Muscle Nerve 61, 616–622. https://doi.org/10.1002/mus.26842.

Schleip, R., Klingler, W., & Lehmann-Horn, F. (2005). Active fascial contractility: Fascia may be able to contract in a smooth muscle-like manner and thereby influence musculoskeletal dynamics. *Med Hypoth* 65(2): 273–277.

Schleip, R. (2006). *Active fascial contractiliy. Implications for musculoskeletal mechanics.* Dissertationsschrift: Universität Ulm.

Schleip, R., Duerselen, L., Vleeming, A., Naylor, I. L., Lehmann-Horn, F., Zorn, A., Jäger, H., Klingler, W. (2012a). Strain hardening of fascia: static stretching of dense fibrous connective tissues can induce a temporary stiffness increase accompanied by enhanced matrix hydration. *J Bodyw Mov Ther* 16(1): 94–100.

Schleip R., Klingler W. (2007): Fascial strain hardening correlates with matrix hydration changes. In: Findley T.W., Schleip R. (Hrsg): Fascia Research – basic sience and implications to conventional and complementary health care. Elsevier, München: 51.

Schleip, R. (2014). *Lehrbuch Faszien.* München: Elsevier.

Schünke, M., Schulte, E., Schumacher, U. (2018). Prometheus – Allgemeine Anatomie und Bewegungssystem. Stuttgart: Thieme.

Shacklock, M. (2008). *Angewandte Neurodynamik. Muskuloskeletale Strukturen verstehen und behandeln* (1. Aufl.). München: Elsevier.

Stecco, C. (2016) *Atlas des menschlichen Fasziensystems.* München: Elsevier.

Stecco C, Porzionato A, Macchi V et al. Histological characteristics of the deep fascia of the upper limb. Ital J Anat Embryol 2006; 111: 105–110.

Stecco C, Porzionato A, Lancerotto L et al. Histological study of the deep fasciae of the limbs. J Bodyw Mov Ther 2008; 12: 225–230.

Stecco A, Macchi V, Stecco C et al. Anatomical study of myofascial continuity in the anterior region of the upper limb. J Bodyw Mov Ther 2009; 13: 53–62.

Stecco C, Stern R, Porzionato A et al. Hyaluronan within fascia in the etiology of myofascial pain. In: Surgical and radiologic anatomy : SRA 2011; 33:891–896.

Stecco, A., Pirri, C. and Stecco, C. (2019) Fascial entrapment neuropathy. Clinical Anatomy 32, 883–890. https://doi.org/10.1002/ca.23388.

Stolinski, C. (1995) Structure and composition of the outer connective tissue sheaths of peripheral nerve. Journal of Anatomy 186, 123–130.

Sunderland, S. (1978) Traumatized nerves, roots and ganglia: musculoskeletal factors and neuropathological consequences. In: The neurobiologic mechanisms in manipulative therapy. Ed: Korr, I.M. Boston, MA: Springer US. 137–166. https://doi.org/10.1007/978-1-4684-8902-6_7.

Tillmann B.N., Atlas der Anatomie, 3. Aufl., Springer Verlag Heidelberg 2020.

Topp, K.S. and Boyd, B.S. (2006) Structure and biomechanics of peripheral nerves: nerve responses to physical stresses and implications for physical therapist practice. Physical Therapy 86, 92–109. https://doi.org/10.1093/ptj/86.1.92.

Zilles, K. (2010). *Anatomie.* Heidelberg: Springer.

Anatomische Engstellen – klinisch relevant

3.1 Anatomische Engstellen der oberen Extremität

Nerven haben in unserem Körper mitunter die oberste Priorität, was physiologische Versorgung und mechanische Schutzmaßnahmen anbelangt. Sie durchziehen das Gewebe mit einem feinen Netzwerk an Fasern und Verbindungen für eine möglichst optimale Informationsübermittlung. Auf diesem Weg befinden sich die peripheren Nerven immer wieder in einer engen Kontaktbeziehung zum umliegenden Gewebe, und an manchen Stellen führt dieser Umstand klinisch häufiger zu einer Symptomentwicklung als an anderen Stellen (siehe Abb. 3.1). An der oberen Extremität kommt es klinisch häufig zu folgenden Engpasssyndromen.

3.1.1 Das Foramen intervertebrale der zervikalen Wirbelsäule

Mitunter der erste anatomische Engpass für Nerven entsteht bereits am Foramen intervertebrale der zervikalen Wirbelsäulensegmente. Der Processus articularis inferior des oberen Wirbels kommt mit dem Processus articularis superior des unteren Wirbels in einer artikulären Situation zusammen und sie lassen zwischen sich Platz für den Austritt von leitenden Nervenfasern in Form von Spinalnerven. In der Region dieser Nervendurchtrittsstellen (intervertebrale Foramina) an der zervikalen Wirbelsäule kann sich für die passierenden Fasern eine Engpasssituation durch strukturelle Veränderungen der Umgebung oder durch Veränderung der funktionellen Bedingungen ergeben. In beiden Fällen kann eine veränderte Drucksituation für die Nervenfasern entstehen, die ihr Irritationspotenzial ausbreitet und in der Folge symptomatisch wird. Die häufigsten funktionellen Veränderungen betreffen vor allem die Mobilität der zervikalen Bewegungssegmente. Durch muskuläre Tonusregulationsstörungen, sehr hohe fasziale Spannungssituationen oder Schmerzzustände verändert sich meist auch die Beweglichkeit und damit auch die Drucksituation für die Nerven. Strukturelle Veränderungen betreffen unter anderem die diskalen Strukturen in Form von Bandscheibendegeneration, Bandscheibenvorwölbungen oder einem Bandscheibenvorfall mit entsprechender Raumforderung und veränderter Drucksituation für die neuralen Strukturen. Auch knöcherne Veränderungen wie Osteochondrosen oder Spondylarthrosen haben oft irritierendes Potenzial für die Nervenstrukturen zur Folge.

Betroffen ist dann vor allem die Nervenwurzel (zervikale Radikulopathie), der Spinalnerv oder der Plexus mit den peripheren Nervenstrukturen, und es entwickeln sich häufig klinische Symptome wie Schmerzausstrahlung in

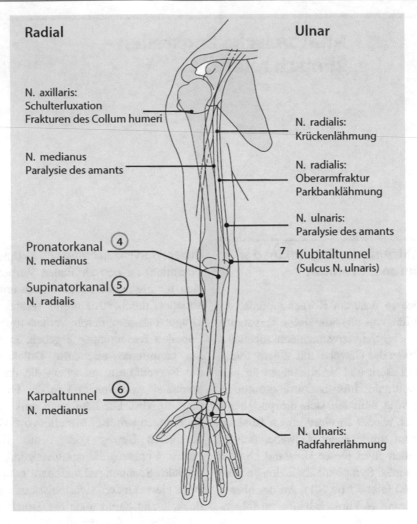

Radial

N. axillaris:
Schulterluxation
Frakturen des Collum humeri

N. medianus
Paralysie des amants

Pronatorkanal ④
N. medianus

Supinatorkanal ⑤
N. radialis

Karpaltunnel ⑥
N. medianus

Ulnar

N. radialis:
Krückenlähmung

N. radialis:
Oberarmfraktur
Parkbanklähmung

N. ulnaris:
Paralysie des amants

7 Kubitaltunnel
(Sulcus N. ulnaris)

N. ulnaris:
Radfahrerlähmung

Abb. 3.1 Anatomische Engstellen neuraler Strukturen der oberen Extremität. (Aus: Bartrow 2019, Untersuchen und Befunden in der Physiotherapie)

die entsprechenden Dermatome oder bei motorischen Störungen eine mehr oder weniger ausgeprägte Schwäche der betroffenen Kennmuskulatur. Hiervon können auch die Reflexe betroffen sein, die mit einer entsprechend reduzierten Aktivität reagieren oder, je nach Betroffenheit, auch mit einem Ausfall. Häufig sind davon der Bizepssehnenreflex (BSR) oder der Trizepssehnenreflex (TSR) betroffen. Werden dagegen eher die sensiblen Faseranteile von den mechanischen Veränderungen durch Druckerhöhung irritiert, kommt es vorrangig zu Sensibilitätsstörungen im Dermatom (siehe Abb. 3.1).

3.1.2 Die Scalenuslücken

Anatomisch wird zwischen einer vorderen und hinteren Scalenuslücke unterschieden. Die vordere Scalenuslücke wird vom M. scalenus anterior und dem M. sternocleidomastoideus gebildet. In dieser Lücke verläuft die Vena subclavia. Die eigentliche und klinisch bedeutsamere Scalenuslücke ist jedoch die hintere Scalenuslücke. Diese wird dorsal vom M. scalenus medius, ventral vom M. scalenus anterior und inferior von der ersten Rippe begrenzt. In dieser Lückensituation verlaufen die Arteria subclavia und der Plexus brachialis.

Die Scalenuslücke stellt einen klinisch sehr relevanten neuralen Engpass dar. Von der Kompression sind vor allem die Nervenfasern des Plexus brachialis betroffen, da diese in der Scalenuslücke lokalisiert sind. Eingeengt werden können diese neuralen Strukturen (leitende Fasern und bindegewebige Hüllstrukturen) von hypertoner Muskulatur, immobilen Gelenken der ersten und zweiten Rippen oder auch von lokalen Schwellungen oder anderen Raumforderungen (wie z. B. Tumoren) in der Region. Auch eine ungünstige Durchblutungssituation (hierbei vor allem Blutdruckveränderungen oder Veränderungen der arteriellen Strömung) kann neurale Symptome initiieren oder unterhalten. Bei bestehenden Durchblutungsveränderungen kann häufig eine unilaterale Pulsanomalie im Seitenvergleich palpiert werden. Die dabei auftretenden Symptome sind vielseitig variabel und betreffen den gesamten Arm, dabei allerdings vor allem den Hand- und Unterarmbereich. Klinisch fallen am gesamten Arm häufig sensible Symptome wie Dysästhesien (z. B. Kribbeln, Taubheit, Ameisenlaufen) und auch ausstrahlende Schmerzen in die Hand- und Unterarmregion auf. Im Alltag ist das Tragen oder Heben von Gegenständen häufig schmerzhaft. Nicht selten lösen auch schon kleine Bewegungen und Aktivitäten mit dem betroffenen Arm deutliche Schmerzen aus und führen zu Schonhaltungen oder Ausweichmechanismen. Bei einer stärkeren Irritation von motorischen Fasern kommt es auch zu einem Kraftverlust und entsprechenden Bewegungsauffälligkeiten. Beobachtet werden kann unter anderem auch eine Schwellungsneigung im Handgelenksbereich, die manchmal auch von peripheren Pulsanomalien begleitet wird (siehe Abb. 3.1).

des Sternums gebildet. Dorsal sitzt die Scapula dem Schultergürtel auf und begrenzt die Thoraxöffnung knöchern auch nach hinten. Durch diese Öffnung verlaufen in enger Situation arterielle und venöse Blutgefäße, muskuläre Strukturen, Sehnen, Faszien und letztlich auch Nerven. All diese Strukturen machen den Raum auch schon ohne besondere Veränderungen oder zusätzliche raumfordernde Prozesse sehr eng – das Platzangebot für neurale Strukturen kann hier durchaus als grundlegend begrenzt bezeichnet werden. Durch Unbeweglichkeiten der knöchernen Elemente, Tonusveränderungen oder, im ungünstigen Entwicklungsfall, durch Tumoren im Bereich der ersten Rippe oder der Clavicula, können sich Druckerhöhungen ungünstig auf die Funktionsfähigkeiten (Konduktion, Deformations- und Spannungstoleranz: also Neurodynamik) der neuralen Strukturen auswirken und bei längerer Persistenz zu Symptomen führen. Dies betrifft vor allem den Plexus brachialis mit seinen peripheren Verzweigungen. Häufige Symptome sind hierbei Schmerzausstrahlungen in den Arm, die sich, bei Irritationen der motorischen Faseranteile, auch in einem Kraftverlust der durch die Nervenirritation betroffenen Muskulatur äußern können. Funktionsverlust der Schultermobilität, vor allem bei Flexion, Elevation oder Abduktion über 90° – hier steigt der Druck in der oberen Thoraxapertur und kann einmal die Durchblutungssituation ungünstig reduzieren (damit auch die Blutversorgung der Nerven reduzieren) und gleichzeitig auch den direkten mechanischen Kompressionsdruck auf die neuralen Strukturen erhöhen. Auch vegetative Symptome wie z. B. Miktionsstörungen oder verstärktes Kälteempfinden (kalte Hände und Finger) können im Verlauf auftreten (siehe Abb. 3.1).

3.1.3 Die obere Thoraxapertur

Die sogenannte obere Thoraxapertur (obere Brustkorböffnung) stellt die Verbindung zwischen den Bindegewebsräumen des Halses und des Brustraums dar. Sie wird ventral vom ersten thorakalen Wirbel mit dem ersten Rippenpaar, der Clavicula und dem oberen Abschluss

3.1.4 Der Kubitalengpass – Sulcus nervi ulnaris

Der N. ulnaris passiert in seinem peripheren Verlauf nach dem Oberarm den Kubitaltunnel und durchläuft den Sulcus nervi ulnaris am Ellbogen im knöchernen Bett zwischen dem Olecranon und dem Epicondylus medialis. Da der Nerv

an dieser knöchernen Passage sehr oberflächlich verläuft und zudem noch in einer engen
Kontaktbeziehung mit der knöchernen Struktur steht, ist er mechanischen Kompressions-
kräften stärker ausgeliefert. Der Verlauf auf der
Ellbogenstreckseite verlangt dem Nerv eine höhere Toleranz für die verstärkt auftretenden
Spannungskräfte bei endgradiger Ellbogenflexion ab. Treten solche Zugspannungen am
neuralen Bindegewebe verstärkt und zeitlich
übermäßig lange auf, reduziert sich die Deformationstoleranz und die Sensitivität nimmt
zu. Genauso verhält es sich mit Druckreizen.
Durch zeitlich zu langes oder zu intensives Abstützen kann es zu einer lokalen Nervenläsion
mit resultierend erhöhter Drucksensitivität und/
oder einer lokalen Schwellungsneigung in den
neuralen Hüllstrukturen kommen. Bereits die
Spannungsposition für den N. ulnaris durch eine
übermäßig lange gehaltene Ellbogenflexion bei
gleichzeitigem Abstützen (Leseposition in Seitlage mit Abstützen auf dem Ellbogen) kann allein schon zu nachhaltigen Nervenirritationen
führen. Solche Reizungen betreffen dann vor
allem den peripheren Nerv und seine Hüllen.
Wird der N. ulnaris durch zu viel Druck oder
Zugspannung am Sulcus nervi ulnaris letztlich
klinisch auffällig, treten vor allem Sensibilitätsstörungen der ulnaren Hand- und Fingerseite
(eingeschlafenes Gefühl, elektrisierendes Be-
wegungsempfinden oder Taubheit) auf. Kommt
es infolge der Druckläsion zu motorischen Störungen, ist häufig ein Kraftverlust der kleinen
Fingermuskeln zu beobachten. Sehr oft zeigt
sich die knöcherne Tunnelsituation auch druck-
dolent bei der Palpation. Bei größeren und blei-
benden Nervenläsionen kann es zum Ausbilden
des klinischen Bildes der Krallenhand sowie zu
Trophikstörungen an der Hand und im Verlauf
des Unterarms kommen (siehe Abb. 3.1).

3.1.5 M.-supinator-Engpass

Für den N. radialis stellt der M. supinator einen
peripheren Engpasskontakt am lateralen Unterarm dar. Vor dem anatomischen Hintergrund, dass
sich der N. radialis hier in seine distalen Zweige

aufteilt, durchzieht der Nerv den Muskelbauch
und ist somit von den aktuellen Tonussituationen
von Muskel und faszialem Hüllgewebe an dieser
Stelle irritierbar. Erhöhte Spannungssituationen
durch ungewohnte und ungewohnt intensive
Aktivitäten können sich bei Nerven, besonders
um eine anatomische Teilungsstelle herum,
symptomhaft auswirken. Für den Radialisnerv
und den M. supinator sind das an dieser Stelle vor
allem Zugaktivitäten: z. B. das ungewohnte Ziehen eines Schlittens oder Grabe- und Rechen-
tätigkeiten im Garten. An dieser anatomischen
Engstelle wird vor allem der N. radialis R. profundus irritiert. Die dabei entstehenden Symptome reichen von einer leichten Extensoren-
schwäche bis hin zum klinischen Vollbild einer
Fallhand vielfältige Störungen verursachen. Bei
ausgedehnten Reizzuständen kann sich aus den
Irritationen auch eine Entzündung der Bursa bici-
pitoradialis entwickeln (siehe Abb. 3.1).

3.1.6 M.-pronator-teres-Engpass

Der M. pronator teres ist für den N. medianus,
was der M. supinator für den N. radialis darstellt: eine mechanische Engpasssituation, durch
die sich der Nerv in seinem peripheren Verlauf
arrangieren muss. Der Medianusnerv zieht sich
von medial nach ventral über den Epicondylus
medialis und durchstößt den sogenannten Pronatorkanal auf seinem Weg zum Handgelenk.
Dabei kann es durch hypersensitive Nervenfasern und eine dauerhaft hypertone Muskelsituation zu einer Kompressionsläsion kommen. Knöcherne Veränderungen oder ungewohnt intensive Aktivitäten können diese
Entwicklung begünstigen. Häufig ergeben sich
daraus klinische Symptome im Bereich einer
veränderten Sensibilität. Dazu gehören Parästhesien und Sensibilitätsstörungen im Hand- und
Fingerbereich wie Kribbeln, Taubheit, Ameisenlaufen oder ein eingeschlafenes Gefühl. Je nach
Ausprägung der Nervenläsionen kann sich zum
Teil auch eine deutliche Medianusparese mit
dem klinischen Bild einer Schwurhand (durch
den Ausfall der radialseitigen Fingerflexoren)
etablieren (siehe Abb. 3.1).

3.1.7 Karpaltunnelengpass

Ein für den N. medianus typisches und ebenfalls weit verbreitetes neurales Engpasssyndrom, ist das sogenannte Karpaltunnelsyndrom (CTS). Dabei kann es zu einer Druckläsion des N. medianus im sogenannten Karpaltunnel zwischen Unterarm und Handgelenk kommen. Der Medianusnerv hat mit dem Karpaltunnel und dem Pronatorkanal zwei periphere Engpässe direkt hintereinander, die die besondere Anfälligkeit dieses Nervs zumindest teilweise erklären können. Eine Nervenstruktur wird in ihrem peripheren Verlauf schneller sensitiv reagieren, wenn bereits eine symptomhafte proximale Irritation vorliegt (Double-Crush-Syndrom). Der knöcherne Karpaltunnel wird von der proximalen und distalen Handwurzelreihe gebildet. Der proximale Teil des Karpaltunnels besteht aus der proximalen Handwurzelreihe, den Ossa scaphoideum, lunatum, triquetrum und pisiforme. Dies ist auch der anatomisch weitere Tunnelabschnitt mit dem etwas größeren Raumangebot für die darin befindlichen Strukturen (siehe Abb. 3.2). Der räumlich eingeengte distale Tunnelbereich besteht aus den Ossa trapezium, trapezoideum, capitatum und hamatum. Palmarseitig liegt das Ligamentum transversum als Dach über dem Karpaltunnel. Neben dem N. medianus befinden sich noch die Sehnen der Mm. flexor digitorum profundus et superficialis und die Sehne des M. flexor pollicis longus im knöchernen Tunnel unter dem Lig. transversum. Außerhalb des Tunnels, aber immer noch in druckrelevanter Nähe zum Nerv, befinden sich der N. ulnaris nebst A. ulnaris sowie die Sehnen des M. flexor carpi ulnaris und des M. flexor carpi radialis. Die Drucksituation außerhalb und innerhalb des knöchernen Tunnels ist im Normalfall ausgeglichen, sodass sich keine außergewöhnlichen Kompressionseffekte auf die neuralen Strukturen ergeben. Wird dieses Gleichgewicht anhaltend und maßgeblich gestört, kommt es zu symptomhaften Veränderungen an den leitenden Fasern oder den Faszikeln. Zu den typischen Symptomen eines CTS zählen unter anderem sensible Störungen im Bereich von Hand, Finger und Unterarm.

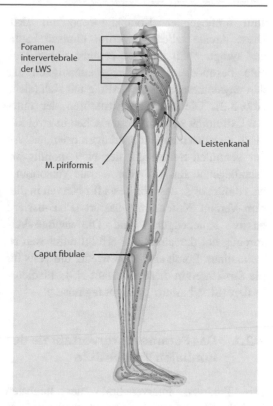

Abb. 3.2 Anatomische Engstellen neuraler Strukturen der unteren Extremität. (Aus: Bartrow 2019, Untersuchen und Befunden in der Physiotherapie 10.1007/978-3-662-67229-7_6)

Manchmal kommen die Ausstrahlungen auch bereits aus der Zervikalregion, bedingt durch Kompressionsproblematiken aus dem Nervenwurzel-, Spinalnerven- oder dem Plexusbereich. Was zu Beginn der Misere ein nächtliches Kribbeln oder ein pelzig-taubes Gefühl ist, kann sich mit der Zeit auch in einem Kraftverlust beim Greifen oder Halten von Gegenständen im Alltag zeigen. Eine rezidivierende Schwellungsneigung im Karpalgebiet (Ödembildung) mit Entzündungszeichen ist ebenfalls keine Seltenheit (siehe Abb. 3.1).

3.2 Anatomische Engstellen der unteren Extremität

Auch der anatomische Verlauf der peripheren Nerven der unteren Extremität bringt besondere Stellen mit enger mechanischer Lagebeziehung zum umliegenden Kontaktgewebe mit sich. Diese Areale fallen wiederum klinisch häufiger symptomhaft auf und bringen daher auch eine besondere Behandlungsbedürftigkeit für den physiotherapeutischen Alltag mit sich (siehe Abb. 3.2). Die neuralen Strukturen der unteren Extremität sind im Wesentlichen in zwei klinisch bedeutsamen Hauptsträngen orientiert. An der ventralen Seite stellt der N. femoralis die grundlegende Basis für die neurale Versorgung, was dafür sorgt, dass die Tests für Nerven in diesem Verlauf N.-femoralis-basiert (PKB-basiert: passive Kniebeugung) sind. Die neurale Versorgung der dorsalen Seite erfolgt durch den N. ischiadicus. Somit sind auch wieder die Tests für die Strukturen in diesem Verlauf N.-ischiadicus-basiert (SLR-basiert: „straight leg raise").

3.2.1   Das Foramen intervertebrale der lumbalen Wirbelsäule

Das Foramen intervertebrale der lumbalen Wirbelsäule stellt den ersten peripheren Engpass für die neuralen Strukturen, genauer für die Nervenwurzeln, die Spinalnerven und den Plexus lumbosacralis, mit Versorgungsauftrag für die unteren Extremitäten dar. Engpasssituationen zwischen den austretenden Spinalnerven und dem umliegenden Kontaktgewebe können auch hier durch Veränderungen an den faszialen Hüllen der Nerven (intra-, peri- oder extraneurales Hüllgewebe) oder durch Veränderungen des umliegenden Kontaktgewebes entstehen. Häufig finden sich hier Auswirkungen von monotonen Belastungshaltung oder Bewegungsmangelerscheinungen, wie Tonusdysregulation von Muskulatur und faszialem Gewebe. Druckerhöhungen können auch an der Entstehung von lokalen, mechanischen Symptomen wie eingeschränkten Bewegungsrichtungen (Hypermobilität oder Schmerzhemmung) beteiligt sein.

Bandscheibenveränderungen wie z.B. diskale Rupturen (meist in der Deckfläche des Anulus fibrosus lokalisiert), ein Bandscheibenvorfall oder eine Bandscheibenprotrusion (BSV oder BSP) können ebenfalls für eine Druckerhöhung und eine daraus resultie-

rende Kompression der Neuralstrukturen verantwortlich zeichnen. Druckerhöhungen im Bereich der intervertebralen Foramina führen bei einer Nervenwurzelbeteiligung (Radikulopathie) häufig zu Irritationen in den entsprechend zugehörigen Dermatomen, zu Reflexveränderungen (gesteigerte oder reduzierte Reflexaktivität bis hin zu einem totalen Reflexausfall) oder zu Kraftminderungen in den entsprechenden Kennmuskeln. Bei einer Druckerhöhung im Bereich der Spinalnerven oder des peripheren Nervs kommt es hingegen zu Symptomen im Nervenverlauf. Diese sind nicht strikt an die Dermatomgrenzen gebunden und können somit auch in anderen Arealen lokalisiert sein. Die lumbale oder lumbosakrale Wirbelsäule fällt klinisch auch häufig durch sogenannte unspezifische Schmerzzustände auf: NSLBP („nonspecific low back pain"). Dabei sind häufig variable Symptome wie lokale Schmerzen, ausstrahlende Schmerzen, sensible oder motorische Symptome, bewegungsabhängige Schmerzen, Ruheschmerzen oder Schmerzen in einer bestimmten Körperhaltung anzutreffen. Auch bei dieser Form von Rückenschmerzen sind Druckveränderungen (Kompressionssituationen), die sich auf das Nervensystem auswirken, kausal beteiligt und nicht selten finden sich dabei auch auffällige (symptomhafte) Veränderungen der Neurodynamik (siehe Abb. 3.2).

3.2.2   Der Leistenkanal – inguinaler Engpass

Anatomisch verbindet das Leistenband die Spina iliaca anterior superior (SIAS) mit dem Tuberculum pubicum des Os pubis. Der Leistenkanal liegt zwischen der Bauchhöhle und den äußeren Genitalorganen. Er enthält den N. ilioinguinalis, beim Mann den Samenstrang und bei der Frau das sogenannte Mutterband und durchläuft die vordere Bauchwand. Der Leistenkanal bildet die Durchtrittsstellen für die Gefäße (Lacuna vasorum: A. femoralis, die V. femoralis und der N. femoralis) und die Hüftmuskeln (Lacuna musculorum: M. iliacus und M. psoas major). Diese Strukturen kommen vom Becken und der lumbalen Wirbelsäule und verlaufen zum Oberschenkel. Die craniale Begrenzung des Leistenkanals wird vom M. obliquus internus abdominis und dem M. transversus abdominis gebildet. Die caudale Begrenzung (also der Boden des Leistenkanals) wird aus einer Aponeurose des M. obliquus externus abdominis (dem Ligamentum reflexum) und dem Leistenband gebildet. Die ventrale Begrenzung bildet der M. obliquus externus und in der dorsalen Begrenzung findet sich die Fascia transversalis. Bei ungünstiger Druckerhöhung kann es zu einer symptomhaften Kompressionsproblematik für die Strukturen im Leistenkanal und um das Leistenband kommen. Bei einer Einklemmungserscheinung des N. femoralis kommt es häufig zu belastungsabhängigen Schmerzen am Oberschenkel und in der Leiste und/oder zu Sensibilitätsstörungen am Oberschenkel. Klinisch ist auch häufig die Hüftgelenksextension mit Schmerzen verbunden. Bei einer Einklemmung der A. femoralis sind Pulsanomalien im Seitenvergleich palpabel, was eine Kompressionssituation wiederum bestätigen kann (siehe Abb. 3.2).

3.2.3 M.-piriformis-Engpass

Am M. piriformis kann eine Einklemmung des N. ischiadicus entstehen. Diesem kleinen Beckenmuskel, der mit seinem diagonalen Verlauf vom Sacrum (S. 2/3) zum Trochanter major den Verlauf des N. ischiadicus kreuzt, wird mitunter eine große Bedeutung bei lumbalen Symptomen und ausstrahlenden Beschwerden beigemessen. Zwei anatomische Situationen kommen in dieser Kreuzungsstelle häufig vor. Zum einen ergibt sich die anatomische Situation, dass sich der Ischiasnerv direkt durch den Muskelbauch bohren muss. In der zweiten häufigen Variante unterläuft der Nerv den Muskelbauch und taucht dazu unter diesem hindurch. In beiden Fällen hat der M. piriformis ein sehr enge Kontaktbeziehung zum Ischiasnerv und kann durch Störungen der Tonusregulation diesen unter Druck setzen und irritieren. Bei Injektionen in den Ge-

säßbereich kann es mitunter auch zu kleineren Verletzungen der Muskelhüllen oder der neuralen Struktur des N. ischiadicus kommen. In diesem Zuge können auch bindegewebige Verwachsungen entstehen, die die elastische Dynamik sowohl des N. ischiadicus als auch das elastische Bewegungs- und Kontraktionsverhalten des M. piriformis und seiner bindegewebigen Hüllen nachhaltig ungünstig beeinflussen können. So können Symptome erklärt werden, die denen einer lumbalen Bandscheibenläsion mit Nervenkompression ähneln. Es treten häufig Glutealschmerz mit Ausstrahlung in den Sakrumbereich (ISG), das Hüftgelenk und in den dorsalen Oberschenkel auf. Dazu kommen auch manchmal sensible Auffälligkeiten wie Kribbeln, Taubheitsgefühle oder pelziges Empfinden. Vor allem beim Bücken und Heben von Gegenständen ist mit einer Druckzunahme auch ein steigendes Schmerzempfinden verbunden und erklärbar. Die Kombinationsbewegung Flexion/Adduktion/Innenrotation des Hüftgelenkes ist meist ebenfalls schmerzhaft und mit Symptomreproduktion verbunden (siehe Abb. 3.2).

3.2.4 Das Caput fibulae – neurale Teilungsstelle

Oberhalb des Caput fibulae teilt sich der Peroneusnerv in den N. peroneus superficialis und den N. peroneus profundus, weshalb diese Stelle ein mechanisch sensibler Punkt für den N. peroneus communis darstellt. Zudem verläuft der Nerv an dieser Stelle kutan sehr dicht an der Oberfläche. In enger Kontaktbeziehung liegt er direkt dem Knochen an und ist mechanischen Druckkräften stärker ausgeliefert. Durch äußere Krafteinwirkung oder durch intensive mechanische Bewegungsbeanspruchung kann der Nerv symptomatisch werden. Dann fallen vor allem ausstrahlende Schmerzen in den Unterschenkel (im Nervenverlauf) auf. Bei stärkeren Läsionen können auch motorische Schwächen paretische Fußheber verursachen und es folgt eine kraftlose oder ausgefallene Dorsalextension (siehe Abb. 3.2).

Literatur

Antoniades A., Nervenkompressionssyndrome, 3. Aufl., Springer Verlag Heidelberg, 2015.

Hacke W., Neurologie, Springer Verlag Heidelberg, 14. Aufl. 2019.

Herrington L. Effect of different neurodynamic mobilization techniques on knee extension range of motion in the slump position. *J. Man. Manip. Ther.* 2006; 14: 101–107.

Kermer P., Die neurologische Untersuchung, Springer Verlag 2021.

Laekeman/Kreuzer, Großer Bildatlas der Palpation, Springer Verlag Heidelberg, 2009.

Nee J.R., Butler D. Management of peripheral neuropathic pain: integrating neurobiology, neurodynamics, and clinical evidence. *Phys. Ther. Sport.* 2006; 7: 36–49.

Tillmann B.N., Atlas der Anatomie, 3. Aufl., Springer Verlag Heidelberg 2020.

Topp, K.S. and Boyd, B.S. (2006) Structure and biomechanics of peripheral nerves: nerve responses to physical stresses and implications for physical therapist practice. Physical Therapy 86, 92–109. https://doi.org/10.1093/ptj/86.1.92.

Physiotherapeutische Diagnostik bei neural assoziierten Störungen

4

4.1 Physiotherapeutisches Denkmodell in der Befunderhebung

Die physiotherapeutische Untersuchungsstrategie besteht aus der Anamnese und der körperlichen Untersuchung.

Mit der Anamnese wird die Datengrundlage geschaffen. Es werden die aktuellen und vergangene Störungen und Symptome des Patienten erfasst und die gemeinsame Zielsetzung der Therapie (Planung und Management) von Patient und Therapeut erarbeitet. Mithilfe dieser Informationen können bereits erste Arbeitshypothesen erstellt werden, die die aktuellen Symptome und die gesundheitliche Gesamtsituation des Patienten erklären. Die nachfolgende körperliche Untersuchung kann unter anderem zur Bestätigung oder zum Wiederlegen (Falsifikation) der aufgestellten Hypothesen eingesetzt werden (siehe Tab. 4.1).

Der Stellenwert einer neurologischen Untersuchung im physiotherapeutischen Befundsystem steht und fällt mit den Symptomen der Patienten, den Ergebnissen aus der Anamnese und der körperlichen Untersuchung (siehe Tab. 4.2). Eine neurologische Untersuchung ist eine sogenannte „Wenn-nötig-Untersuchung", also nicht immer bei jedem Patienten zwingend erforderlich. Sind jedoch aktuell neurologische Symptome zu finden oder sind diese in der Geschichte des Patienten, auch weiter zurückliegend, zu erkennen oder zu vermuten, macht das eine neurologische Untersuchung zumindest einmal klinisch sinnvoll. Eine neurologische Untersuchung ist auch dann hilfreich und erforderlich, wenn Komplikationen oder unerwartete Veränderungen in der Therapie auftreten. Dies können plötzliche Verschlechterungen der Symptomatik oder auch eine unerklärliche Erfolglosigkeit der Behandlung sein. Die weiteren Untersuchungsergebnisse der neurologischen Untersuchung können wichtige Hinweise für bestimmte therapeutische Vorgehensweisen, erforderliche Vorsichtsmaßnahmen, Veränderungen in den Behandlungstechniken oder spezielle Übungen liefern und so die Planung einer aangemessenen Therapie mitgestalten (Gerdes 2006, Kermer 2021, Wydra 2004).

4.2 Clinical Reasoning – der Entscheidungsfindungsprozess

Bei der Beurteilung von Patientensituationen werden viele verschiedene Faktoren berücksichtigt, die zum Verständnis des gesundheitlichen Problems und den daraus resultierenden Strategien für die Untersuchung und Behandlung eingesetzt werden. Neben den klassisch körperlichen Faktoren wie Trainingszustand, allgemeine und spezielle Beweglichkeit, Schonhaltungen oder Schmerzver-

Tab. 4.1 Physiotherapeutische Untersuchungsschritte im Überblick

Schritte der PT-Untersuchung	Inhalte kurzgefasst
Anamnese → Hypothesen bilden	Befragen des Patienten und Sammeln aller relevanten Informationen – Beurteilen der individuellen Problematik
Inspektion → Hypothesen prüfen	Beobachten und Vergleichen von Symmetrie und Proportion oder Dokumentation besonderer optisch erkennbarer Auffälligkeiten
Aktive Bewegungsprüfung	Physiologische Bewegungsprüfung mit Messung des aktiven ROM Beurteilen von Quantität, Qualität, Schmerz
Neurologische Untersuchung (wenn nötig)	Konduktionstests (Reflexe, Kennmuskeln und Sensibilität)
Passive Bewegungen	Physiologische Bewegungen/Zusatzbewegungen Beurteilen von Quantität, Qualität, Schmerz + Endgefühl (passive Reserve)
Messungen	Längen-, Umfang-, Winkelmessungen, Temperaturmessung
Muskelteste	Kraft, Innervation, Funktion
Palpation	Gewebe-, Bewegungspalpation
Spezielle Tests	Meniskustests, Stabilitätstests, Impingement-Tests etc.
Apparative Untersuchungen	Bildgebende Verfahren, Elektrodiagnostik, Laboruntersuchungen etc.
Arztberichte	Hypothesenüberprüfung
Behandlungsberichte aus früherer physiotherapeutischer Behandlung und aus allen anderen ebenfalls bei diesem Patienten involvierten medizinischen Fachbereichen	Hypothesenüberprüfung

Tab. 4.2 Physiotherapeutisches Denkmodell

Werkzeuge des Befundes	Denkebene	Management
Anamnese Untersuchungs- und therapierelevante Informationen vom Patienten	**Subjektive Befunderhebung** Patientenebene: Hier findet die klinische Präsentation des Problems (der Symptome) durch den Patienten statt	Physiotherapeutischer Interventionsplan • Behandlungsmaßnahmen • Behandlungstechniken • Überprüfung der Effizienz (Wiederbefunde nach jeder Anwendung oder nach jeder Therapiesitzung)
Hypothese(n)	Verbindung zwischen Befragung und Untersuchung/bzw. Therapie	• Arbeitsplatzökonomie • Modifikation der Körperhaltung
Körperliche Untersuchung • Inspektion • Aktive Bewegungsprüfung • Neurologische Untersuchung • Passive Bewegungsprüfung • Palpation • Muskelprüfung • Messungen • Spezielle Tests • etc.	**Objektive Befunderhebung** Therapeutenebene: Sie liefert nachprüfbare, messbare Ergebnisse und dient somit zur Beweisführung und Untermauerung der Hypothese(n)	• Anleitung zur Eigenbeübung • Anordnung zur temporären Schonung bestimmter Strukturen • Hilfsmittel (Gehstützen, Schienen, Korsagen, Tape-Verbände etc.) • Planung der weitergehenden Diagnostik

meidungsstrategien, können bei einem Clinical-Reasoning-Prozess auch psychische Komponenten eine größere Rolle spielen. Dazu gehören persönliche Überzeugungen des Patienten, Motivation und Wissen, Lebenseinstellungen oder Persönlichkeitsmerkmale wie beispielsweise Perfektionismus (siehe Abb. 4.1). Auch das aktuelle Stressgeschehen um den Pa-

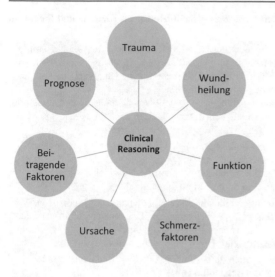

Abb. 4.1 Faktoren von Clinical-Reasoning-Prozessen – Entscheidungshilfen für Diagnostik und Behandlung

tienten leistet seinen Beitrag zur aktuellen Situation und sollte gegebenenfalls evaluiert werden. Ein weiterer wichtiger Punkt in dieser Beurteilung ist die biologische Situation des Patienten, zu der auch pathobiologische Mechanismen wie Verletzungen mit Gewebeschädigung, aktuelles Stadium einer ablaufenden Wundheilung (Beurteilung der Wundheilungsphasen) oder Schmerzfaktoren generell gehören.

Ein effektives Clinical Reasoning hilft dabei, klinisch begründete Entscheidungen bezüglich der erforderlichen diagnostischen Maßnahmen oder der benötigten Behandlungsmaßnahmen zu treffen. Mit diesen Informationen kann im Laufe der Behandlungsserie ein möglichst umfassendes Patientenmanagement entwickelt werden. Als Basis für einen einfachen Einstieg in einen Clinical-Reasoning-Prozess können die bestehenden Symptome (z. B. Missempfindungen, ausstrahlende Schmerzen entlang eines peripheren Nervs, Druckgefühl, Schmerzreiz während bestimmter Bewegungen etc.) des Patienten dienen. Für diese gilt es, eine plausible und haltbare Erklärung zu finden. Die Erklärungen können anfangs auf der Grundlage der anatomischen oder biomechanischen Situation (neurale Teilungsstelle, oberflächlicher Nervenverlauf, mechanische Spannungssituation durch

bestimmte Bewegungen/Haltungen etc.) oder mit dem Bestehen einer bestimmten Erkrankung (z. B. CTS, BSV C5/6 etc.) entwickelt werden.

4.2.1 Clinical-Reasoning-Formen

In einem reflektierenden Clinical-Reasoning-Prozess werden die Informationen von der Patientenseite (subjektive Betroffenheit, Symptome, Provokationen, Inhibitionen, 24-h-Verlauf der Symptome, zusammenhängende Symptome, Abhängigkeiten etc.) mit dem vorhandenen fachlichen Wissen, aktueller Evidenz und den eigenen empirischen Erfahrungen abgeglichen. So können für die Probleme des Patienten eine oder mehrere plausible Erklärungen gefunden und das therapeutische Vorgehen begründet werden. Dies stellt auch eine probate Methode dar, klinische Wirksamkeit reflektiert darzustellen und bestimmte Vorgehensweisen begründet anzuwenden. Um zu einer begründeten Erklärung kommen zu können, werden fundiertes Wissen über die verschiedenen Pathologien, die aktuellen medizinischen Leitlinien und individuelle Erfahrungswerte benötigt. Alles Faktoren, die in ein modernes Clinical Reasoning integriert werden sollten (siehe Tab. 4.3 und 4.4).

Ein primäres Ziel dieses therapeutischen Vorgehens ist es, das Handeln vor einem klinischen Hintergrund zu beleuchten und selbstkritisch zu erklären, was im Therapiemanagement durchgeführt wird und warum es durchgeführt wird. Der Therapeut erklärt also, warum er in einer bestimmten Situation oder bei einem bestimmten vorherrschenden Krankheitsbild genau die eingesetzten Untersuchungs- oder Behandlungstechniken ausgewählt hat.

Der Prozess des Clinical Reasoning zieht sich bestenfalls durch die gesamte Behandlungsserie und ist erst beendet, wenn alle angestrebten Therapieziele auch erreicht wurden.

Zu einem vollständigen Clinical-Reasoning-Prozess gehört auch das Stellen einer Prognose. Eine Prognose ist eine Wahrscheinlichkeitsaussage über die erwarteten Therapieeffekte, die Lernschritte des Patienten oder das Ergebnis der

Tab. 4.3 Mögliche Formen des Clinical Reasoning im Therapieprozess – modifiziert nach Klemme und Siegmann (2006)

Prozedurales Clinical Reasoning	Kennzeichnend für den prozeduralen Prozess eines Clinical Reasoning ist ein festes Bezugssystem, also ein fester planmäßiger Ablauf des Befundes. Es folgt meist ein hypothesengesteuertes Planungsdenken für die Untersuchung und die Therapie auf der Basis von klinischen Mustern z. B.: Strukturierte Befundaufnahme in den zwei Ebenen (subjektiv und objektiv): Patientenebene und Therapeutenebene. Daran werden dann die geeigneten Maßnahmen hergeleitet
Praktisches Clinical Reasoning	Orientiert sich an den klinischen Symptomen des Patienten und den daraus resultierenden Möglichkeiten für die Therapie z. B.: Wenn eine Mobilisationsrichtung nicht den gewünschten Erfolg bringt, wird eine andere Richtung zur Mobilisation benutzt
Theoretisches Clinical Reasoning	Hier sind theoretische Denkmodelle aus den Fachbereichen der Medizin ausschlaggebend. Auf der Basis dieser Fachgebiete, z. B. Biomechanik, Anatomie, Physiologie etc., werden Erklärungen für die Symptome des Patienten gesucht, die in eine theoretisch begründete Therapie münden
Pragmatisches Clinical Reasoning	Orientiert sich an den tatsächlich durchführbaren und anwendbaren Möglichkeiten der Untersuchung und Behandlung
Kollaboratives Clinical Reasoning	Zugrunde liegt eine gemeinsame Zielsetzung nach Absprache von Patient und Therapeut bezüglich der Untersuchung und der Behandlungsinterventionen

Tab. 4.4 Einflussfaktoren auf Therapeuten- und Patientenebene

Einflussfaktoren auf Patientenebene	Einflussfaktoren auf Therapeutenebene
• Sozialer Status • Finanzielle Situation • Emotionale Entwicklung • Individuelles Wissen (Bildungsstand) • Lebensumstände • Soziales Umfeld • Berufliche Situation • Familiäre Situation • Lebenseinstellung • Motivation • Compliance • Individuelles Krankheitserleben • Vorerkrankungen • Psychischer Zustand • Bestehende Therapiehindernisse (Red Flags, Yellow Flags etc.)	• Persönlicher kultureller Hintergrund • Erarbeitetes Fachwissen • Klinische Erfahrung • Fähigkeit zur Reflexion • Lebenserfahrung • Lebenseinstellung • Verständnis für die Situation des Patienten • Technische Fertigkeiten (Handling etc.) • Wahrnehmungsfähigkeit • Deduktionsfähigkeiten

Therapie. Alle am Patient angewandten Interventionen sollten natürlich auch die gewünschte oder erwartete Wirkung erzielen.

Ein Clinical Reasoning kann in verschiedenen Formen zu unterschiedlichen Zeitpunkten und in variablen Absichten in einem Behandlungsprozess eingesetzt werden. Werden diese Prozess im Therapieverlauf bewusst angewandt und eingesetzt, kann das gezielte und planmäßige Vorgehen die Therapie verbessern und effektiver machen.

4.2.2 Vorbedingungen bzw. initiale Denkprozesse eines Clinical-Reasoning-Prozesses zu Beginn einer Behandlungsserie

Der Clinical-Reasoning-Prozess wird von den beteiligten Parteien beeinflusst und permanent an sich verändernde Gegebenheiten angepasst. Die Effektivität eines solchen dual gesteuerten Clinical-Reasoning-Prozesses ist dabei von den unterschiedlichsten Faktoren abhängig, die sowohl in der Therapeutenebene als auch in der Patientenebene zu finden sind.

Um ein strategisches Handeln am Patienten begründen zu können, müssen bestimmte Vorbedingungen erfüllt werden. Der Therapeut muss in der Lage sein, das ausgewählte Vorgehen kritisch zu analysieren und er muss Selbstkritik an den Tag legen, um diesen Prozess konsequent und kontinuierlich am Patienten anzuwenden (siehe Tab. 4.5).

Im Clinical-Reasoning-Prozess kommt konsequenterweise eine permanente konstruktive Kritik am eigenen Handeln zum Einsatz (siehe Tab. 4.6). Der Therapeut sollte sich bei jeder Intervention, dies betrifft Untersuchungen ebenso wie Behandlungstechniken oder Anleitungen zu Eigenübungen, folgende Fragen stellen und in der Lage sein, gute Antworten zu finden:

Im weiteren Verlauf einer Patientenbehandlung kommt dem Clinical-Reasoning-Prozess immer mehr Bedeutung zu und ein organisiertes Clinical Reasoning kann durch die von ihm angeregten Denkprozesse für viele konstruktive Kontrollmechanismen in der The-rapie sorgen, die in Form einer effektiveren Behandlung letztendlich dem Patient zugute-kommen.

Clinical Reasoning ist ein klinischer, handlungsorientierter Entscheidungsfindungsprozess, der den Therapeuten bei konsequenter Anwendung der Denkprozesse zu einer effektiveren Therapie führen kann. Im Laufe einer Behandlungsserie werden von Therapeuten unzählige Beurteilungen und Bewertungen bezüglich des Patientenproblems gefordert (siehe Abb. 4.2). Darauf aufbauend sind viele Entscheidungen bezüglich des weiteren Vorgehens in der Untersuchung und Behandlung zu treffen. Jede neu hinzu gewonnene Information, ob aus der Befragung oder einer körperlichen Untersuchung, bringt dem Therapeuten neue Erkenntnisse über das aktuelle Krankheitsgeschehen des Patienten. Diese neuen Erkenntnisse müssen in den Gesamtkontext gesetzt werden und führen zu erweiterten Bewertungen von Symptomzusammenhängen, bestehenden Dysfunktionsketten und der individuellen Auswirkung der biopsychosozialen Situation des Patienten. Der Therapeut hat eine deutlich

Tab. 4.5   Erste Denkprozesse im Clinical Reasoning

Denkprozesse
• Informationen sammeln (Anamnese)
• Die Situation des Patienten und deren Auswirkungen für den Patienten analysieren und bewerten
• Erklärungsmodelle für die Beschwerden des Patienten entwerfen: Hypothesen evaluieren
• Bestmögliche Behandlungsstrategien auswählen und klinisch begründen
• Reflexion: Selbstkritische Analyse des eigenen Vorgehens

Tab. 4.6   Clinical Reasoning: Gedanken auf der Therapeutenebene

Clinical-Reasoning-Fragen	Weiterreichende Denkprozesse
Welche Technik (Slider, Tensioner) wende ich an?	Was erhoffe ich mir für den Patienten davon? Welche Effekte werden eintreten?
Warum benutze ich gerade diese Technik zur neuralen Mobilisation?	Gibt es vielleicht bessere Behandlungsmöglichkeiten? Andere Techniken? Ein anderes Denkmodell? Ein anderes Therapiekonzept?
Warum benutze ich diese Ausgangsstellung und diese Positionierung? Neurale Entspannung? Neurale Vorspannung?	Bin ich noch am aktuellen Problem des Patienten? Hat sich das Patientenproblem verändert? Muss ich meine Behandlungstechnik anpassen?
Muss der Patient irgendwelche Eigenübungen durchführen?	Wenn ja – welche? Und warum? Wie oft? Wie lange? Welche Effekte erhoffe ich mir davon?

Abb. 4.2 Clinical-Reasoning-
Schema

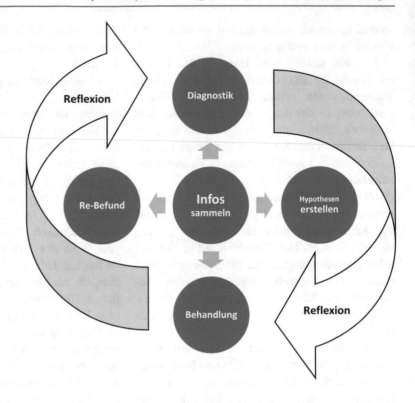

größere Aussicht darauf, die richtigen therapeutischen Entscheidungen zu treffen, wenn diese
Entscheidungen aufgrund einer klinisch begründeten Beweisführung und nicht aufgrund
eines „Bauchgefühls" getroffen werden können.

4.2.3 Bewerten – Entscheiden – Handeln

Ein konsequentes und konkretes Bewerten
der Patientensituation führt zu zielorientierten
und klinisch begründeten Entscheidungen. In
die Bewertung fließen Informationen aus verschiedenen Bereichen ein. So gehören die aktuellen Symptome und deren Irritierbarkeit
genauso zu den Beurteilungskriterien wie die
Betroffenheit des Patienten in verschiedenen
Lebensbereichen (Arbeitsplatz, Sport, Familien-
leben etc.). Auch Faktoren der Wundheilung
(Stadium der Wundheilung, normaler Verlauf)
oder das aktuelle Aktivitätsniveau des Patienten
werden in die Beurteilung integriert. Diese und

noch weitere Faktoren können aus einer umfangreichen und gründlichen Anamnese evaluiert werden. Die Ergebnisse dieser Bewertungen
führen auf das nächste Level eines Clinical-Reasoning-Prozesses: die Entscheidungsebene.

In einem Therapieverlauf müssen kontinuierlich therapierelevante Entscheidungen bezüglich der zu behandelnden Strukturen oder der
zu wählenden Behandlungstechniken getroffen
werden. Dazu gehören auch Entscheidungen darüber, welche Untersuchungen oder Tests erforderlich sind und in welcher Intensität diese
durchgeführt werden können. Zudem müssen
Entscheidungen getroffen werden, die das gesamte Management des Patienten betreffen.
Etwa ob noch ärztliche (auch bildgebende)
Untersuchungen erforderlich sind, oder welche
Übungen oder welches Training für den Patienten zielführend sein können.

Nachdem eine fundierte Bewertung der
Patientensituation zu klinisch begründeten
Entscheidungen geführt hat, stehen konkrete
Handlungen an. Darin geht es um konkrete

Behandlungstechniken, Übungsanleitungen oder Trainingsinstruktionen, die spezielle Effekte auslösen und zu einem konkreten Ziel führen sollen. Des Weiteren können zusätzliche Applikationen durchgeführt werden, die das Erreichen der Therapieziele unterstützen oder beschleunigen können, wie z. B. Thermoanwendungen, Elektrotherapie, Trigger-Techniken oder Release-Techniken.

4.3 Schmerzfaktoren und Schmerzbewertung

Schmerz ist immer eine individuelle Wahrnehmung und der Umgang mit Schmerz offenbart häufig viel von der Persönlichkeitsstruktur der betroffenen Patienten. Schmerz ist nicht ausschließlich eine Wahrnehmung, sondern immer auch eine Bewertung der Gesamtsituation, ein Abgleich mit persönlichen Erfahrungen und vor allem situativ orientiert (siehe Tab. 4.7). Bei Schmerzen am Bewegungsapparat handelt es sich bei über 80 % um sogenannte unspezifische Schmerzen (z. B. NSLBP: non-specific low back pain; unspezifischer Nackenschmerz, unspezifische Knieschmerzen etc.). Der Schmerz ist vorhanden, aber bislang konnte noch keine Ursache dafür gefunden werden (Jones 2006, Hilfiker 2008).

Der häufigste Grund für Schmerzen am menschlichen Bewegungsapparat ist eine lokale Druckerhöhung. Dauerhafter Druck auf sensible Strukturen (Nerven) wird irgendwann zum Schmerz und löst eine ganze Kaskade an Adaptionsmechanismen bis hin zu chronischen Entzündungen aus. Die Gründe für Druck-erhöhungen in den Geweben sind dabei so variabel und individuell wie die Schmerzen und ihre Auswirkungen selbst. Ähnlich einem Eisberg, bei dem sich lediglich 10 % der gesamten Masse sichtbar über der Oberfläche des Wassers befinden, sind 90 % verborgen. Je mehr Auftrieb der „Schmerzberg" von unten erfährt, desto weiter ragt die Schmerzspitze aus dem Wasser.

Das Eisbergmodell kann sehr effektiv zur Verdeutlichung von individuell ablaufenden Mechanismen und der Bedeutung von beim Patienten vorhandenen Schmerztreiber eingesetzt werden. In der Lebensführung von Patienten existieren vielfältige Faktoren, die ein Schmerzerleben initiieren, unterhalten oder steigern können. Diese Faktoren sind den Patienten selten bekannt und nicht immer sind diese offensichtlich erkennbar.

Tatsächlich bestimmen die unsichtbaren 90 % weitgehend alles, was an der Oberfläche passiert. Schmerzwahrnehmung, Einschränkungen in Alltag und Beruf, weiterführende Symptome, Funktionsstörungen, Ausweichmechanismen, Schonhaltungen, Schmerzvermeidungsverhalten und natürlich auch die psychisch-emotionale Situation, die sich daraus für die Patienten ergibt (siehe Abb. 4.3). Unter der Oberfläche lauern die Schmerztrigger in Form von körperlichen und psychischen Faktoren. Diese müssen im Therapiekontext erkannt, evaluiert und mit entsprechenden Therapieinterventionen behandelt werden. Nur so kann eine effektive Therapie zur Kontrolle und Reduktion dieser Faktoren eingesetzt werden. All diese Faktoren tragen entweder einzeln oder auch häufig in Kombination mit anderen zum vorhandenen Patientenproblem bei.

Tab. 4.7 Beitragende Faktoren bei neuralen Schmerzproblemen

Initiierende Faktoren	Unterhaltende Faktoren	Steigernde Faktoren
• Drucksteigerung	• Bewegungsmangel	• Stress
• Läsion	• Angst	• Keine Zeit für sich
• Entzündung	• Vermeidungsverhalten	• Ängste, Befürchtungen
• Monotone Haltung	• Stress	• Flaggenproblematik (Yellow, Red, Blue, Black Flags)
• Stress	• Unausgewogene Ernährung	• Zu wenig Wissen
• Überlastung	• „In-tension"-Haltung	• Ungünstige Überzeugungen
• Proentzündliche Gewebesituation		
• Ungewohnte Aktivitäten		

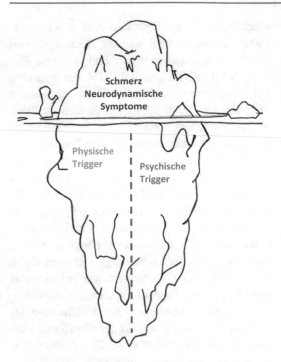

Abb. 4.3 Eisbergmodell zur Darstellung von Schmerzfaktoren

Tab. 4.8 Physische und psychische Einflussfaktoren auf (Schmerzen/Symptome)

Physische Triggerfaktoren	Psychische Trigger-faktoren
• Körperhaltung	• Stress
• Bewegungsmangel	• Sorgen
• Kraftdefizit	• Depression, Ängste
• Ausdauerleistungsdefizit	• Vermeidungsverhalten
• Muskelverspannung	• Fehlendes Wissen
• Schwellung	• Ungünstige Über-zeugungen
• Bewegungseinschränkung	
• Knöcherne Veränderungen	• Ärger
• Alte Verletzungen	• Emotionaler Stress
• Vorerkrankungen	• Finanzielle Sorgen
	• Juristische Aus-einandersetzungen

4.3.1 Beitragende Faktoren

Bei bestehenden neuromuskuloskelettalen Schmerzen gibt es meist Faktoren (Trigger), die den Schmerz auslösen, unterhalten oder verstärken können. Diese gilt es, individuell am Patienten zu finden. Gleichsam wie verstärkende Schmerzfaktoren existieren meist auch reduzierende Faktoren (siehe Tab. 4.8). Dinge, die der Patient unternehmen kann, um seine Beschwerden und Symptome zu reduzieren. Darunter sind aktive oder passive Copingstrategien zu verstehen, also aktive oder passive Behandlungsansätze.

4.3.2 Strategien gegen Schmerzen – Coping

Der Begriff Coping beschreibt eine mehr oder weniger angemessene Bewältigungsstrategie von gesundheitlichen Krisen oder einzelnen Symptomgruppen (z. B. Schmerz, Ausstrahlung

etc.). Der moderne Begriff aus der Medizin und der Verhaltensforschung beinhaltet also alle dem Patienten möglichen Strategien, die gegen ein individuelles Schmerzerlebnis eingesetzt werden können. Coping beschreibt also die Art und Weise des Umgangs mit einem als schwierig empfundenen Ereignis oder einer als schwierig empfundenen Situation.

Hier werden grundlegend zwei Wege unterschieden, die in der physiotherapeutischen Behandlung immer wieder eingesetzt werden können. Zum einen findet sich hier das adaptive Coping. Der große Nutzen von adaptivem Coping besteht in der langfristigen und nachhaltigen Lösung eines gesundheitlichen Problems oder in seinem Beitrag zur Reduktion von Symptomen. Adaptive Coping-Strategien führen durch bewusstes Handeln und dem Vergrößern von wichtigen Wissensinhalten zu einer positiven Veränderung der Situation. Eine Lebensstilveränderung ist mitunter eine der effektivsten Möglichkeiten in der Therapie von vielen chronischen Erkrankungen. Hierunter fallen vor allem aktive Strategien wie gezieltes und kontrolliertes Bewegen, Sport, Eigenübungen, Erlernen von Entspannungstechniken, Kraft- oder Ausdauertraining oder auch spezielle Mobilisationsübungen. Mit aktiven Copingansätzen können Patienten selbsttätig die Kontrolle über ihre körperlichen Probleme wiedererlangen und ein vermeintliches „Ausgeliefertsein" reduzieren (siehe Tab. 4.9).

Tab. 4.9 Aktive und passive Copingstrategien

Aktive Copingstrategien	Passive Copingstrategien
• Bewegung	• Massage
• Training, Übungen	• Akupressur
• Atemtherapie	• Manuelle Therapie
• Spaziergang	• Globuli
• Yoga, Pilates, Thai Chi (Body-Mind-Sportarten)	• Medikamente
• Musik hören	• Wärme-/Kälte-Anwendungen
• Resilienztraining	• Akupunktur
• Trinkverhalten ändern	• Baldrian
• Krafttraining	• Schlafen
• Ausdauertraining	
• Lebensstilveränderung	

Dem gegenüber stehen maladaptive Copingstrategien. Hierunter sind Strategien zu verstehen, die sich durch einen hohen Ablenkungscharakter auszeichnen, ohne jedoch grundlegende Veränderungen der ungünstigen Situation zu bewirken (siehe Tab. 4.9). Diese Möglichkeiten entfalten häufig nur kurzfristige Effekte und haben tatsächlich eine Tendenz, chronifizierende Prozesse oder Symptomverstärkungen zu fördern. Als maladaptive Strategien werden vor allem passive Strategien wie Ruhigstellung oder Schonung bezeichnet, die langfristig keine angemessene Veränderung oder Kontrolle der Gesamtsituation liefern können, da die aktive Beteiligung des betroffenen Organismus fehlt. In diese Gruppe der Behandlungsstrategien gehören unter anderem auch Medikamente, Massagen, Manuelle Therapie und viele weitere für den Patienten eher passive Ansätze. Therapeutisch sind diese Strategien zur Schmerzbehandlung eher kurzfristig zu empfehlen, haben aber durchaus ihre Berechtigung. Manchmal müssen körperliche Prozesse erst angestoßen werden, um eine aktive Herangehensweise erst möglich zu machen.

4.4 Schmerzschwelle und Schmerzschwellwert

Bei unspezifischen Schmerzen zählt tatsächlich jeder Input. Das Schmerzsystem funktioniert ähnlich wie eine Alarmanlage. Sie kann unterschiedlich eingestellt werden und soll uns vor bestehenden Gefahren für unsere Gesundheit warnen und so größere Schäden verhindern. Nicht jeder Schmerz ist ein Zeichen für eine Gewebeschädigung, eine ernsthafte Erkrankung oder eine Verletzung. Die meisten Schmerzen (etwa 80 % aller Schmerzen am Bewegungsapparat sind unspezifisch) sind eher als Information über eine momentane Unzufriedenheit mit der Gesamtsituation zu verstehen. Wann diese körpereigene Alarmanlage wie intensiv anschlägt, wird über viele Faktoren individuell und tagesaktuell eingestellt und kontinuierlich angepasst. Hier spricht man von der sogenannten Schwellwertmodulation (siehe Abb. 4.4). Der menschliche Körper interpretiert Reize in verschiedenen Situationen auf unterschiedliche Art und Weise. Wir sind deutlich schmerzempfindlicher, wenn wir z. B. emotional gestresst sind (z. B. Streit mit den Nachbarn oder Kollegen) oder wenn Familienangehörige krank sind.

Jedes Alltagserlebnis und alle Reize, die wir über unsere Sinnesorgane aufnehmen, werden von unserem Nervensystem verarbeitet und beurteilt. Diese Informationen spielen beim Thema Schmerz eine entscheidende Rolle und verändern unseren Schwellwert zur Schmerzempfindung. Die Gewichtung einzelner Reize hängt unter anderem von den gemachten Vorerfahrungen und unseren Überzeugungen ab. Hier wird entschieden, ob ein aufgenommener Reiz gut für uns ist oder eher als schlecht eingestuft wird. Je mehr Input angesammelt wird, desto näher kommen wir einem individuellen Bereich mit zunehmendem Unwohlsein. Wird diese Zone maßgeblich überschritten, fehlt oft nur noch der sprichwörtliche Tropfen, der das Fass zum Überlaufen bringt und eine Schmerzwahrnehmung auslöst. Mitunter die gewichtigsten Faktoren sind dabei Stress, Ängste, emotionale Erlebnisse und der aktuelle körperliche Zustand. Schmerz und Schmerzerleben sind immer eine individuelle Erfahrung und in dieser Individualität auch immer das Produkt von geballter Sinneswahrnehmung. Hat der Patient noch zusätzliche Vorerkrankungen, kann sich dies in einer deutlich reduzierten Schwelle

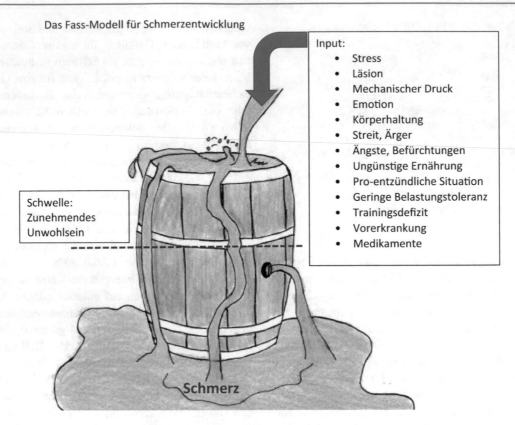

Das Fass-Modell für Schmerzentwicklung

Input:
- Stress
- Läsion
- Mechanischer Druck
- Emotion
- Körperhaltung
- Streit, Ärger
- Ängste, Befürchtungen
- Ungünstige Ernährung
- Pro-entzündliche Situation
- Geringe Belastungstoleranz
- Trainingsdefizit
- Vorerkrankung
- Medikamente

Schwelle:
Zunehmendes
Unwohlsein

Schmerz

Abb. 4.4 Schmerztreiber und Schwelle mit zunehmendem Unwohlsein

für Unwohlsein und Schmerzwahrnehmung zeigen. Demzufolge beginnen Schmerzepisoden bereits früher und das System reagiert sensibler auf äußere Reize und Wahrnehmungen.

Schmerzen sind individuell und können nicht zwischen zwei Individuen verglichen werden. Kein Schmerz gleicht dem anderen und weicht in vielen Parametern (Schmerzintensität, Schmerzcharakter, Dauer, ausgelöste Funktionsstörung, Beeinträchtigung im Alltag etc.) von anderen Schmerzempfindungen ab. Selbst wenn es sich um dasselbe Problem handelt, sind Schmerzen bei verschiedenen Menschen variabel in der Erscheinung.

4.5 Die neurodynamische Untersuchungskaskade für das Nervensystem in der Physiotherapie

Bei neurodynamischen Funktionsstörungen in den Extremitäten oder dem Rumpf können die beteiligten peripheren neuralen Strukturen und das den Nerv umgebende Gewebe, also die mechanischen Kontaktflächen des Nervs mit seiner Umgebung, mit speziellen Tests untersucht werden. Diese Tests prüfen einmal das individuelle Bewegungs- und Spannungsverhalten der peripheren Nerven inklusive ihrer neuromeningealen Hüllstrukturen und das mechanische Verhalten

Tab. 4.10 Mögliche Ursachen bei neurogenen/muskuloskelettalen Beschwerden

Mögliche neurogene Ursachen von Funktionsstörungen	Mögliche muskuloskelettale Ursachen von Funktionsstörungen
• Direkte Traumatisierung des Nervengewebes (z. B. als Begleitverletzung einer Fraktur oder durch ein Injektionstrauma – Injektion in den Nerv) • Verklebungen im Nervengewebe nach einer Verletzung • Verklebungen des Nervengewebes mit der umgebenden Gewebeschicht nach einer Verletzung • Lokale Entzündungsreaktion des Nervengewebes	• Muskelverletzung (Faserriss, Kontusion, kompletter Muskelabriss etc.) • Knöcherne Verletzung (z. B. Fraktur) • Arthrotisch degenerative Veränderungen • Kapsel-Band-Verletzungen • Kompression der Nervenwurzel durch ein verengtes intervertebrales Foramen oder einen Bandscheibenprolaps (auch eine Protrusion wäre eine plausible Erklärung dafür) • Kompression des neuralen Gewebes im peripheren Verlauf durch Schwellungen, muskulären Hypertonus oder auch infolge knöcherner Fehlstellungen

des umgebenden Gewebes auf externe Reize, z. B. Druck- oder Zugreize. Bei einer Reproduktion der aktuellen Symptome kann von einer neurodynamischen Funktionsstörung ausgegangen werden. Wichtig sind die neuromechanischen Untersuchungen bei allen Schulter-Arm-Nacken- und Lende-Becken-Hüfte-Bein-Patienten mit unklarer Ursache (siehe Tab. 4.10).

Die wichtige differenzierende Aussage der neuromechanischen Untersuchung (Bartrow 2019) ist die Unterscheidung zwischen einer neurogen bedingten Problematik oder einer muskuloskelettal bedingten Funktionsstörung mit nozireaktivem Spannungsaufbau oder anderen Schutzmaßnahmen (siehe Abb. 4.5).

Konsequenz für die Therapie:

• Bei einer neurogenen Ursache der Beschwerden sollten primär die neuralen Strukturen und das beteiligte mechanische Kontaktgewebe behandelt werden.

• Bei muskuloskelettalen Störungen wird zunächst der entsprechende Gewebeverbund (dies beinhaltet das Gelenk, die bewegenden Muskeln, Faszien und den führenden und umgebenden Kapsel-Band-Apparat) behandelt und zu einem späteren Zeitpunkt das Nervensystem.

Für die Beurteilung der dynamisch-elastischen Funktionsfähigkeiten des Nervensystems und der Mechanosensitivität der umgebenden Bindegewebe sind vor allem drei Aspekte von größerer klinischer Bedeutung:

• Test der Leitfähigkeit (Konduktion: Motorik, Reflexe, Sensibilität),
• Palpation der peripheren Nerven (Druckdolenz und Mechanosensitivität),
• neurodynamische Tests – NDTs (Mechanosensitivität von Nerven und innerviertem Gewebe: Sehnen, Muskeln, Faszien…).

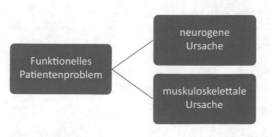

Abb. 4.5 Einfache Darstellung möglicher Ursachen von Funktionsstörungen

Literatur

Bartrow K., *Standardisierte Ergebnismessung in der Physiotherapie*, pt Zeitschrift für Physiotherapeuten 69 Jhg.,56–58, Pflaum Verlag München 06/2017.

Bartrow K., Untersuchen und Befunden in der Physiotherapie, 3. Aufl. 2019, Springer Verlag Heidelberg.

Gerdes, N. (2006). Zielorientierung in der Ergebnismessung. 15. Rehabilitationswissenschaftliches Kolloquium. Rehabilitation und Arbeitswelt. 13. bis 15. März 2006 in Bayreuth (DRV-Schriften, Tagungsband, S. 111–112).

Hacke W., Neurologie, Springer Verlag Heidelberg, 14. Aufl. 2019.

Hilfiker R., Schmerzintensität messen, physiopraxis 11–12: 46–47, 2008.

Jones, M. A., Rivett, D. A., Clinical Reasoning in der Manuellen Therapie, Grundlagen und 23 Fallbeispiele von namenhaften Therapeuten, Elsevier, Urban & Fischer Verlag 2006.

Kermer P., Die neurologische Untersuchung, Springer Verlag 2021.

Klemme, B., Siegmann, G., Clinical Reasoning – Therapeutische Denkprozesse lernen, Thieme Verlag 2006.

Sackett, D. J. & Kunz, R. (1999). Evidenzbasierte Medizin (EBM-Umsetzung und Vermittlung). Deutsche Ausgabe. München: Zuckschwerdt.

Sangha, O. & Stucki, G. (1997). Patientenzentrierte Evaluation der Krankheitsauswirkungen bei muskuloskelettalen Erkrankungen: Übersicht über die wichtigsten Outcome-Instrumente. Zeitschrift für Rheumatologie, 56, 322–333.

Tillmann B.N., Atlas der Anatomie, 3. Aufl., Springer Verlag Heidelberg 2020.

Wydra, G. (2004). Assessmentverfahren – eine Übersicht. In G. Wydra, S. Winchenbach, M. Schwarz & K. Pfeiffer (Hrsg.), Assessmentverfahren in Gesundheitssport und Bewegungstherapie. Messen, Testen, Beurteilen, Bewerten. Jahrestagung der dvs-Kommission Gesundheit vom 23–24. September 2004 in Saarbrücken (S. 10). Hamburg: Czwalina.

Die neurologische Untersuchung: Konduktionstests – Überprüfung der Leitfähigkeit

5

Bevor die mechanischen Komponenten des Nervensystems, also die dynamisch-elastische Bewegungsanpassungsfähigkeit, beurteilt werden, ist eine Prüfung der Konduktionsfähigkeit des Nervensystems hilfreich. Hierbei werden Motorik und Kraftfähigkeit, die Sensibilität und die Reflexe (vorzugsweise monosynaptische Eigenreflexe) beurteilt. Dies sind die drei klassischen Bereiche der Wahrnehmung und der Reizübermittlung (Konduktion) für das Nervensystem. Mit den Ergebnissen aus diesen Untersuchungen können therapeutische Rückschlüsse auf die Belastbarkeit und Irritierbarkeit des Nervensystems gezogen werden und evtl. erforderliche Vorsichtsmaßnahmen, die in der weiteren Untersuchung und der daran anschließenden Behandlung eingehalten werden sollten, frühzeitig ergriffen werden. Die Informationen aus diesen Untersuchungen geben auch Aufschluss dahingehend, ob und in welchem Maß die beteiligten Gewebe auf mechanische Kräfte (Bewegung, Druck und Zug) mit gesteigerter Sensitivität reagieren und Symptome reproduziert werden können. Mit diesen Informationen können Überlastungen oder Überforderungen des neurodynamischen Systems in der weiteren Untersuchung und Behandlung weitgehend vermieden werden. Damit reduziert sich auch das Risiko von Exazerbationen und Rezidiven im Verlauf einer Therapieserie. Ebenso ist es möglich, Auffälligkeiten und Störungen sowie deren klinische Auswirkungen früh in der Behandlung zu erkennen und diese Erkenntnisse in das weitere Management einzubinden. In der physiotherapeutischen Praxis ist die neurologische Untersuchung des Plexus cervicalis (C1–C4), des Plexus brachialis (C4–T1), des Plexus lumbalis (L1–L4) und des Plexus sacralis (L4–S2) klinisch häufig erforderlich.

5.1 Der Plexus cervicalis

Der Plexus cervicalis (siehe Abb. 5.1) wird überwiegend aus den anterioren Ästen (Rami anteriores) der Spinalnerven aus der Höhe C1–C4 gebildet. Er beinhaltet sowohl motorische als auch sensible Nervenfasern, die die vordere und seitliche Halsregion bis zum Ohr versorgen. Die motorische Versorgung des Plexus cervicalis geht vor allem an die Zungenbeinmuskulatur (Mm. infrahyoidales: M. omohyoideus, M. sternothyroideus, M. thyrohyoideus, M. sternohyoideus), die auch bei mit craniomandibulärer Dysfunktion (CMD) assoziierten Symptomen eine klinisch wichtige Rolle spielen können, an die Halsmuskeln M. sternocleidomastoideus, M. trapezius, M. levator scapulae, Mm. scaleni (die bei HWS-, CMD- und Kopfschmerzpatienten klinisch bedeutsam sind), und über den N. phrenicus wird das Zwerchfell zur Atmung versorgt. Die sensible Innervation reicht vom Ohr (prä- und postauriculär) über die vordere

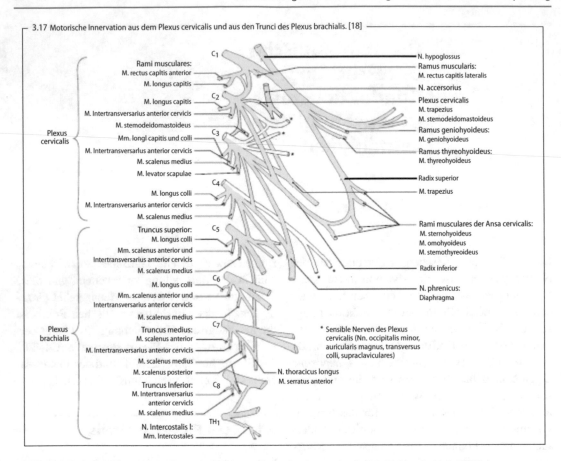

3.17 Motorische Innervation aus dem Plexus cervicalis und aus den Trunci des Plexus brachialis. [18]

Abb. 5.1 Plexus cervicobrachialis. (Aus: Tillmann, Atlas der Anatomie des Menschen, 3. Aufl. 2020)

Halsfläche (Platysma) bis zur oberen Thoraxapertur (Region zwischen Clavicula und Scapula).

Aus den posterioren Ästen (Rami posteriores) der segmentalen Höhe C1/2 stammen die Fasern des N. occipitalis major. Motorisch werden M. semispinalis, M. longissimus und der M. splenius versorgt, während die sensible Versorgung den behaarten Kopfbereich oberhalb des Occiputs betrifft.

Klinischer Hinweis: Bei bestehendem Cluster-Kopfschmerz oder einer Occipitalneuralgie kann der N. occipitalis major lokal mit einem Anästhetikum infiltriert werden. Auch bei chronischer Migräne ist dies eine Behandlungsoption.

Klinisch wichtige Nerven des Plexus cervicalis:

- N. occipitalis major (C1/2) – Rami posteriores
- N. occipitalis minor (C1/2) – Rami anteriores
- N. auricularis magnus (C2/3) – Rami anteriores
- N. transversus colli (C2/3) – Rami anteriores
- Nn. supraclaviculares (C3/4) – Rami anteriores
- N. phrenicus (C3-C5) – einzige motorische Versorgung des Zwerchfells

Die motorischen Fasern übermitteln Bewegungsreize an die versorgten Muskeln, während die sensiblen Fasern vor allem Informationen wie Temperatur, Drucksituation im Gewebe, Muskeltonus, Tonus von Bindegewebe und Stellung des Körpers im Raum aufnehmen und an

das ZNS zur Bewertung und Adaption weiter-
leiten.

Klinische Präsentation – häufige Plexus-cervicalis-assoziierte Symptome

Nicht selten treten bei Störungen im Bereich
des Plexus cervicalis Muskelirritationen (wie
z. B. Schwäche, Tonusveränderungen, Druckempfindung) und sensible Symptome wie
z. B. ausstrahlende Schmerzen, Spannungen,
Kribbeln, pelziges Empfinden auf. Diese Veränderungen können in der Folge auch Symptome in angrenzenden Körperregionen wie
Nackenschmerzen, Kopfschmerzen (vor
allem Migräne, Spannungskopfschmerz, zer-
vikogene Kopfschmerzen), Schwindel, Tin-
nitus, Übelkeit, ausstrahlende Schmerzen/
Spannung in die obere Extremität, Kiefer-
schmerzen, Kloßgefühl, Heiserkeit, Schluckbeschwerden oder schlicht Bewegungseinschränkungen auslösen, verstärken oder
unterhalten. Die Bewegungseinschränkungen
betreffen besonders die zervikalen Abschnitte
der Wirbelsäule, die oberen Extremitäten und
die Kiefergelenke. Auch myofasziale Einflussgrößen lassen sich aus dem kontinuierlichen Verlauf der Backline, die sich ab den
Beckenkämmen über den Rücken bis zur
Galea aponeurotica zieht, herleiten. Die
Backline (rückseitige Faszienkette) strahlt in
die Galea aponeurotica (Schädelfaszie) ein
und setzt sich mit dieser über den Schädel bis
zum Arcus superciliares (Augenbrauenbogen)
fort. In ihrem Verlauf über den Kopf bildet
die Galea aponeurotica das bindegewebige
Bett für die Occipitalnerven (N. occipitalis
major, N. occipitalis minor und N. auricularis magnus) und umschließt in ihrem Verlauf auch die Muskeln am Schädel (M. oc-
cipitofrontalis und Mm. auriculares). Fasrig
strahlt dieser Verbund auch in die mimische
Muskulatur ein. Auf diesem Weg können
sich Spannungs- und Druckveränderungen
weiterverteilen und in diesen Regionen an
der Entstehung von Symptomen beteiligt
sein (Trepel 2004; Stecco 2016, 2019; Bartrow 2018; Hacke 2019). ◄

Allgemeine Empfehlung zur Durchführung von motorischen Widerstandstests

Der Widerstand sollte bei allen motorischen
Tests standardisiert aufgebaut und durchgeführt werden. Es sollte stets mit einem
leichten Widerstand begonnen werden, der
– je nach den individuellen Leistungsfähig-
keiten des Patienten – gesteigert werden
kann. Dabei können die Widerstandsstufen
der manuellen Muskelfunktionsdiagnostik
(MFW = Muskelfunktionswert) eine orien-
tierende Hilfe sein:

MFW 3 = Bewegen und Halten gegen die
    Schwerkraft
MFW 4 = Bewegen und Halten gegen
    leichten Widerstand
MFW 5 = Bewegen und Halten gegen
    starken Widerstand
MFW 6 = Bewegen und Halten gegen
    wechselnden Widerstand (leicht und
    stark im Wechsel)

Die motorischen Tests können meist mit
einem langen oder auch einem kurzen
Hebel für den Widerstand ausgeführt werden, individuell am Patient orientiert. Gegebenenfalls sollten die Tests auch im
Seitenvergleich durchgeführt werden. Bei
auftretenden Symptomen sollten diese
genau lokalisiert und, wenn möglich, direkt eine Differenzierung durchgeführt
werden. So lassen sich früh Hinweise
dafür finden, ob sich die Ursache eher
auf das lokale Gewebe oder auf neurodynamische Prozesse zurückführen lässt.

Der Plexus cervicalis (C1–C4) und seine mo-torischen Testmöglichkeiten
Die Untersuchung der motorischen Funktions-
fähigkeit der Etagen C1 bis C4 kann sehr gut
in einer sitzenden oder stehenden Ausgangsposition durchgeführt werden. Die Ausgangsstellung und der Grad der Reproduktion von
Symptomen (also die Intensität der motorischen
Teststrategie) richtet sich primär nach der Stärke

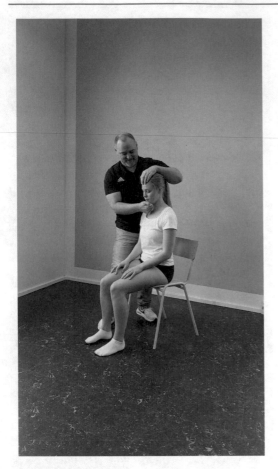

Abb. 5.2   Motorischer Test – Kennmuskeln C1

der Symptome und der Betroffenheit des Patienten. Beurteilt werden sowohl Qualität der aktiven Testbewegungen (Einhalten von Achsen und Ebenen, Bewegungskontrolle durch das aktive ROM, Adaptionsfähigkeit an die verschiedenen Widerstandsstufen) als auch die Quantität (die Größe des aktiv kontrollierten Bewegungsausschlags) und eine evtl. ausgelöste Symptomreproduktion (siehe Abb. 5.2 bis 5.5).

5.1.1   C1

Motorische Funktion: Hochzervikale Flexion
   Hauptsächlich beteiligte Muskeln: M. rectus capitis anterior

Motorischer Test:
   Die Flexion der oberen Kopfgelenke und die damit verbundene Neigung des Kopfes nach vorne wird mit Widerstand an Stirn und Kinn des Patienten forciert. Dieser Widerstand wird progressiv gesteigert (MFW 4–6). Klinisch bedeutsam ist auch die Beobachtung der symmetrischen/asymmetrischen Kontraktionsbewegungen von M. trapezius, M. sternocleidomastoideus und M. levator scapulae (siehe Abb. 5.2).

5.1.2   C2

Motorische Funktion: Hochzervikale Extension
   Hauptsächlich beteiligte Muskeln: M. rectus capitis posterior major et minor, M. obliquus capitis superior
   Motorischer Test:
   Die Extension der oberen Kopfgelenke beim Kopf-in-den-Nacken-Legen kann durch Widerstand an Kinn und Occiput entsprechend der MFW 4–6 sukzessive erschwert werden. Korrigiert werden sollten Ausweichmechanismen in Schultergürtel und Rumpf. Bei auftretenden Symptomen sollten diese möglichst exakt lokalisiert und direkt weiter differenziert werden (siehe Abb. 5.3).

5.1.3   C3

Motorische Funktion: Zervikale Lateralflexion
   Hauptsächlich beteiligte Muskeln: Mm. scaleni, M. trapezius
   Motorischer Test:
   Bei der Lateralflexion des Kopfes und des Nackens kann der Widerstand an Kopf- bzw. Gesichtsseite ausgeführt werden. Dabei wird die Schulter als Widerlager palpiert und kontrolliert. Beurteilt wird der Kraftaufbau, die Kontraktionsqualität der beteiligten Muskeln sowie die Qualität der Bewegung im Seitenvergleich (siehe Abb. 5.4).

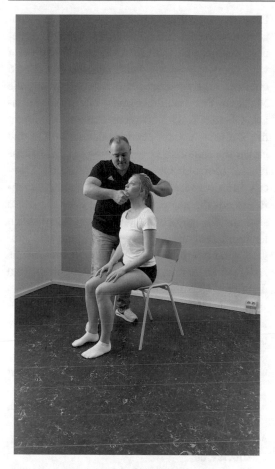

Abb. 5.3 Motorischer Test – Kennmuskeln C2

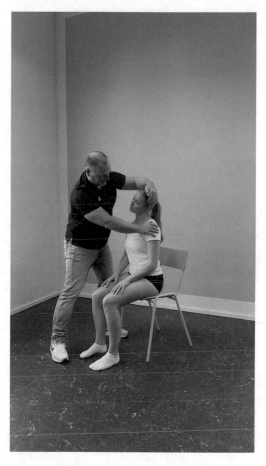

Abb. 5.4 Motorischer Test – Kennmuskeln C3

5.1.4 C4

Motorische Funktion: Hochziehen der Scapula

Hauptsächlich beteiligte Muskeln: Mm. triceps, M. levator scapulae, M. trapezius

Motorischer Test:

Auch das Hochziehen des Schultergürtels kann mit manuellem Widerstand progressiv gesteigert werden. Die Hand des Therapeuten ist dafür an der Schulter positioniert. Zudem kann die Qualität der Kontraktion und die der Bewegung im Seitenvergleich gefühlt, beobachtet und beurteilt werden (siehe Abb. 5.5).

5.2 Der Plexus brachialis

Direkt caudal der Plexus-cervicalis-Etagen schließt sich der Plexus brachialis an. Dieser zeigt eine deutlich kompliziertere anatomische Situation als der höher gelegene Plexus cervicalis, vor allem in Bezug auf die plexiforme Ausrichtung, die unter anderem der Reduktion von Zugbelastungen dient (siehe Abb. 5.6). Hauptsächlich stellt der Plexus brachialis einen Faserverbund der Spinalnerven aus den segmentalen Höhen C5–T1 dar. Aber auch die Höhen C4 und T2 sind mit einer geringen Faseranzahl an der

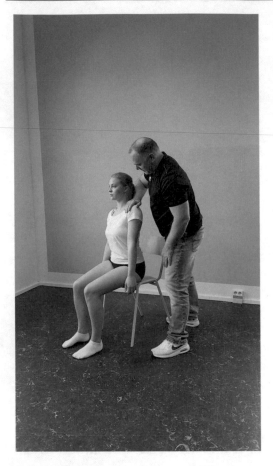

Abb. 5.5 Motorischer Test – Kennmuskeln C4

Die austretenden Spinalnerven bilden sogenannte Trunci (Primärstränge): Truncus superior, medius und inferior. Der Truncus superior wird überwiegend aus den Spinalnerven C5+C6 gebildet und versorgt motorisch vor allem die Muskeln des Schultergürtels und des ventralen Oberarms. Der Truncus medius bekommt die Zuflüsse aus der segmentalen Höhe C7 und ist für die motorische Versorgung des M. triceps brachii (dorsaler Oberarm) zuständig. Im Truncus inferior vereinigen sich die Spinalnervenfasern aus der segmentalen Höhe C8+T1. Diese sind für die motorische Versorgung der distalen Extremitätenmuskeln (Unterarm, Hand und Finger) verantwortlich. Einzelne kurze motorische Äste gehen bereits vor der Trunci-Bildung zu den tiefen Halsmuskeln (Mm. scaleni).

Aus dem supraclaviculären Teil (Truncus superior) des Plexus brachialis gehen vier der sieben Äste wie folgt ab:

- N. thoracicus longus (C5–C7) – innerviert den M. serratus anterior
- N. dorsalis scapulae (C5) – innerviert den M. levator scapulae und die Mm. rhomboidei
- N. subclavius (C5–C6) – innerviert den M. subclavius
- N. suprascapularis (C5–C6) – innerviert M. supraspinatus + M. infraspinatus

Plexusbildung beteiligt und gehören zu den sogenannten Normvarianten der plexiformen Ausrichtung. Der Plexus brachialis zieht durch die lateral am Hals gelegene Scalenuslücke, durch die auch die A. subclavia verläuft. Die Scalenuslücke wird vom M. scalenus anterior und dem M. scalenus medius gebildet und ist eine anatomische Engstelle für die neuralen Strukturen des Plexus brachialis, die häufig durch Druckveränderungen symptomatisch werden kann.

▶ Klinischer Tipp Bei muskulären Tonusstörungen kann zusätzlich zur lokalen Muskelstruktur auch der Plexus durch Druck irritiert werden und Symptome wie ausstrahlende Schmerzen oder Parästhesien im Schultergürtel und der oberen Extremität auslösen.

Die übrigen drei Äste stammen von der Verteilung aus dem infraclaviculären Teil (Truncus inferior):

- N. subscapularis (C5–C6) – innerviert den M. teres major und M. subscapularis
- Nn. pectoralis medialis et lateralis (C5–C7) – innervieren die Pectoralismuskulatur (M. pectoralis major; M. pectoralis minor)
- N. thoracodorsalis (C6–C8) – innerviert vor allem den M. latissimus dorsi (teilweise auch den M. teres major)

Nach den Trunci bildet die plexiforme Ausrichtung des Plexus brachialis sogenannte Fasciculi (Sekundärstränge), von denen in der Axilla sieben Äste ausgehen, die die arm- und handversorgenden peripheren Nerven auf den Weg bringen.

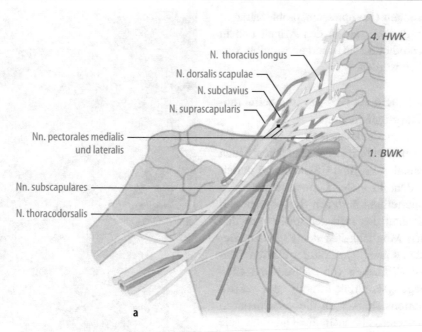

Abb. 5.6   Der Plexus brachialis. (Aus: Tillmann, Atlas der Anatomie des Menschen, 3. Aufl. 2020)

Aus dem Fasciculus posterior gehen folgende peripheren Nerven hervor:

- N. axillaris (C5–C6)
- N. radialis (C6–C8)

Aus dem Fasciculus lateralis gehen folgende periphere Nerven hervor:

- N. musculocutaneus (C5–C7)
- N. medianus – aus der Radix lateralis (C6–C7)

Aus dem Fasciculus medialis gehen folgende periphere Nerven hervor:

- N. ulnaris (C8–T1)
- N. cutaneus antebrachii medialis (C8–T1)
- N. medianus – aus der Radix medialis (C8–T1)
- N. cutaneus brachii medialis (C5–C7)

Fasciculus medialis und lateralis bilden gemeinsam den N. medialis. Deshalb entstehen auf Axillahöhe sieben periphere Nerven zur sensomotorischen Versorgung der oberen Extremität (Hacke 2019; Stecco 2016; Tillmann 2020).

Klinische Präsentation – häufige Plexus-brachialis-assoziierte Symptome

Dysfunktionen und Spannungs- oder Druckveränderungen im Bereich des Plexus brachialis können unter anderem ausstrahlende Schmerzen im Bereich der oberen Thoraxapertur, der oberen Extremitäten und der ventralen und dorsalen Rumpfwand auslösen. Typisch sind hierzu auch lokale Schmerzwahrnehmungen an den anatomischen Engpassstellen der großen Nerven der oberen Extremität: N. medianus (medialer Ellbogen, Karpaltunnel), N. radialis (Sulcus nervi radialis, lateraler Ellbogen, radialer Unterarm, Daumenregion) und N. ulnaris (Sulcus nervi ulnaris, Kleinfingerseite der Hand). Auch an Tonusregulationsstörungen der Schulter-Nacken-Muskulatur kann der Plexus brachialis beteiligt sein und durch ungünstige Druckveränderungen (Kompressionsproblematiken) auch für Parästhesien in den Armen und in der zervikothorakalen Übergangsregion verantwortlich werden. ◄

Der Plexus brachialis (C5–T1) und seine motorischen Testmöglichkeiten

Die motorischen Funktionen der Segmente C5 bis T1 können sowohl im Sitzen/Stehen als auch in einer liegenden Position (Rückenlage) durchgeführt werden. In erster Linie orientiert sich die Ausgangsstellung nach den Symptomen und der Betroffenheit des Patienten sowie nach den funktionellen Möglichkeiten des Patienten. Beurteilt werden sowohl Qualität der aktiven Testbewegungen (Einhalten von Achsen und Ebenen, Bewegungskontrolle durch das aktive ROM, Adaptionsfähigkeit an die verschiedenen Widerstandsstufen) als auch die Quantität (die Größe des aktiv kontrollierten Bewegungsausschlags) und eine eventuell ausgelöste Symptomreproduktion (siehe Abb. 5.7 bis 5.12).

5.2.1   C5

Motorische Funktion: Abduktion des Armes
   Hauptsächlich beteiligte Muskulatur: M. deltoideus
   Reflex: BSR
   Motorischer Test:
   Zum Test der motorischen Funktion kann die aktive Abduktion des Armes durch den gesamten Bewegungsweg geprüft und beurteilt werden. Besonderer Fokus liegt dabei auf dem kontrollierten Einhalten von Achse und Ebene während der Bewegung. Auch eine gleichbleibende Bewegungsgeschwindigkeit kann beurteilt werden. Dabei kann gezielter Widerstand in unterschiedlichen Positionen der Abduktion aufgebaut werden (z. B. bei 0°, 45°, 60° oder auch 90°). Standardisiert hat sich der Test bei ca. 45° Abduktion. Für eine intensivere funktionelle Belastung baut der Therapeut Widerstand am lateralen Oberarm auf und steigert diesen bis in den Bereich von MFW 4–6 (siehe Abb. 5.7).

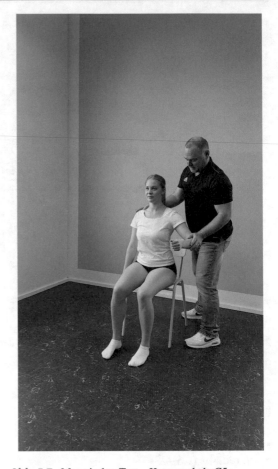

Abb. 5.7   Motorischer Test – Kennmuskeln C5

5.2.2   C6

Motorische Funktion: Ellbogenflexion
   Hauptsächlich beteiligte Muskeln: M. biceps brachii, M. brachialis, M. brachioradialis
   Reflex: BSR, Brachioradialisreflex
   Motorischer Test:
   Der Ellbogen wird aktiv flektiert und der Therapeut baut bei 90° Flexion zunehmenden Widerstand auf. Der Widerstand wird progressiv distal des Ellbogengelenks am Unterarm appliziert (MFW 4–6). Wird ein kurzer Hebel eingesetzt, liegt die Hand des Therapeuten knapp unterhalb des Ellbogengelenks. Kann ein langer Hebel eingesetzt werden, liegt die Hand des Therapeuten knapp proximal des Handgelenks.

In diesem Test können auch einzelne Muskeln stärker beansprucht werden. Für eine verstärkte Kontraktionsbeanspruchung des Biceps brachii verbleibt der Unterarm in einer neutralen Position. Für mehr M.-brachialis-Aktivität wird eine Supination voreingestellt und für vermehrte M.-brachioradialis-Aktivität eine Pronation (siehe Abb. 5.8).

5.2.3   C7

Motorische Funktion: Ellbogenextension
  Hauptsächlich beteiligte Muskeln: M. triceps brachii
  Reflex: TSR
  Motorischer Test:

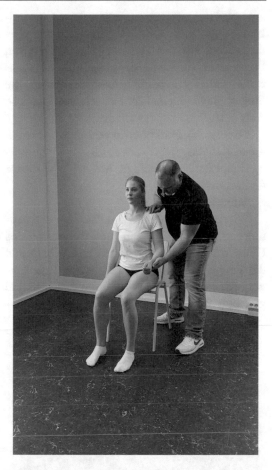

Abb. 5.9   Motorischer Test – Kennmuskeln C7

Aus der Ellbogenstellung 90° Flexion wird der Widerstand gegen die Extension über den dorsalen Unterarm aufgebaut. Beurteilt wird wiederum die Kraftfähigkeit und die Bewegungsqualität im Seitenvergleich. Auch bei diesem Test kann die Hebellänge verändert und individuell an die Fähigkeiten des Patienten angepasst werden (siehe Abb. 5.9).

5.2.4   C8

Motorische Funktion: Daumenextension
  Hauptsächlich beteiligte Muskeln: M. extensor pollicis longus
  Motorischer Test:
  Bei 90° flektiertem Ellbogen und neutral für Pro- und Supination eingestelltem Unter-

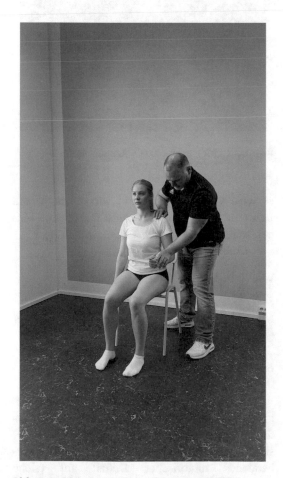

Abb. 5.8   Motorischer Test – Kennmuskeln C6

arm wird der Daumen extendiert. Dies kann unilateral oder auch bilateral durchgeführt werden. Dabei gibt der Therapeut den progressiven
Widerstand (MFW 4–6) gegen die Daumenextension. Gegebenenfalls kann der Patient die
Finger auch ineinander verschränken (siehe
Abb. 5.10).

Motorische Funktion: Interphalangealflexion
– Faustschluss

Hauptsächlich beteiligte Muskeln: M. flexor
digitorum profundus

Motorischer Test:

Wieder bei 90° flektiertem Ellbogen und neu-
traler Einstellung für Pro- und Supination des
Unterarms wird die Hand zur Faust geballt und
die Finger flektiert. Der Therapeut hat die Finger in der geschlossenen Faust des Patienten und
gibt nun Widerstand gegen die Fingerflexion –

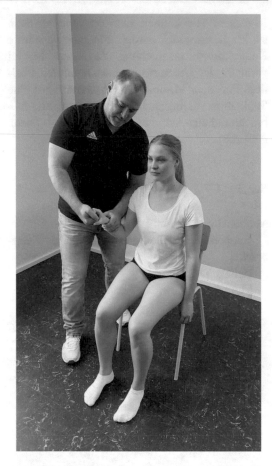

Abb. 5.11   Motorischer Test – Kennmuskeln C8-2

es wird versucht, die Hand wieder zu öffnen.
Beurteilt wird die Widerstandsfähigkeit der Finger, sich öffnen zu lassen (siehe Abb. 5.11).

5.2.5   T1

Motorische Funktion: Bewegung der Finger
(Abduktion/Adduktion)

Hauptsächlich beteiligte Muskeln: Mm. inter-
osseii

Motorischer Test:

Der Patient hält die Finger gespreizt und ver-
hindert ein Zusammen- bzw. ein Auseinander-
drücken. Progressiver Widerstand (MFW 4–6)
steigert die Belastung und zeigt ein evtl. vor-
handenes motorisches Defizit auf (siehe
Abb. 5.12).

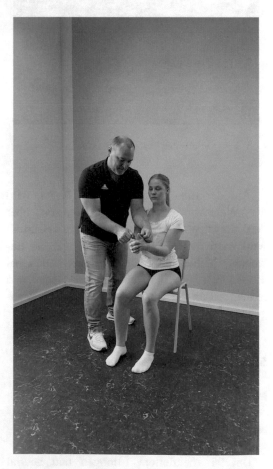

Abb. 5.10   Motorischer Test – Kennmuskeln C8-1

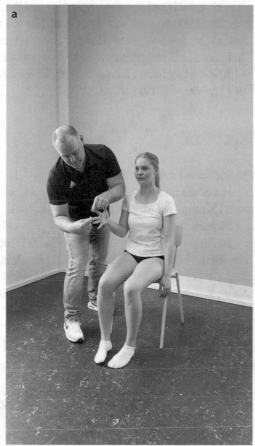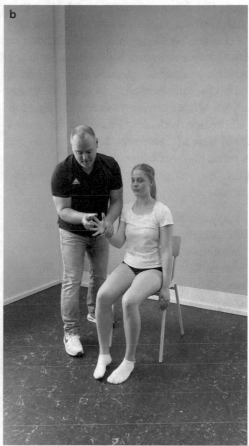

Abb. 5.12   Motorischer Test – Kennmuskeln T1

5.3   Die LBH-Region in der neurologischen Untersuchung (L1–S3)

Neurale Störungen in der LBH-Region (Lenden-Becken-Hüfte) und neurologische Symptome in der unteren Extremität werden dem neuralen Strukturgebilde des Plexus lumbosacralis zugeordnet. Dieser setzt sich aus dem Plexus lumbalis (L1–L4), der auch noch Zuflüsse aus der Höhe T12 enthalten kann, und dem Plexus sacralis (L4–S3) zusammen (siehe Abb. 5.15 und 5.16).

Aus dem Plexus lumbosacralis gehen die Nerven hervor, die Beine und Becken versorgen. Dabei verlaufen die Äste des Plexus lumbalis eher auf der ventralen Körperseite und überwiegend auf der oberen Hälfte der unteren

Extremität. Die Äste aus dem Plexus sacralis hingegen verlaufen vorrangig auf der dorsalen Seite der unteren Extremität. Diese anatomische Verteilung der peripheren Verläufe bringt bereits die Möglichkeit der Symptomzuordnung mit sich. So können Symptome auf der ventralen Seite eher den Ästen des Plexus lumbalis zugeschrieben werden, während dorsal lokalisierte Symptome tendenziell dem Plexus sacralis zugeordnet werden können.

5.4   Der Plexus lumbalis

Aus den Rami anteriores der lumbalen Spinalnerven L1–L3 wird der Plexus lumbalis gebildet. Geringe Faserbeteiligung erhält dieser Plexus auch aus den segmentalen Höhen T12 und L4. Die Rami anteriores von L4/5 bilden mit den sakralen Segmenthöhen S1–S3 den Plexus sacralis. Über die segmentalen Spinalnerven L4 sind beide Plexi strukturell neuroanatomisch verbunden, weshalb die gemeinsame Benennung als „Plexus lumbosacralis" klinisch durchaus üblich ist. Mit kurzen Nervenästen, die direkt in die Hüftregion verlaufen, innerviert der Plexus lumbalis den M. quadratus lumborum und die Mm. psoas major et minor.

Diese Nerven gehen aus dem Plexus lumbalis hervor:

 N. iliohypogastricus (Th12–L1)
 N. ilioinguinalis (Th12–L1)
 N. genitofemoralis (L1–L2)
 N. cutaneus femoris lateralis (L2–L3)
 N. femoralis (L1–L4)
 N. obturatorius (L2–L4)

(Hacke 2019; Stecco 2016; Tillmann 2020)

Klinische Präsentation – häufige Plexus-lumbalis-assoziierte Symptome

Ausstrahlende Schmerzen und Parästhesien wie Kribbeln oder pelziges, taubes Empfinden an der ventralen oder lateralen Oberschenkelseite sind charakteristisch für Störungen im Bereich des Plexus lumbalis. Dabei sind diese Symptome häufig im zugehörigen Dermatom oder in der Verlaufsrichtung des betroffenen peripheren Nervs lokalisiert. Wobei das gängige Dermatomschema nicht immer mit den ausstrahlenden Symptomen übereinstimmen muss, da die Zuordnung zum innervierten Hautareal immer auch individuelle Abweichungen zeigen kann. So gibt es an den Grenzlinien zweier Dermatome immer auch eine Zone gemeinsamer Innervation und segmentale und periphere Innervation unterscheiden sich voneinander (Schünke et al. 2018). ◄

Der Plexus lumbalis (L1–L4) und seine motorischen Testmöglichkeiten

Beurteilt werden sowohl die Qualität der aktiven Testbewegungen (Einhalten von Achsen und Ebenen, Bewegungskontrolle durch das aktive ROM,

Adaptionsfähigkeit an die verschiedenen Widerstandsstufen) als auch die Quantität (die Größe des aktiv kontrollierten Bewegungsausschlags) und eine evtl. ausgelöste Symptomreproduktion – im Seitenvergleich (Tillmann 2020; Zilles 2010; Huggenberger 2019; Schünke 2018).

5.4.1 L2

Motorische Funktion: Hüftflexion

Hauptsächlich beteiligte Muskeln: M. iliopsoas (Mm. psoas major et minor, M. iliacus)

Motorischer Test:

In Rückenlage wird der Patient aufgefordert, ein Bein in Hüfte und Knie 90° zu flektieren. Widerstand (MFW 4–6) wird oberhalb des Knies am distalen Oberschenkel gegen die Hüftflexion gegeben (siehe Abb. 5.13).

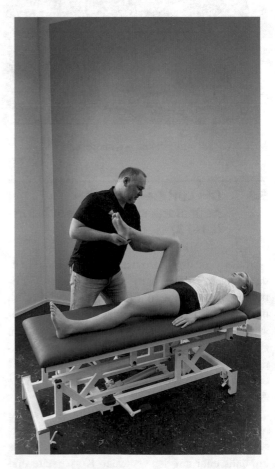

Abb. 5.13 Motorischer Test – Kennmuskeln L2

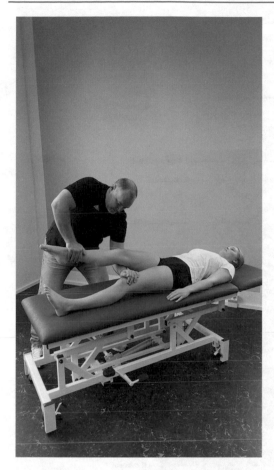

Abb. 5.14 Motorischer Test – Kennmuskeln L3

5.4.2   L3

Motorische Funktion: Knieextension
Hauptsächlich beteiligte Muskeln: M. quadriceps
Reflex: PSR
Motorischer Test:
Dieser Test wird bevorzugt in Rückenlage durchgeführt. Der Therapeut greift unter dem leicht gebeugten Knie des zu testenden Beines durch und legt die Hand auf den distalen Oberschenkel des anderen Beines. Der progressive Widerstand (MFW 4–6) wird gegen die Knieextension gegeben und mit der kontralateralen Seite verglichen (siehe Abb. 5.14, 5.15 und 5.16).

5.5   Der Plexus sacralis

Die Segmenthöhe L4 verbindet den Plexus lumbalis mit dem distal anschließenden Plexus sacralis. Die austretenden Spinalnerven zeigen einen deutlich dorsalen Verlauf an der unteren Extremität. Ebenfalls ziehen aus dem Plexus sacralis kurze Nervenäste direkt in die Beckenregion und versorgen dort die Hüftmuskeln: Mm. gemelli, M. obturatorius internus, M. piriformis und M. quadratus femoris (Tillmann 2020; Stecco 2016; Hacke 2019).

Diese Nerven gehen als größere Äste aus dem Plexus sacralis hervor:

N. gluteus superior (L4–S1)
N. gluteus inferior (L5–S2)
N. cutaneus femoris posterior (S1–S3)
N. ischiadicus (L4–S2)
N. tibialis (L4–S2)
N. peroneus (L4-S3)

Klinische Präsentation – häufige Plexus-sacralis-assoziierte Symptome

Typisch für neurodynamische Symptome des Plexus sacralis sind ausstrahlende Schmerzen in die Dorsalseite der unteren Extremität. Auch Parästhesien wie Kribbeln, ein pelziges Gefühl oder Taubheitsempfindungen vom Gesäß über die Rückseite des Beines bis zum Fuß sind als Indikatoren für Störungen des Plexus sacralis denkbar. Eine Fußheberschwäche ist ein häufiges motorisches Defizit bei Kompression oder Läsion des N. peroneus. Sensibilitätsausfälle an der Fußsohle können ein Hinweis auf eine Druckläsion des N. tibialis sein, die häufig im Bereich des Malleolus medialis – an der anatomischen Engstelle, wenn der Nerv das Retinaculum durchdringt – vorkommt. Harn- und Stuhlinkontinenz können ein Hinweis auf eine Problematik des N. pudendus sein, der aus dem Plexus pudendus hervorzieht. ◄

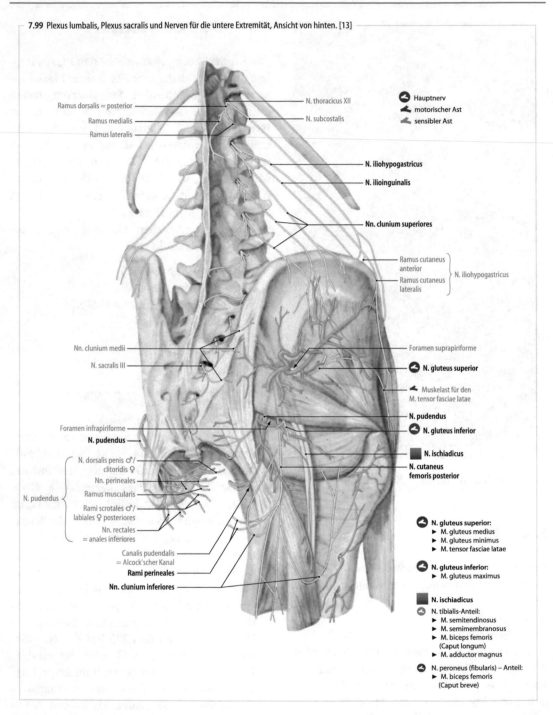

7.99 Plexus lumbalis, Plexus sacralis und Nerven für die untere Extremität, Ansicht von hinten. [13]

Abb. 5.15 Plexus lumbosacralis in der Dorsalansicht. (Aus: Tillmann, Atlas der Anatomie des Menschen, 3. Aufl. 2020)

7.100 Plexus lumbalis, Plexus sacralis und Nerven für die untere Extremität, Ansicht von vorm. [13]

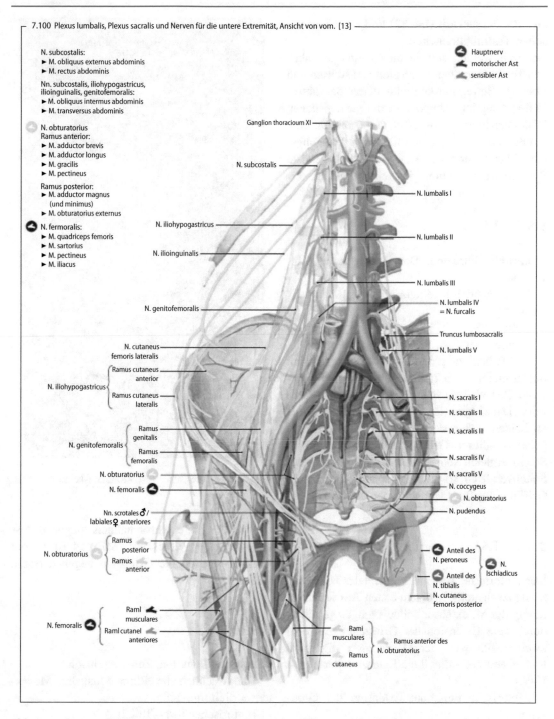

Abb. 5.16 Plexus lumbosacralis in der Ventralansicht. (Aus: Tillmann, Atlas der Anatomie des Menschen, 3. Aufl. 2020)

Der Plexus sacralis (L4–S2) und seine motorischen Testmöglichkeiten

Beurteilt werden sowohl die Qualität der aktiven Testbewegungen (Einhalten von Achsen und Ebenen, Bewegungskontrolle durch das aktive ROM, Adaptionsfähigkeit an die verschiedenen Widerstandsstufen) als auch die Quantität (die Größe des aktiv kontrollierten Bewegungsausschlags) und eine eventuell ausgelöste Symptomreproduktion – im Seitenvergleich.

5.5.1   L4

Motorische Funktion: Dorsalextension mit Inversion

Hauptsächlich beteiligte Muskeln: M. tibialis anterior

Reflex: PSR

Motorischer Test:

Der Patient zieht den Fuß in Dorsalextension mit Inversion. Vom Therapeut kommt der Widerstand (MFW 4–6) über die dorsomediale Fußseite. Dabei kann der Therapeut im Kreuzgriff an beiden Füßen den Widerstand abwechselnd geben – dieser Griff ist für einen direkten Seitenvergleich sehr hilfreich. Zudem kann der Seitenvergleich so auch zeitsparend mit einem Griff durchgeführt werden (siehe Abb. 5.17).

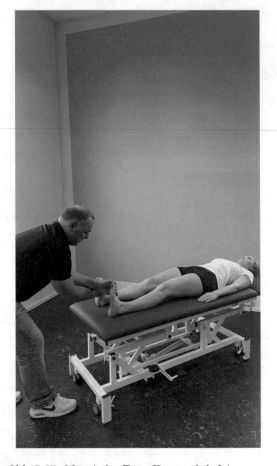

Abb. 5.17   Motorischer Test – Kennmuskeln L4

5.5.2   L5

Der motorische Test auf segmentaler Höhe L5/S1 ist zweigeteilt. In einem ersten Test wird vorrangig der M. extensor hallucis longus geprüft – durch eine Extension der Großzehe. In einem zweiten Teil wird der M. extensor digitorum longus getestet – durch die Extension der Zehen II–V.

Motorische Funktion: Extension der Großzehe

Hauptsächlich beteiligte Muskeln: M. extensor hallucis longus

Motorischer Test – Teil 1:

Der Fuß und die Zehen werden vom Patienten in einer Dorsalextension gehalten. Um nun explizit den M. extensor hallucis longus zu testen, wird der Widerstand (MFW 4–6) an der Großzehe gegen die Extension gegeben (siehe Abb. 5.18).

5.5.3   L5/S1

Motorische Funktion: Zehenextension

Hauptsächlich beteiligte Muskeln: M. extensor digitorum longus

Motorischer Test – Teil 2:

Der Patient hält Fuß und Zehen in aktiver Dorsalextension und der Therapeut gibt den Testwiderstand an den Zehen II–IV, um die motorischen Fähigkeiten des M. extensor digitorum longus zu prüfen (siehe Abb. 5.19).

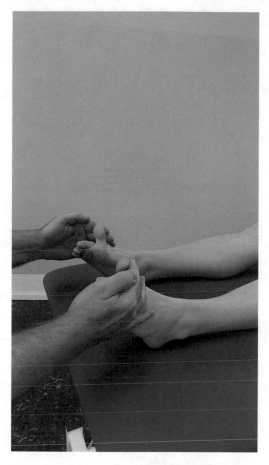

Abb. 5.18 Motorischer Test – Kennmuskeln L5

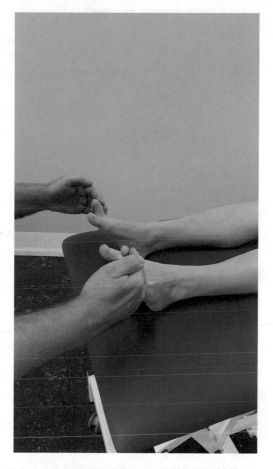

Abb. 5.19 Motorischer Test – Kennmuskeln L5/S1

5.5.4   S1

Auch dieser motorische Test der segmentalen Höhe S1 ist zweigeteilt. Im ersten Teil des Tests wird die Eversionsfähigkeit geprüft, während der zweite Teil die Plantarflexion testet.

Motorische Funktion: Eversion

Hauptsächlich beteiligte Muskeln: M. peroneus longus et brevis

Reflex: ASR

Motorischer Test – Teil 1:

In Rückenlage hält der Patient die Fersen zusammen und dreht die Fußsohlen auseinander. Dabei kann der Fuß in einer leichten Plantarflexion eingestellt bleiben und der Patient führt eine aktive Pronation und Eversion im unteren Sprunggelenk aus (der laterale Fußrand wird an-

gehoben). Am lateralen Fußrand gibt der Therapeut Widerstand gegen die Eversion (siehe Abb. 5.20).

Motorische Funktion: Plantarflexion

Hauptsächlich beteiligte Muskeln: M. gastrocnemius, M. soleus

Motorischer Test – Teil 2:

Die Plantarflexion kann einfach aktiv über den Zehenstand im Einbeinstand geprüft werden. Der Patient drückt sich bilateral oder unilateral in den Zehenstand (Abstützen für besseres Gleichgewicht erlaubt). Wenn das gesamte Körpergewicht gegen die Schwerkraft angehoben werden kann, entspricht dies einem MFW von 5. Kann der Patient dies mehrfach wiederholen, entspricht das dem MFW 6. Natürlich kann der Test auch mit manuellem

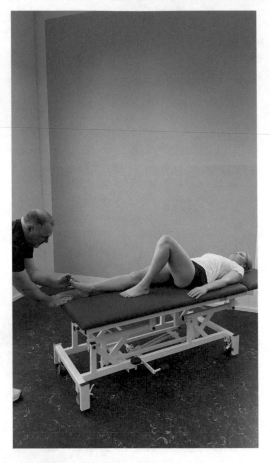

Abb. 5.20   Motorischer Test – Kennmuskeln S1–1

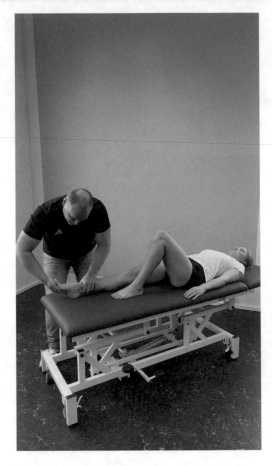

Abb. 5.21   Motorischer Test – Kennmuskeln S1–2

Widerstand in Rückenlage durchgeführt werden (siehe Abb. 5.21).

5.5.5   S2

Motorische Funktion: Zehenflexion

Hauptsächlich beteiligte Muskeln: kurze Zehenflexoren

Motorischer Test:

In einer Rückenlage führt der Patient die Zehenflexion über die Fingerkuppen des Therapeuten aus (Zehen zur Faust geballt – mit den Zehen die Finger des Therapeuten greifen und halten). Der Therapeut gibt Widerstand gegen die Zehenflexion, indem er versucht, die Zehen wieder zu öffnen (siehe Abb. 5.22).

5.6   Reflexe

Klinische Beurteilung von Reflexen (Reflexniveau) (siehe Tab. 5.1).

5.6.1   Klinisch wichtige Reflexe des Plexus cervicobrachialis

(Siehe Tab. 5.2).

5.6.2   Klinisch wichtige Reflexe des Plexus lumbosacralis

(Siehe Tab. 5.3).

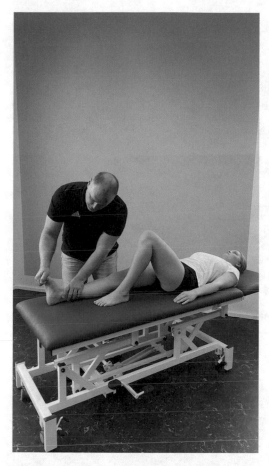

Abb. 5.22 Motorischer Test – Kennmuskeln S2

5.7 Überprüfung der Sensibilität

Neben der Beurteilung von motorischen Fähigkeiten und der Ausprägung von Reflexaktivität gehört auch die Prüfung der Sensibilität zum Standardvorgehen einer neurologischen Untersuchungskaskade. Die Wahrnehmung und richtige Interpretation von Sinnesreizen macht eine adäquate Reizantwort des Nervensystems überhaupt erst möglich.

Die sensible Versorgung der oberen Extremitäten, des Kopfes und des Rumpfes entstammt überwiegend der zervikalen Wirbelsäule. In der Sensibilitätsprüfung werden die Dermatome und die Ausstrahlungsgebiete der peripheren Nerven mit verschiedenen taktilen Reizen bearbeitet und die sensorische Wahrnehmung untersucht. Die sensiblen Fähigkeiten der Hautareale werden während einer Therapieserie immer wieder im Seitenvergleich geprüft, um Veränderungen zeitnah wahrzunehmen.

Bei Störungen der Kopf-Kiefer-Nacken-Region mit Ausstrahlungen in den Rumpf oder in die Arme sollten auch die entsprechenden zervikalen Nervenaustritte und die peripheren Versorgungsgebiete untersucht werden (siehe Abb. 5.23 und 5.24). Störungen im Bereich der unteren Extremitäten ziehen entsprechende Sensibilitätstests in den Versorgungsgebieten der lumbalen Nerven nach sich (siehe Abb. 5.25).

Geprüft wird mit verschiedenen Untersuchungsgeräten: Nadel, Spitze des Reflexhammers, Taschentuch, Feder oder Pinsel sind geeignete Instrumente. Die verschiedenen Reize (spitz, weich, stumpf etc.) werden von unterschiedlichen Rezeptoren wahrgenommen. Der Unterschied zwischen den einzelnen Rezeptoren besteht in der Adaptionsgeschwindigkeit bei Reizaufnahme und -weiterleitung. Merkel-Zelle und Ruffini-Rezeptoren (Druck und Spannung) sind langsam adaptierend, während Pacini- und Meisner-Rezeptoren (Berührung und Vibration) schnell adaptierende Rezeptoren darstellen.

Die Sensibilitätsprüfung ist wichtig, um zwischen segmentalen und peripheren Innervationsstörungen zu unterscheiden. Bei zentralen

Tab. 5.1 Klinische Beurteilung von Reflexen (Reflexniveau)

Ausgefallen	Reflex ist nicht auslösbar
Abgeschwächt	Reflexantwort ist reduziert: weniger sichtbar, weniger spürbar, weniger wahrnehmbar
Mittellebhaft	Reflexorgane reagieren – motorische Antwort evtl. reduziert (nur leichte Zuckung des Erfolgsorgans, kleineres Bewegungsausmaß etc.)
Lebhaft	Völlig normale Reflexantwort
Gesteigert	Verstärkte Reflexantwort – z. B. überschießende Muskelkontraktion
Klonisch	Reflexantwort ist z. B. in einer Dauerkontraktion begriffen (nahezu spastisch)

Tab. 5.2 Reflexe der oberen Extremität

Segment	Reflex	Erfolgsorgan	Auslöser	Reflexantwort	Nerv
C4–C6	Skapulohumeral-reflex	M. infraspinatus, M. teres minor	Schlag auf den medialen Rand der unteren Skapula-hälfte	Adduktion/ Außenrotation des herunter-hängenden Armes	N. suprascapu-laris N. axillaris
C5	BSR	M. biceps brachii, M. brachioradialis, M. deltoideus	Schlag auf die Bizepssehne bei flektiertem Ellbogen	Ellbogenflexion	N. musculocut-aneus
C6	Radius-periost-Reflex	M. biceps brachii M. brachioradialis	Schlag auf die Lateralseite des dis-talen Radiusendes	Ellbogenflexion	N. radialis N. musculocut-aneus
C7	TSR	M. triceps brachii	Schlag auf die Trizepssehne bei flektiertem Ellbogen	Ellbogenextension	N. radialis
C6–C8	Daumenreflex	M. flexor pollicis lon-gus	Schlag auf die Sehne des M. flexor pollicis longus	Flexion im Dau-menendgelenk	N. medianus
C7/C8	Fingerflexoren-reflex	M. flexor digitorum superficialis, M. flexores carpi	Schlag auf die Beugesehnen am Unterarm	Flexion der Fin-ger bzw. des Handgelenks	N. medianus N. ulnaris

Tab. 5.3 Reflexe der unteren Extremität

Segment	Reflex	Erfolgsorgan	Auslöser	Reflex-antwort	Nerv
L1-L2	Cremaster-reflex	M. cremaster	Bestreichen der Haut an der oberen Innenseite des Ober-schenkels	Hochsteigen des Hodens	N. genitofemoralis
L2-L4	Adduktoren-reflex	Adduktorengruppe	Schlag auf den medialen Femurcondylus	Adduktion des Beines	N. obturatorius
L3/L4	PSR	M. quadriceps fe-moris M. tibialis anterior	Schlag auf die Patella-sehne unterhalb des Knies	Knieextension	N. femoralis
L5	Tibialis-post-erior-Reflex	M. tibialis posterior M. ext. hallucis lon-gus	Schlag auf die Sehne des Tibialis posterior hinter dem medialen Knöchel	Supination des Fußes	N. tibialis
S1	ASR	M. triceps surae, Mm. peronei	Schlag auf die Achilles-sehne	Plantarflexion des Fußes	N. tibialis
S2	ASR	M. peroneus brevis, Mm. plantares, M. add. hallucis	Schlag auf Achillessehne (bei gebeugtem Knie, Fuß in 90°)	Plantarflexion des Fußes	N. tibialis
S3-S4	Bulbocaver-nosusreflex	M. bulbocavernosus	Kneifen in das Dorsum penis	Kontraktion des M. bulbocaver-nosus	N. pudendus
S3-S5	Analreflex	M. sphincter ani ex-ternus	Kneifen der Haut von Anus oder Damm	Kontraktion des M. sphincter ani externus	N. pudendus

Störungen liegt die Problematik im Segment, mit dermatombezogenen Ausfällen. Bei peri-pheren Störungen liegt die Problematik im peripheren Versorgungsgebiet eines Nervs.

Bei einer peripheren Störung des N. femora-lis können die Areale des medialen und late-ralen Oberschenkels intakt sein und eine iso-lierte motorische Störung des M. quadriceps

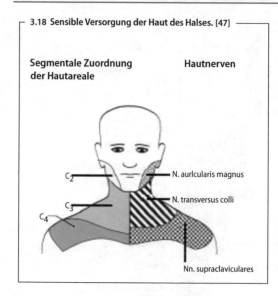

3.18 Sensible Versorgung der Haut des Halses. [47]

Segmentale Zuordnung   Hautnerven
der Hautareale

C_2 ——— N. aurlcularis magnus

C_3 ——— N. transversus colli

C_4

Nn. supraclaviculares

Abb. 5.23 Sensible Versorgung des Halses. (Aus: Till-mann, Atlas der Anatomie des Menschen, 3. Auflage 2020 10.1007/978-3-662-67229-7_3)

femoris vorliegen. Bei einer segmentalen Pro-blematik L3/4 sind nur die Dermatome L3 und L4 betroffen. L2 ist intakt, obwohl es auch im Versorgungsgebiet des N. femoralis liegt. Die motorische Störung betrifft die Kennmuskeln von L3 (M. quadriceps femoris) und L4 (M. ti-bialis anterior). Über solche Unterscheidungen gibt eine Sensibilitätsprüfung Aufschluss.

5.8   Guide Plan – zervikobrachiale neurologische Untersuchung

Ein mögliches Schnellschema zur neurologischen Abklärung zervikobrachialer Störungen:

- Zervikaler Motorik-Check
  - C4: M. trapezius – Schulterelevation
  - C5: M. deltoideus – Schulterabduktion
  - C6: M. biceps – Ellbogenflexion
  - C7: M. triceps – Ellbogenextension
  - C8: M. extensor pollicis longus + M. flexor digitorum profundus – Fingerflexion
  - T1: Mm. interossei – Fingerabduktion
- Zervikaler Reflex-Check – klinisch wichtige Reflexe (zervikal moduliert)
  - BSR (Bizepssehnenreflex): C5/6

- TSR (Trizepssehnenreflex): C7/8
- Zervikaler Sensorik-Check – klinisch häufige Bereiche mit sensiblen Auffälligkeiten
  - C5: lateraler Oberarm
  - C6: radialer Unterarm + Daumen
  - C7: Mittelfingerregion
  - C8: ulnare Handseite, Kleinfingerregion, medialer Unterarm
  - T1: medialer Oberarm

5.9   Guide Plan – lumbosakrale neurologische Untersuchung

Ein mögliches Schnellschema zur neuro-logischen Abklärung lumbosakraler Störungen:

- Lumbosakraler Motorik-Check
  - L2: Hüftflexoren – Hüftflexion
  - L3: M. quadriceps – Knieextension
  - L4: M. tibialis anterior + M. quadriceps – Dorsalextension Fuß
  - L5: M. extensor pollicis longus – Ex-tension der Großzehe
  - L5/S1: M. extensor digitorum communis – Extension der Zehen II–V
  - S1: Eversoren – Eversion des Fußes
  - S1/S2: M. gastrocnemius – Plantarflexion des Fußes
  - S2: Zehenflexoren – Zehenflexion
- Lumbosakraler Reflex-Check – klinisch wichtige Reflexe (lumbosakral moduliert)
  - PSR (Patellasehnenreflex): L3/4
  - ASR (Achillessehnenreflex): S1/2
- Lumbosakraler Sensorik-Check – klinisch häufige Bereiche mit sensiblen Auffällig-keiten
  - L3: medialer Kniebereich (distaler Ober-schenkel medial)
  - L4: dorsaler Fußbereich (Fuß-rücken) + ventrale Tibiaregion
  - L5: Großzehe + Fußballen
  - S1: Kleinzehenregion, laterale Fußseite
  - S2: Ferse (dorsoplantarer Bereich)

(modifiziert nach Tillmann 2020; Zilles 2010; Huggenberger 2019; Schünke 2018; Hacke 2019; Antoniades 2015)

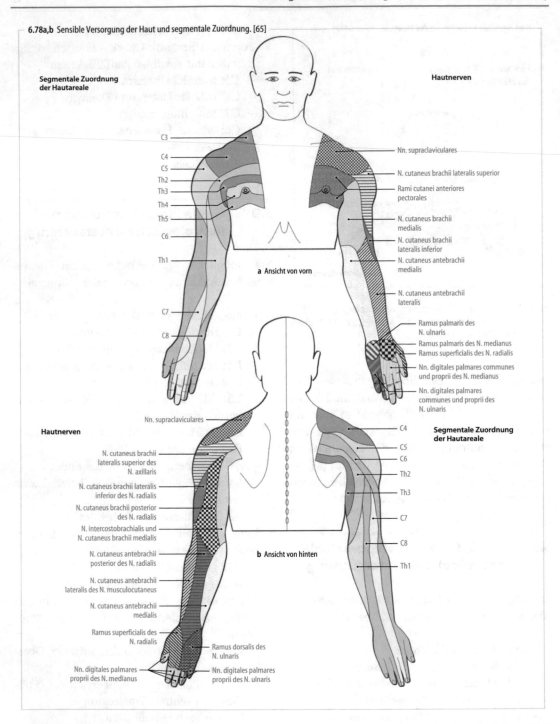

6.78a,b Sensible Versorgung der Haut und segmentale Zuordnung. [65]

Segmentale Zuordnung
der Hautareale

Hautnerven

C3

C4

C5

Th2

Th3

Th4

Th5

C6

Th1

Nn. supraclaviculares

N. cutaneus brachii lateralis superior

Rami cutanei anteriores
pectorales

N. cutaneus brachii
medialis

N. cutaneus brachii
lateralis inferior

N. cutaneus antebrachii
medialis

a Ansicht von vorn

C7

C8

N. cutaneus antebrachii
lateralis

Ramus palmaris des
N. ulnaris

Ramus palmaris des N. medianus

Ramus superficialis des N. radialis

Nn. digitales palmares communes
und proprii des N. medianus

Nn. digitales palmares
communes und proprii des
N. ulnaris

Nn. supraclaviculares

Hautnerven

N. cutaneus brachii
lateralis superior des
N. axillaris

N. cutaneus brachii lateralis
inferior des N. radialis

N. cutaneus brachii posterior
des N. radialis

N. intercostobrachialis und
N. cutaneus brachii medialis

N. cutaneus antebrachii
posterior des N. radialis

N. cutaneus antebrachii
lateralis des N. musculocutaneus

N. cutaneus antebrachii
medialis

Ramus superficialis des
N. radialis

Nn. digitales palmares
proprii des N. medianus

Ramus dorsalis des
N. ulnaris

Nn. digitales palmares
proprii des N. ulnaris

b Ansicht von hinten

C4

C5

C6

Th2

Th3

C7

C8

Th1

Segmentale Zuordnung
der Hautareale

Abb. 5.24 Dermatomschema obere Extremität. (Aus: Tillmann, Atlas der Anatomie des Menschen, 3. Auflage 2020)

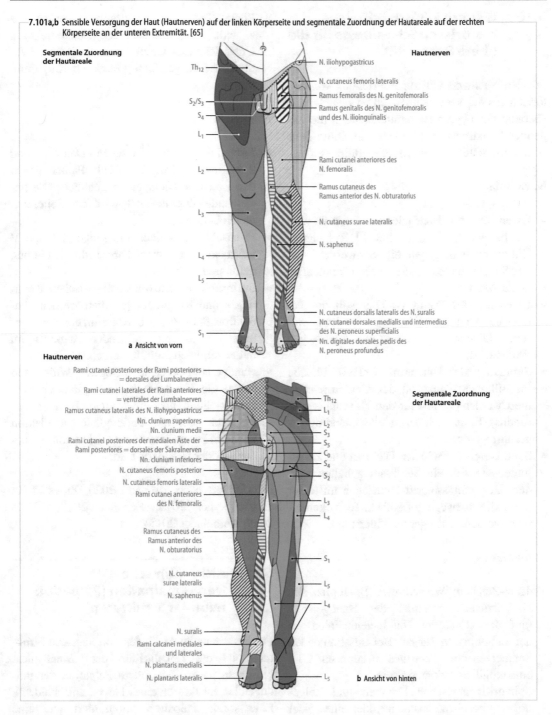

7.101a,b Sensible Versorgung der Haut (Hautnerven) auf der linken Körperseite und segmentale Zuordnung der Hautareale auf der rechten Körperseite an der unteren Extremität. [65]

Segmentale Zuordnung
der Hautareale

Hautnerven

Th$_{12}$

N. iliohypogastricus

N. cutaneus femoris lateralis

S$_2$/S$_3$

Ramus femoralis des N. genitofemoralis

S$_4$

Ramus genitalis des N. genitofemoralis
und des N. ilioinguinalis

L$_1$

L$_2$

Rami cutanei anteriores des
N. femoralis

Ramus cutaneus des
Ramus anterior des N. obturatorius

L$_3$

N. cutaneus surae lateralis

N. saphenus

L$_4$

L$_5$

N. cutaneus dorsalis lateralis des N. suralis

Nn. cutanei dorsales mediales und intermedius
des N. peroneus superficialis

S$_1$

Nn. digitales dorsales pedis des
N. peroneus profundus

a Ansicht von vorn

Hautnerven

Rami cutanei posteriores der Rami posteriores
= dorsales der Lumbalnerven

Rami cutanei laterales der Rami anteriores
= ventrales der Lumbalnerven

Th$_{12}$

Segmentale Zuordnung
der Hautareale

L$_1$

Ramus cutaneus lateralis des N. iliohypogastricus

L$_2$

Nn. clunium superiores

S$_3$

Nn. clunium medii

S$_5$

Rami cutanei posteriores der medialen Äste der
Rami posteriores = dorsales der Sakralnerven

C$_0$

S$_4$

Nn. clunium inferiores

N. cutaneus femoris posterior

S$_2$

N. cutaneus femoris lateralis

L$_3$

Rami cutanei anteriores
des N. femoralis

L$_4$

Ramus cutaneus des
Ramus anterior des
N. obturatorius

S$_1$

N. cutaneus
surae lateralis

L$_5$

N. saphenus

L$_4$

N. suralis

Rami calcanei mediales
und laterales

N. plantaris medialis

N. plantaris lateralis

L$_5$

b Ansicht von hinten

Abb. 5.25 Dermatomschema untere Extremität. (Aus: Tillmann, Atlas der Anatomie des Menschen, 3. Auflage 2020)

5.10 Weitere klinisch hilfreiche motorische Schnelltests für die obere Extremität

Für den Nachweis und zur Beurteilung von motorischen oder sensiblen Ausfällen bei Nervenläsionen der oberen Extremität können die folgenden Funktionstests hilfreich sein. Diese Tests sollten im Seitenvergleich durchgeführt werden.

N. radialis

- Extension des Handgelenks: Geprüft wird die Fähigkeit, die Hand bei 90° gebeugtem Ellbogengelenk gegen die Schwerkraft gestreckt zu halten. Auch gegen manuellen Widerstand.
- Extension des Daumens: Hier soll der Patient den Daumen seitlich von der Hand entfernen (abspreizen = Abduktion). Auch gegen Widerstand.
- Supination des Unterarms: Bei 90° Flexion im Ellbogengelenk soll der Unterarm supiniert werden (= Test für den N. radialis profundus). Kann auch gegen Widerstand durchgeführt werden.
- Schlüsselgriff: Zwischen Daumen und Zeigefingerseite soll ein Schlüssel gehalten werden. Der Schlüsselgriff kann auch mit einer Supinationsbewegung (Aufschließen) kombiniert werden. Auch gegen Widerstand.

N. medianus

- Tinel-Zeichen: Wiederholtes Beklopfen des N. medianus proximal der Handgelenke (auf der Höhe der Handgelenkslinien) in der radioulnaren Lücke. Bei ausstrahlenden Schmerzen oder Parästhesien kann ein CTS eine mögliche Erklärung sein.
- Spitzgriff: Zwischen Daumen und Zeigefinger wird ein Zahnstocher oder eine Nadel gehalten (Druck auf den Karpaltunnel).
- Ochsner-Test: Dabei werden die Finger ineinander verschränkt (Gebetsposition). Können die Finger II und III nicht gebeugt werden, spricht dies für eine N.-medianus-Lähmung.

- Phalen-Test: Die Handrücken werden aneinandergelegt und die Handgelenke flektiert. Unter leichtem Druck wird die Position für bis zu 2 Min gehalten (Druck auf Karpaltunnel).

N. ulnaris

- Froment-Zeichen: Zwischen Daumen und Zeigefinger wird ein Stück Papier gegen den Zug des Therapeuten gehalten. Die ansteigende Zugintensität wird im Seitenvergleich beurteilt.
- Faustschluss: Bleiben die Finger IV und V gestreckt, kann eine Parese die Erklärung dafür sein.
- Intrinsic Test: Ein Blatt soll zwischen Kleinfinger und Ringfinger gehalten werden. Adduktionsfähigkeit des Kleinfingers wird getestet. Kann mit steigender Zugkraft im Seitenvergleich geprüft werden.
- Handgelenkbeugetest: Gegen Widerstand sollen die Handgelenke in supinierter Ausgangsstellung flektiert werden. Eine Seitendifferenz oder die Unfähigkeit zur Flexion kann ein Hinweis auf eine Läsion von N. medianus oder N. ulnaris sein.

(Modifiziert nach Tillmann 2020, Zilles 2010; Huggenberger 2019; Schünke 2018; Hacke 2019; Antoniades 2015)

5.11 KNP – Klinische Nervenpalpation (Palpation neuraler Strukturen)

Für das manuelle Auffinden von neuralen Strukturen ist die Lokalisation der „Mechanical Interfaces", also die sichere Palpation der umliegenden Strukturen eines Nervs, entscheidend. Eine solide Palpation funktioniert wie eine Wegbeschreibung: Zunächst sollten auffällige Referenzpunkte gefunden werden. Was für eine Wegbeschreibung zum Kino der Kreisverkehr sein kann, ist für die klinische Palpation ein knöcherner Referenzpunkt. Knöcherne

Referenzpunkte können als Fixpunkte der Palpation angesehen werden, da sie ihren Standort nicht verlassen und deshalb immer wieder sicher aufgefunden werden können. Von diesen zuverlässigen Palpationsstrukturen ausgehend werden dann Muskeln, Sehnen, Bänder oder Blutgefäße abgetastet, um zu den meist geschützter in der Anatomie gelagerten Nerven zu gelangen. Es sind nicht immer die großen peripheren Nerven – obere Extremität: Axillaris, Medianus, Radialis, Ulnaris, oder untere Extremität: Femoralis, Saphenus, Ischiadicus, Peroneus, Tibialis, Suralis –, die wir für eine Behandlung lokalisieren müssen. Aber von diesen großen Gefäßen ausgehend lassen sich auch die kleineren Nerven besser auffinden und für die erforderliche Behandlung erfolgreich palpieren.

Nerven sind strukturell greifbar: Sie sind palpabel. Die Palpation vermittelt ein Gefühl für die Unterschiede einzelner Gewebe, und in diesem Fall vermittelt die Palpation einen Unterschied von Beweglichkeit, struktureller Integrität und Drucksensitivität von einzelnen Nerven. Nervenpalpationen fühlen sich, je nach palpiertem Nerv oder Lokalisation und Umgebung, unterschiedlich an. Die Palpation des N. ulnaris an Ellbogen oder Oberarm bewirkt sehr schnell Parästhesien, durch die Druckwirkung auf die primären Neurone. Die Palpation des N. radialis löst meist vermehrte lokale Druckschmerzen aus, aufgrund der innervierten Bindegewebsschichten. Je mehr Faszikel und Bindegewebsanteile bei einem Nerv zu finden sind, desto schwieriger ist es, durch Palpation eine neurologische Reaktion auszulösen. Der Nerv ist dann durch diese bindegewebige Schutzschicht regelrecht vor mechanischer Irritation abgeschirmt.

Verletzungen und Veränderungen der faszikulären Organisation eines Nervs können häufig palpatorisch lokalisiert und abgegrenzt werden. Ein normaler Nerv fühlt sich hart und rund an, wie eine „Spaghetti al dente". Der Nerv sollte von einer Seite zur anderen, quer zu seinem anatomischen Verlauf (translatorisch), verschiebbar sein. Bei zunehmender Spannung des Nervengewebes nimmt diese Verschieblichkeit ab und der Druck am mechanischen Kontaktgewebe des Nervs nimmt entlang seines Verlaufs zu. Durch zusätzliche Adhäsionen des Nervs an seinen mechanischen Berührungsflächen (z. B. durch Verletzung, Entzündungsreaktionen oder Vernarbung) kann das transversale Bewegungsausmaß ebenfalls reduziert werden oder sogar komplett verloren gehen. Adhäsionen in den neuralen Hüllschichten selbst (intra-, peri- und extraneurale Hüllen) verändern häufig die Mobilität in longitudenaler Richtung – sie verhindern also ein Gleiten der Hüllschichten untereinander. So baut sich eine longitudenal gerichtete Spannung oder Bewegungseinschränkung auf.

Palpationen peripherer Nerven sind somit hilfreich bei der Lokalisation pathologischer Veränderungen sowohl im Nerv und seinen Hüllschichten als auch im umgebenden Kontaktgewebe. Auch bei der Beurteilung der neuralen Mechanosensivität sind palpatorische Eindrücke hilfreich.

Das differenzierte Palpieren von neuralen Strukturen kann am besten mit den Fingerkuppen quer zum anatomischen Verlauf des Nervs erfolgen. Bei der exakten Lokalisation von Nerven kann auch der sanfte Palpationsdruck mit einem Fingernagel hilfreich sein. Mit dem Fingernagel kann sich der Untersucher an einen Nerv anhängen und diesen bewegen und verschieben – ähnlich einer Gitarrensaite. Mit diesen Techniken kann die Nervenstruktur vom umgebenden Gewebe abgegrenzt und gut unterschieden werden. Bei einer ersten Kontaktaufnahme sollte der Palpationsdruck zunächst sanft aufgebaut und moderat gesteigert werden. Nerven können, vor allem in einem sensibilisierten Zustand, auf Druck symptomhaft reagieren. Lokale Druckschmerzen, Taubheitsgefühle oder Symptome im Nervenverlauf sind möglich. Im Nervenverlauf sollte den umgebenden Strukturen (dem „Mechanical-Interface-Gewebe") ebenfalls die untersuchende Aufmerksamkeit gewidmet werden, um strukturelle Veränderungen im Kontext zu den neuralen Symptomen und der Betroffenheit des Patienten beurteilen zu können. Im Zuge einer Untersuchung, die im Seitenvergleich stattfinden sollte, werden vor allem Auffälligkeiten der Empfindlichkeiten und der Symptomreproduktion be-

Tab. 5.4   Palpable Nerven des oberen Körperabschnitts

Nerv	Palpationsstelle/n
N. facialis	Vor dem Ohr (präauriculär) teilt sich der Nerv in feinere Äste, die in ihrem Verlauf palpiert werden können
N. trigeminus	Die peripheren Äste (N. ophthalmicus, N. maxillaris und N. mandibularis) sind an den drei Austrittsstellen (supraorbital, infraorbital und mental) palpabel
N. phrenicus	Zwischen dem M. scalenus anterior und dem M. sternocleidomastoideus gelegen, gestaltet sich die Palpation schwierig. Eine Reizinduktion dagegen, ist einfacher anzubringen
N. occipitalis major	Je rechts und links der zervikalen Dornfortsatzlinie am Occiput kann der N. occipitalis major etwa 1–2 Querfinger lateral der Mitte palpiert werden. Der Verlauf kann am Schädel aufwärts verfolgt werden, bis die Verästelungen zu fein werden
N. occipitalis minor	Medial des Processus mastoideus (ca. 1 Querfinger vom N. occipitalis major nach lateral) kann der N. occipitalis minor palpiert werden. Auch dieser kann in seinem Verlauf in die postauriculäre Region verfolgt werden
N. auricularis magnus	Dorsal des M. sternocleidomastoideus kann der Verlauf über den Muskelbauch in Richtung Ohr verfolgt werden. Reizinduktion
N. thoracicus longus	Cranial: auf der Höhe des M. scalenus medius zwischen dem M. sternocleidomastoideus und dem M. trapezius pars deszendens Caudal: auf Höhe der Unterkante des Humeruskopfes zwischen M. pectoralis major und dem M. serratus anterior
N. thoracodorsalis	An der Margo lateralis der Scapula: vom Angulus inferior nach caudal zur Axilla – hier überqueren die Palpationsfinger den Nerv
N. axillaris	1. Palpationsstelle: zwischen den Mm. teres major et minor 2. Palpationsstelle: um den Humeruskopf – Reizinduktion 3. Palpationsstelle: zwischen Caput longum und laterale des M. trizeps – Reizinduktion
N. musculocutaneus	Reizinduktion entlang des M. coracobrachialis (zwischen M. bizeps caput longum und breve)
N. medianus	An der medialen Seite des Ellbogens kann der N. medianus palpiert werden, bevor er durch den M. pronator teres oder unter diesem hindurch verläuft. Distal, wenn der N. medianus wieder nach dem Muskelbauch verläuft, kann er ebenfalls wieder palpiert werden. In der Axilla ist auch eine Reizinduktion möglich
N. radialis	1. Stelle für Reizinduktion: am Sulcus nervi radialis – der Rückseite des Humerus – kann die Reizinduktion appliziert werden. In der Axilla und am medialen Rand des M. brachioradialis (auf Höhe des Ellbogengelenkes) kann der N. radialis palpiert werden
N. ulnaris	An der medialen Seite des distalen Humerus und im Sulcus nervi ulnaris kann der N. ulnaris palpiert werden. Zudem kann er auch in der Axilla lokalisiert werden: Reizinduktion

urteilt. Dies betrifft sowohl die Reaktion von Nerven als auch des umliegenden Gewebes. Besonderes Augenmerk gilt dabei der Beurteilung einer evtl. vorhandenen Hypo- oder Hypersensibilität. Schmerzsensationen, die im Zusammenhang mit neuralen Strukturen zu finden sind, können sowohl einen lokalen als auch einen ausstrahlenden Charakter zeigen. Bei Ausstrahlungen wird unterschieden, ob es sich um die Irritation in ein Dermatom oder in ein vom peripheren Nerv versorgtes Gebiet handelt. Bei Störungen im Dermatom handelt es sich in der Regel um das Innervationsgebiet von Spinalnerven.

Viele periphere Nerven sind in ihrem Verlauf palpabel (siehe Tab. 5.3, 5.4), wenn auch nicht immer einfach zugänglich und häufig auch nicht leicht gegen die umliegenden anatomischen Strukturen abgrenzbar. Eine solide Nervenpalpation braucht fundierte anatomische Kenntnisse, sensibles Fingerspitzengefühl und Übung… Übung… Übung. Manche peripheren Nerven sind aufgrund ihrer anatomischen Lage oder aufgrund ihres Verlaufes nicht direkt für eine Palpation zugänglich und erreichbar, werden nicht selten einfach von anderen Strukturen bedeckt. Dann kann aber immer noch eine Reizinduktion mittels Druck durchgeführt

Tab. 5.5 Palpable Nerven des unteren Körperabschnitts)

Nerv	Palpationsstelle/n
N. femoralis	Einfachste Palpation: Im Leistenkanal – lateral der A. femoralis Manchmal auch im Verlauf des M. iliopsoas tastbar – Reizinduktion
N. genitofemoralis	An der lateralen Kante des M. psoas major und am Ramus ossis pubis ist der Nerv palpabel – jedoch ist eine genaue Differenzierung schwierig – Reizinduktion
N. ilioinguinalis	An der Innenseite des Os Ileum und am Ramus ossis pubis kann der Nerv zumindest mit einer Reizinduktion untersucht werden. Die direkte Palpation ist schwierig
N. cutaneus femoris lateralis	Ausgehend von der Ursprungssehne des M. sartorius an der SIAS (etwa 1–2 Querfinger caudal der SIAS) überquert der N. cutaneus femoris lateralis den M. sartorius und kann dort oft palpiert werden. Sonst: Reizinduktion
N. saphenus	Im mittleren Drittel des Femurs im Adduktorenkanal ist der Nerv diffus palpabel. Auch im distalen Verlauf, dorsalseitig am M. sartorius kann der Nerv evtl. noch lokalisiert werden. Sonst: Reizinduktion
N. ischiadicus	An der Unterkante des Tuber ossis ischii und in seinem Verlauf zwischen M. semitendinosus und M. biceps femoris kann der N. ischiadicus palpiert werden. Auch eine Reizinduktion ist in seinem Verlauf gut möglich
N. peroneus (communis, superficialis, profundus)	Oberhalb des Caput fibulae kann der N. peroneus communis meist gut lokalisiert werden Ab dem Caput fibulae kann die Teilungsstelle und der N. peroneus superficialis (anteriorer Verlauf) palpiert werden. Im distalen Drittel der Fibula kann der N. peroneus superficialis zwischen dem M. extensor digitorum longus und dem M. fibularis longus palpiert werden Posterior des Caput fibulae verläuft der N. peroneus profundus
N. tibialis	In der Kniekehle dient die A. tibialis zwischen den Gastrocnemius-Köpfen als Orientierungspunkt. Nach lateral (M. gastrocnemius caput laterale) liegt der N. tibialis
N. suralis	Kann in seinem Verlauf zwischen den M. gastrocnemius Köpfen oder an der Unterkante des Malleolus lateralis palpiert werden

werden. Dabei wird der Verlauf des Nervs möglichst exakt lokalisiert und dann ein manueller, kontrollierter und angemessener Druck auf die unmittelbare Umgebung des Nervs appliziert. Für die Lokalisation des Nervenverlaufs sind umfassende anatomische Kenntnisse hilfreich und erforderlich. Durch die Lokalisation von „Wegmarken", also auffälligen und unveränderlichen Strukturen wie z. B. knöchernen Referenzpunkten, kann die Palpation beginnen. Der weitere Verlauf der Palpation geht dann über Weichteilgewebe (Muskeln, Sehnen, Bandstrukturen) zur Lokalisation des peripheren Nervs oder seines Verlaufes. Anhand der topografischen Lage aller Strukturen kann dann auf die Position des gesuchten Nervs geschlossen werden. Bei der folgenden Reizinduktion kann der gesuchte Nerv komprimiert werden und evtl. reagieren. Dabei ist immer zu beachten, dass bei einer Reizinduktion häufig auch angrenzende Strukturen (Sehnen, andere Nerven etc.) komprimiert werden, die dann ihrerseits ebenfalls reagieren können. Die Reaktion des gesuchten Nervs, oder des dabei zufällig mitpalpierten Nervs, kann von einer einfachen Druckwahrnehmung, zu einem lokalen Schmerz oder Missempfindungen oder einer direkten Symptomreproduktion reichen. Das Ergebnis der Palpation muss danach immer im klinischen Kontext zu den bestehenden Symptomen des Patienten, den durch die Palpation ausgelösten Symptomen und zum gesamten klinischen Bild des Patienten beurteilt werden.

(Tillmann 2020; Zilles 2010; Schünke 2018; Bauer und Wolfram 2022; Laekeman 2009)

▶ Anatomie ist variabel und individuell und den Körper nach Tillmann, Sobotta, Prometheus oder Kahle/Platzer gibt es nicht. Jede Palpation ist eine Expedition in eine terra incognita.

(Siehe Tab. 5.5)

Literatur

Antoniades A., Nervenkompressionssyndrome, 3. Aufl.,
    Springer Verlag Heidelberg, 2015.

Bartrow K., Physiotherapie am Kiefergelenk, Thieme
    Verlag Stuttgart, 2018.

Bartrow K., Untersuchen und Befunden in der Physio-
    therapie, 3. Aufl. 2019, Springer Verlag Heidelberg.

Bauer/Wolfram, Palpationsatlas, Springer Verlag 2022.

Hacke W., Neurologie, Springer Verlag Heidelberg,
    14. Aufl. 2019.

Huggenberger S., Neuroanatomie des Menschen, Sprin-
    ger Verlag Heidelberg, 2019.

Hilfiker R., Schmerzintensität messen, physiopraxis 11–
    12: 46–47, 2008.

Kermer P., Die neurologische Untersuchung, Springer
    Verlag 2021.

Laekeman/Kreuzer, Großer Bildatlas der Palpation,
    Springer Verlag Heidelberg, 2009.

Schünke, Schulte, Schumacher. Prometheus - Allgemeine
    Anatomie und Bewegungssystem. Thieme Verlag
    Stuttgart, 2018.

Stecco C., Atlas des menschlichen Fasziensystems, Else-
    vier (Urban&Fischer) Verlag München, 2016

Stecco, A., Pirri, C. and Stecco, C. (2019) Fascial ent-
    rapment neuropathy. Clinical Anatomy 32, 883–890.
    https://doi.org/10.1002/ca.23388.

Tillmann B.N., Atlas der Anatomie, 3. Aufl., Springer
    Verlag Heidelberg 2020.

Trepel M., Neuroanatomie – Struktur und Funktion, El-
    sevier (Urban&Fischer) Verlag München 2004

Zilles K., Anatomie, Springer Verlag Heidelberg, 2010.

Neurodynamische Untersuchung in der Physiotherapie (NDU)

6

Eine Untersuchung der Neurodynamik ist vor allem dann erforderlich, wenn Patienten neurologische Symptome (Sensibilitätsstörung, motorische Auffälligkeiten, Kraftverlust) oder bewegungsadaptive Gewebereaktionen wie lokale oder ausstrahlende Spannung bzw. Schmerzen aufzeigen. Dazu gehören auch symptomhafte Reaktionen im neuralen Kontaktgewebe oder im Nervenverlauf wie beispielsweise zunehmende Steifigkeit oder progredienter und persistierender Schmerz. Die neurologischen Symptome können sowohl in der aktuellen Episode als auch in der vergangenen Geschichte des Patienten vorkommen, um die physiotherapeutische Neugierde in der Untersuchung zu wecken.

Bei folgenden Szenarien in der Patientengeschichte kann eine neurodynamische Beurteilung hilfreiche Informationen für die Untersuchung, die Therapie und das darauf basierende Management liefern. Reagiert das Nervensystem bewegungsadaptiv mit Symptomen im Nervenverlauf oder im neuralen Kontaktgewebe, so sind ggf. auch spezielle Mobilisationen des intra- und extraneuralen Hüllgewebes zielführend.

1. Neurodynamische Untersuchung bei bestehenden neurologischen Symptomen oder ausstrahlenden Schmerzen

Neurologische Symptome wie Kribbeln, pelziges Gefühl oder ausstrahlende Schmerzen zeigen deutliche Störungen des Nervensystems an. Um die Irritierbarkeit der neuralen Strukturen und die bewegungs- oder druckabhängige Sensitivität des umliegenden Kontaktgewebes abzuklären und beurteilen zu können, ist eine neurodynamische Untersuchung in diesem Fall anzuraten. Nur wenn die Irritabilität der neuralen Strukturen in die Therapie einbezogen wird, kann die Behandlung um die erforderlichen Maßnahmen erweitert werden und somit zu einer anhaltenden Besserung der Symptomatik führen.

2. Neurodynamische Untersuchung bei neurologischen Symptomen in der Geschichte des Patienten (den letzten 2–3 Jahren)

Manchmal bleibt auch etwas zurück – wenn bei Patienten neurologische Symptome Teil der Problematik in den letzten Jahren waren, sollte die aktuelle Irritierbarkeit und die Mechanosensitivität des Nervensystems und der Kontaktgewebe beurteilt werden. Bei positivem Befund kann die Integration entsprechend angemessener neurodynamischer Behandlungstechniken in das aktuelle Management zielführend sein. Denn auch als „schlummernder" Teil der Problematik können Veränderungen der neurodynamischen Fähigkeiten bzw. veränderte Eigenschaften im Bereich der Nerv-Gewebe-Kontakte die Therapiestrategie nachhaltig beeinflussen und andere Maßnahmen zur Mobilisation im Bereich der Neurodynamik erforderlich machen.

© Der/die Autor(en), exklusiv lizenziert an Springer-Verlag GmbH, DE, ein Teil von Springer Nature 2023
K. Bartrow, *Nervenmobilisation*, https://doi.org/10.1007/978-3-662-67229-7_6

3. Neurodynamische Untersuchung bei ausbleibenden Therapieerfolgen

Bleiben die Symptome des Patienten trotz Behandlung hartnäckig bestehen oder verhalten sie sich sogar progredient, ist immer auch an eine Beteiligung des Nervensystems und an neurodynamische oder neurophysiologische Einflussfaktoren zu denken. Reagiert ein Patient nicht in adäquater Art und Weise auf die angewandten Therapieinterventionen, kann es hilfreich sein, diese kritisch zu hinterfragen, zu überdenken und gegebenenfalls auch die Untersuchungskaskade um den Themenblock „Neurodynamik" zu erweitern.

6.1   Grundlegendes zur Durchführung von neurodynamischen Tests (NDTs)

1. Die nicht betroffene (asymptomatische) Seite zuerst testen

   Um einen vergleichbaren Referenzwert zu erhalten, ist es ratsam, die NDTs zuerst auf der nicht betroffenen, der symptomfreien Seite durchzuführen. Dadurch bekommt der Untersucher einen ersten Eindruck der normalen Beweglichkeit der beteiligten Gelenke, eine erste Rückmeldung der Deformationsfähigkeit des umliegenden Kontaktgewebes (Sehnen, Bänder, Muskeln, Faszien) und eine Rückmeldung über erste Reaktionen und Modulationen der Gewebe auf den Spannungsaufbau durch die NDTs. Auch erste Vorsichtsmaßnahmen können darauf basierend geplant werden. Wenn z. B. Symptome auf der eigentlich nicht betroffenen Seite ausgelöst werden können, ist auf der betroffenen Seite evtl. mit einer noch stärkeren Reproduktion zu rechnen. Entsprechend vorsichtig sollte dann die weitere Untersuchung durchgeführt werden.

2. Auf der betroffenen Seite werden die einzelnen Komponenten des NDTs zuerst separat getestet (also: zuerst alle Gelenke bewegen)

   Bestehende artikuläre Bewegungseinschränkungen der an der Testbewegung be-

teiligten Gelenke können für das Nervensystem mehr Spannung und Druck bedeuten. Auf dieser Basis können diese Einschränkungen auch das Ergebnis eines NDTs nachhaltig beeinflussen. Um persistente artikuläre Störquellen bereits vor dem NDT zu erkennen, ist es ratsam, eine passive Bewegungsprüfung der involvierten Gelenke durchzuführen. In diesem Untersuchungsgang können bestehende artikuläre Symptome erkannt und in die Durchführung des NDTs und spätere Behandlungsinterventionen einbezogen werden.

3. Schmerzbereich einstellen (proximal oder distal, je nach schmerzhafter Region)

   Bei bestehenden Dauerschmerzen und auch, um Exazerbationen weitgehend zu verhindern, kann der Problembereich für den Schmerz neutral oder zumindest schmerzreduziert eingestellt werden. So kann untersucht werden, ob der Schmerz neural moduliert wird oder ob es sich um einen lokalen nozizeptiven Schmerz, der z. B. aufgrund einer Gewebeläsion auftritt, handelt.

4. Testbewegung (NDT) durchführen

   Die NDTs sollten zunächst in ihrer standardisiert beschriebenen Weise durchgeführt werden. Danach können patientenindividuelle Anpassungen erfolgen, die dann allerdings auch exakt dokumentiert werden müssen, um eine klinische Reproduzierbarkeit zu gewährleisten. Die Reihenfolge der einzelnen Bewegungskomponenten der NDTs kann individuell auf den Patienten abgestimmt werden. Manchmal ist es durchaus sinnig, die Reihenfolge des NDTs zu verändern, um zu prüfen, ob sich dadurch auch die Symptome verändern.

5. Differenzierung/Sensibilisierung

   Die letzte Bewegungskomponente in der Testbewegung des NDTs kann direkt zur Sensibilisierung benutzt werden, wenn die Intensität der Symptomreproduzierung es zulässt. Zwischen Beschwerdebereich und Sensibilisierungskomponente sollte noch ein Gelenk liegen. Als Sensibilisierung wird die Unterscheidung bezeichnet, ob es sich bei der Ursache der reproduzierten Symptome um eine neurale oder periphere Komponente (andere Gewebe) handelt.

▶ Ein NDT gilt dann als positiv, wenn mit ihm die bekannten (neurologischen, neurodynamischen) Symptome reproduziert werden können.

6.2 Bewegungsmanöver zur weiteren Sensibilisierung

Voreinstellungen am symptomatischen Gelenk/Beschwerdebereich
Wenn die Modulation mit „Off"-Tension und „In"-Tension im Beschwerdebereich Veränderungen der Symptome bewirkt, ist eine neurodynamische Störung anzunehmen.

Addieren eines NDTs auf der kontralateralen Seite Um den neuralen Spannungsstress auf der symptomhaften Seite zu steigern, können auch auf der kontralateralen Seite neurodynamische Spannungspositionen aufaddiert werden. Da das Nervensystem ein Kontinuum darstellt, sind Veränderungen der Symptome auch durch NDT auf der kontralateralen Seite erklärbar und können auf eine neurodynamische Problematik hindeuten.

Slump/SLR-Test Die zusätzliche Anwendung eines Slump- oder Straight-leg-raise(SLR)-Tests bringt weiteren neurodynamischen Stress im Sinne einer gesteigerten neuralen Spannung in den Organismus des Patienten. Haben diese Manöver einen Einfluss auf die Symptome, ist an eine neurodynamische Störung durchaus zu denken.

▶ Tipp Neurodynamische Tests haben tatsächlich eine eher geringe diagnostische Aussagekraft bezüglich einer spezifischen Pathologie. Sie sind nicht wirklich gut geeignet, um damit Neuropathien, Bandscheibenveränderungen oder Radikulopathien zu finden oder diese Pathologien damit klinisch zu bestätigen. Neurodynamische Tests eignen sich hingegen gut, eine Überempfindlichkeit einer Körperregion gegen mechanische Bewegungsreize zu beurteilen und vergleichend einzuschätzen. Anzeichen einer verstärkten Mechanosensitivität (ein positiver neurodynamischer Test) sind nicht gleichbedeutend mit dem Bestehen neuropathischer Schmerzen.

Nicht immer bedeutet ein positiver neurodynamischer Test, dass es sich klinisch um einen sensibilisierten peripheren Nerv handeln muss. Es können auch generalisierte Überempfindlichkeiten vorhanden sein, die von einer Fibromyalgie, Stress, einem Schleudertrauma, einer anderen Verletzung oder schlicht einer physischen oder psychischen Überlastung getriggert werden. Triggerfaktoren für Schmerzwahrnehmungen sind vielschichtig und vor allem variabel und müssen in diesem Kontext immer mit einbezogen werden.

Jeder neurodynamische Test kann auch gleichzeitig als eine mögliche Behandlungstechnik in der Therapie eingesetzt werden. Dabei können sowohl die gesamte Testbewegung genutzt werden als auch einzelne Teilkomponenten – z. B. nur die distalen oder proximalen Komponenten einer Testbewegung.

Literatur

Antoniades A., Nervenkompressionssyndrome, 3. Aufl., Springer Verlag Heidelberg, 2015.

Bartrow K., Untersuchen und Befunden in der Physiotherapie, 3. Aufl. 2019, Springer Verlag Heidelberg.

Butler D. S., Mobilisation des Nervensystems, 2. korr. Nachdruck., Springer Verlag Heidelberg 1998.

Elvey L.R. Physical evaluation of the peripheral nervous system in disorders of pain and dysfunction. *J. Hand Ther.* 1997; 10: 122–129.

Elvey RL. „Adverse neural tension" reconsidered. Australian Journal of Physiotherapy 1998;3:13–18.

Franze K, The mechanical control of nervous system development. Development 140, 3069–3077 (2013).

Nordez A, Gross R, Andrade R, Le Sant G, Freitas S, Ellis R, McNair PJ, Hug F, Non-muscular structures can limit the maximal joint range of motion during stretching, Sports Medicine 47(10), 1925–1929 (2017).

Shacklock M. (2008). Angewandte Neurodynamik. Muskuloskeletale Strukturen verstehen und behandeln. Elsevier-Verlag, München; 1. Auflage.

Schleich R., Lehrbuch Faszien, Urban&Fischer – Elsevier München, 2014.

Physiotherapeutische neurodynamische Behandlungsstrategien

7

Für die Behandlung von neurodynamischen Symptomen ist eine multimodale Therapiestrategie vielversprechend und empfehlenswert. Da sich auch die Zielgewebe des betroffenen Kontaktgewebes der Therapie meist variabel darstellen, müssen die Behandlungstechniken daran ausgewählt werden. So haben neben den neurodynamischen Slider- und Tensioner-Techniken auch verschiedenste Behandlungstechniken für das neurale Kontaktgewebe, von Manueller Therapie oder Weichteiltechniken über fasziale Release-Techniken bis hin zu Cupping, Flossing oder Trigger-Techniken, durchaus ihre Berechtigung. Anhand der Anamnese und eines patientenzentrierten Clinical Reasoning können die passenden Behandlungstechniken klinisch begründet ausgewählt werden (Antoniades 2015; Bartrow 2019).

7.1 Vorsichtsmaßnahmen

Die klinisch wichtigsten Vorbereitungen für eine Untersuchung der neurodynamischen Funktionsfähigkeiten bestehen in einer umfangreichen und gründlichen Anamnese. Damit können viele relevante Informationen bezüglich der bestehenden neurologischen und neurodynamischen Symptome abgefragt werden. Vor allem werden Informationen über die Irritabilität und Sensitivität der Beschwerden benötigt, um in der Diagnostik und Therapie die optimale Dosierung finden zu können. Auch die Auswirkungen auf Freizeit und Beruf sind für die therapeutischen Zielsetzungen relevant. Für bestmögliche klinische Sicherheit sind folgende Untersuchungen im Sinne von Vorsichtsmaßnahmen vor der Durchführung von NDTs empfehlenswert:

- Anamnese
- Körperliche Untersuchung
- Neurologische Untersuchung (Konduktionstests)
- Bewegungsprüfung der Gelenke, die bei der Durchführung der neurodynamischen Tests involviert sind und bewegt werden müssen (um muskuloskelettale Einflussgrößen zu finden oder auszuschließen)
- Aufklärung des Patienten über die Notwendigkeit der Reproduktion von Symptomen

7.2 Normale Reaktionen

Bei der Durchführung von neurodynamischen Tests kann es zu einer Reihe von „normalen Reaktionen" der lokalen und umliegenden Strukturen kommen. Bei jedem körperlichen Test werden durch Bewegung mechanische Kräfte generiert, die auf den Organismus einwirken und zu einer Wahrnehmung und Reizantwort führen. Nicht jede Reaktion ist als pathologisch einzustufen oder gesundheitlich bedenklich.

Tab. 7.1 Neurodynamische Behandlungstechniken

Mechanical-Interface-Techniken	Die Behandlung des direkten Kontaktgewebes mit dem peripheren Nerv ist meist der erste Schritt im Therapieaufbau
Umgebendes Gewebe	Behandlungstechniken in der unmittelbaren Umgebung des Nervenverlaufs beinhalten auch alle Strukturen, die keinen unmittelbaren direkten Kontakt zum peripheren Nerv haben
Slider-Techniken	Mit Slider-Techniken wird der Nerv sanft in seinem Gleitlager hin- und herbewegt. Der periphere Nerv gleitet durch seine Kontaktgewebe. Dabei sollte möglichst keine verstärkte Spannung auf den Nerv einwirken
Tensioner-Techniken	Mit diesen Techniken wird der Nerv gezielt und dosiert unter Spannung gesetzt. Einer der wichtigsten Effekte dabei ist die Steigerung der intraneuralen Durchblutung durch direkte Deformation der neuralen Strukturen

Eine direkte Reproduktion der aktuellen Symptome des Patienten oder ein Auftreten neuer, bisher noch unbekannter Symptome kann im Sinne einer Bestätigung für eine neurodynamische Störung gewertet werden, vor allem wenn die Symptome durch sensibilisierende Bewegungen verändert werden können. Treten hingegen lediglich muskuloskelettale Symptome (Spannen, Ziehen, Stechen, Schmerz, Druckgefühl etc.) während des Tests auf, die sich durch neurodynamische Verstärkung mittels sensibilisierender Bewegungen nicht beeinflussen lassen, sind diese eher als normale Reaktionen zu bezeichnen (Butler 1998; Shacklock 2008).

Als normale Reaktionen können folgende Effekte angesehen werden:

- Spannungsgefühl (im Sinne einer Muskeldehnung),
- neues (unbekanntes) Ziehen/Spannen in der Peripherie der untersuchten Extremität,
- Gelenk- oder Muskelschmerz ohne neurale Verstärkungsneigung.

7.3 Einstieg und Progression

Neurale Symptome können durch zu intensive mechanische Irritation verstärkt werden. Auch eine physiotherapeutische Untersuchung und besonders die Durchführung der NDTs können solche symptomverstärkenden Reaktionen hervorrufen. Daher ist anzuraten, die Dosierung der Untersuchung und Behandlung an die bestehende Sensitivität der Patientengewebe und an die Irritabilität der Symptome anzupassen.

Durch die Bedingungen des axoplasmatischen Transports (langsame Reaktionswege der Bewegungsinformation) kann es bei einer Überdosierung der Therapiereize auch zu einer Exazerbation (Verschlechterung der Problematik) kommen. Die Intensität und die Progression der Therapieinterventionen sollte sich stets nach der individuellen Belastbarkeit des Patienten, seines Nervensystems oder nach der Gesamtbelastbarkeit des Bewegungsapparates richten. Der progressive Therapieaufbau von neurodynamischen Behandlungstechniken sieht die in der folgenden Tabelle gezeigte Reihenfolge der Interventionen vor (siehe Tab. 7.1).

7.4 Mechanical-Interface-Techniken

Die Behandlung der neuralen Kontaktareale im peripheren Verlauf von Nerven kann vor allem dann ein effektiver Therapieeinstieg sein, wenn die Störungen eher in den extraneuralen Hüllen lokalisiert sind. Nicht jeder positive NDT ist ein Indiz für eine intraneurale Störung der Neurodynamik. Sehr häufig lassen sich durch Mechanical-Interface-Techniken, also durch die Behandlung der geweblichen Nervenumgebung, bereits Verbesserungen in der Spannungs- und Bewegungstoleranz von peripheren Nerven erzielen. Die Anwendung von Behandlungstechniken ist dabei nicht auf eine einheitliche Ausgangsstellung begrenzt, sondern sollte jeweils an das funktionelle Problem des Patienten angepasst werden. Diesem Gedanken folgend, können Behandlungen des mechanischen

Kontaktgewebes auch in einer voreingestellten NDT-Position durchgeführt werden. Häufig können in diesen Positionen effektivere Anpassungen und Veränderungen erreicht werden. Im Verlauf einer Therapieserie ist dies auch ein Mittel, um eine Progression der Behandlungstechniken zu generieren: die Behandlung immer näher in eine auslösende Körperposition zu verlagern. Als Interventionstechniken sind hierbei unter anderem Weichteiltechniken, Gelenkmobilisationen, Dehnungen, Trigger-Techniken, Fascial-Release-Techniken, Cupping, Flossing oder eine funktionelle Übungsbehandlung mit angeleiteten Übungen denkbar. Dabei sollten die Übungen für Patienten ebenfalls, wie die passiven Behandlungstechniken, zentriert und individuell am Patientenproblem ausgerichtet und entwickelt werden. Bei starken Schmerzen oder bei stark irritierbaren Symptomen ist es anfangs manchmal nötig, die umliegenden Strukturen mit passiven Techniken zu beeinflussen und damit die Schmerzschwelle anzuheben. Im Sinne einer Desensitivierung kann der Patient wieder auf mehr Aktivität, Bewegungs- und Belastungstoleranz oder das Gewebe auf mehr Deformationstoleranz vorbereitet werden.

Es kommt sehr selten vor, dass an einer Störung am Bewegungsapparat ausschließlich eine einzige Struktur kausal beteiligt ist. Eine Behandlung der umliegenden Kontaktgewebe wird je nach betroffener Struktur (Muskel, Knochen, Ligament oder Sehne) mit vielfältigen Techniken durchgeführt. Dabei ist die Wahl der Behandlungsintervention oder Technik nicht an ein Konzept gebunden, sondern vielmehr von den individuellen Bedingungen des einzelnen Patientenfalls abhängig. Dabei spielen vor allem die betroffenen Gewebe, die Auswirkungen der Problematik, die Sensitivität der Symptome und die Persönlichkeitsstruktur des Patienten eine größere Rolle als irgendeine Konzeptaffinität. Grundlegend sind alle Behandlungsinterventionen und Techniken möglich, die die Bedingungen in und um die umliegenden Kontaktgewebe verändern können. Dafür kommen unter anderem folgende Therapietechniken zum Einsatz:

- Aktive Übungen, Training, Eigenübung
- Techniken der Manuellen Therapie
- PNF (propriozeptive neuromuskuläre Fazilitation)
- Griffe der Klassischen Massage
- Techniken der Bindegewebsmassage
- Erweiterte Bindegewebstechniken: Cupping, Flossing, Trigger-Techniken
- Fascial-Release-Techniken (Rollout)
- Dehnungen von Muskeln und faszialem Gewebe
- Friktionsmassage
- Antagonistische Hemmung/postisometrische Relaxation

7.5 Grundlegendes zu Slider- und Tensioner-Techniken

Bei jeder Bewegung des menschlichen Körpers treten veränderte Spannungen und Drucksituationen im Gewebe auf. Diese Kräfte wirken auch auf das Nervensystem. Für ein größtmögliches ROM passen sich die Nerven (periphere Nerven und zentrales Nervensystem) durch Bewegungsfähigkeit und Deformationstoleranz an diese Anforderungen an. Bei allen Bewegungen kommt es immer zu neuralem Gleiten und neuralem Spannen (Slider und Tensioner). Meist befinden sich Gewebedruck und neurale Deformation in Bereichen, die asymptomatisch bleiben. Erst wenn sich Veränderungen ergeben, die den Gleichgewichtszustand zwischen mechanischen Kräften und der Anpassungsfähigkeit des Nervensystems nachhaltig stören, wird die Situation symptomhaft. Nerven passen sich diesen mechanischen Bewegungsanforderungen primär durch Glätten ihrer gefalteten Oberflächenstruktur und durch ein Gleiten an. Das Gleiten findet zunächst intraneural in den neuralen Hüllstrukturen (ähnlich einem Teleskop) und danach auch extraneural gegen das umliegende Gewebe statt. An letzter Stelle steht dann bei weiterhin steigenden mechanischen Anpassungsanforderungen eine Spannungszunahme im Verlauf der gesamten neuralen Struktur. Wird die Spannung zu groß, erfolgt eine verstärkte Deformation des neuralen Gewebes. Durch die Zugspannung verringert sich das Lumen der neuralen Struktur. Dies hat negative Folgen für die Durchblutung und viele intraneurale Prozesse. Störungen der Sensorik, Motorik, eine gesteigerte Schmerzwahrnehmung oder andere Symptome sind die Folge. Der größte Teil der Bewegungsanpassung findet bei den neuralen Strukturen in den Bereichen Glätten und Gleiten statt. So stellt der Nerv seine physiologische Infrastruktur sicher und erhält sich die Funktionsperformance.

7.6   Slider-Techniken

Bei einer Slider-Technik gleitet der Nerv durch seine umgebenden Kontaktgewebe. Dabei sollten möglichst keine wesentlichen Spannungen auftreten. Es geht vielmehr darum, den Nerv gegen das umliegende Gewebe (extraneurales Gleiten) und in sich (intraneurales Gleiten) gegen seine Hüllen (Endo-, Peri- und Epineurium) gleiten zu lassen. Die Slider-Bewegung wird durch eine Bewegung an einem Ende des Nervenverlaufs ausgelöst. Dies kann von proximal oder von distal ausgehend durchgeführt werden. Demnach wird eine proximale Slider-Technik von einer distalen Slider-Technik unterschieden. Dazu wird der Nerv durch eine Bewegungskomponente in eine Bewegungsanpassung versetzt, während von der anderen Seite nachgelassen wird. Die Bewegung, die der Nerv dabei macht, kann mit einem Handtuch, das zum Rücken-Abrubbeln benutzt wird, verglichen werden. Dabei bleibt das Handtuch auch in derselben Länge und wird als Gesamtpaket über den Rücken bewegt.

Beispiel
Beim NDT 1 für den N. medianus bestehen die distalen Spannungskomponenten in der Dorsalextension der Hand/Finger und in der Ellbogenextension. Die proximale Spannungskomponente stellt die zervikale Lateralflexion zur Gegenseite dar. Für eine distale Slider-Technik kann nun die Dorsal-

extension der Hand/Finger mit der Ellbogenflexion kombiniert werden. Die Spannung über die Handkomponente wird von einer Entlastung durch die Ellbogenflexion begleitet. So gleitet der Nerv durch sein distales Gleitlager, durch das umliegende Kontaktgewebe. Für eine proximale Slider-Technik wird die zervikale Lateralflexion zur Gegenseite mit der Ellbogenflexion kombiniert und nachfolgend die Lateralflexion zur gleichen Seite mit der Ellbogenextension gekoppelt (Lateralflexion kontra + Ellbogenflexion; Lateralflexion ipsi + Ellbogenextension). Jede Spannungskomponente wird von der Gegenseite durch eine entspannende Bewegungskomponente entlastet und der Nerv so durch sein Gleitlager gezogen. ◄

7.7   Tensioner-Techniken

Tensioner-Techniken bringen den gesamten Nerv unter Spannung und verändern damit auch die Physiologie (Durchblutung, Axoplasmatransport, Reizaufnahme, Reizleitung). Ab einem bestimmten Bewegungsausmaß entsteht zwangsläufig ein Spannungsmoment im Gewebe, das sich auch auf das Nervensystem auswirkt. Bis zur Spannungsübertragung gleitet der Nerv noch in seinem Kontaktgewebe. Sind die Adaptionsmechanismen aus Glätten und Gleiten erschöpft, beginnt die Spannungsphase – Tensioner. Um Tensioner-Techniken effektiv einzusetzen, werden wieder proximale und distale Bewegungskomponenten genutzt. Es gibt also wieder die Unterscheidung zwischen distalen und proximalen Tensioner-Techniken. Dabei wird die Spannung von einer Seite ausgehend initiiert und von der anderen Seite gehalten oder durch eine weitere Spannungsbewegung verstärkt.

Beispiel
Beim NDT 1 für den N. medianus bestehen die distalen Spannungskomponenten in der Dorsalextension der Hand/Finger und in der Ellbogenextension. Die proximale Spannungskomponente stellt die zervikale

Lateralflexion zur Gegenseite dar. Für einen distalen Tensioner wird die zervikale Lateralflexion zur Gegenseite eingestellt und die Dorsalextension von Hand/Fingern repetitiv durchgeführt. So verstärkt sich am Ende der distalen Bewegungskomponente jeweils die neurale Spannung. Es können auch beide Bewegungskomponenten (distal und proximal) gleichzeitig genutzt werden. Dann stellt sich die Spannung schneller und intensiver ein. Proximale Tensioner-Techniken werden von distal eingestellt (Extension von Hand und Fingern) und dann über die proximale Komponente (zervikale Lateralflexion zur Gegenseite) ergänzt und verstärkt. Tensioner-Techniken sind vor allem bei intraneuralen Störungen (Adhäsionen der intraneuralen Hüllen, Durchblutungsproblematiken der neuralen Hüllen oder Störungen im Axoplasmatransport) effektiv und hilfreich. ◄

7.8   Training und Neurodynamik

Therapie ist gleich Training und Training ist gleich Therapie. Sowohl in der Therapie als auch in einem sportlichen Training setzen wir auf dieselben Adaptionsmechanismen und auf eine Veränderung der Leistungsfaktoren des menschlichen Organismus (Leistungsfaktoren: Kraft, Ausdauer, Beweglichkeit, Schnelligkeit und Koordination), um individuelle Ziele zu erreichen (siehe Tab. 7.2). Dabei sind sogar die Ziele in beiden Bereichen, Therapie und Training, grundlegend dieselben.

Bei den meisten Zielen in Therapie und Training müssen körperliche Verbesserungen und Adaptionsmechanismen erreicht werden. Daher gelten auch die Gesetzmäßigkeiten aus der Trainingswissenschaft. Dazu zählen unter anderem die Belastungsnormative (Anzahl der Wiederholungen/Sätze, Pausengestaltung, Reizintensität oder Trainingsbereich, Dauer eines Reizes/Frequenz, Reizumfang, Trainingshäufigkeit), die das Feintuning-Set für die Effektivität von Therapie und Training darstellen. Mit diesen Faktoren wird eine Therapie und ein sportliches Training gesteuert und auf die jeweilige Zielsetzung hin optimiert. Die Zusammensetzung dieser Faktoren reguliert die Intensität, die Reaktion des Organismus und die Anpassungsgeschwindigkeit. Für beide Bereiche, Therapie und Training, gelten auch die Trainingsprinzipien (Superkompensation, progressive Belastung, optimale Belastungsreihenfolge, variierende Belastungen, langfristiger Trainingsaufbau). Die Gesetze der Trainingswissenschaft gelten dabei geschlechterunabhängig, altersunabhängig und unabhängig von körperlichem Zustand oder Erkrankungen (ausgenommen irreparable Schäden oder bestehende Kontraindikationen durch spezielle Pathologien). Da der Therapieerfolg bei Behandlungen von neurodynamischen Störungen ebenfalls von körperlichen Adaptionsmechanismen abhängt, greifen die sogenannten Trainingsgesetze auch hier. Biologische Adaption erfordert eine Störung des Gleichgewichtes durch adäquate Reize. So kommt ein Organismus aus der Homöostase, dem Point of Balance. In dieser Heterostase

Tab. 7.2 Häufige Ziele in Therapie und Training

Häufige Trainingsziele	Häufige Ziele in der medizinischen Therapie
• Kraftsteigerung	• Muskelkraft erhöhen
• Steigerung der Ausdauerfähigkeit	• Ermüdungswiderstandsfähigkeit ausbauen
• Beweglichkeit verbessern	• Mobilität verbessern
• Hypertrophie	• Schmerz reduzieren
• Schnelligkeit verbessern	• Gleichgewichtstraining
• Schmerz reduzieren	• Koordinationsverbesserung (Bewegungsökonomie)
• Gleichgewicht optimieren	• ADL verbessern (Anziehen, Treppensteigen, mit Besteck essen,
• Koordination verbessern	Heben/Tragen, Hausarbeit etc.)
• Sportartspezifische Technik verbessern	
• Sportgerät besser kontrollieren	

können Reaktionsmechanismen ausgeschöpft werden, die zu einem neuen Gleichgewicht führen und den Organismus verbessern. Das ist auch das Ziel eines jeden Trainings: eine stabile Ausgangssituation auf einem höheren Leistungsniveau zu errichten.

7.9   Dehnungen

Eine Dehnposition wirkt immer auf alle beteiligten Gewebe und nicht ausschließlich auf die Muskulatur. Fasziale Hüllen, Blutgefäße und auch Nerven sind ebenso in die Verlängerungsbeanspruchung durch die Spannungsreize involviert. Vor allem die faszialen Hüllen von Muskeln und Nerven adaptieren auf zyklische Zugreize und verbessern die dynamische Elastizität. Fasziale Hüllen verbessern auf Dehnungsreize auch ihre Wasserbindungsfähigkeit und in der extrazellulären Matrix können qualitativ bessere Schmierstoffe gebildet werden, was die viskoelastischen Eigenschaften der neuralen Hüllen und damit auch die Gleitfähigkeit für die Neurodynamik optimiert (Bora 1980; Nordez et al. 2017; Ellis et al. 2008; Franze 2013; Guissard 2001; Lee 2017; Martinez 2017; Rugel 2020). Insofern haben Dehnungsübungen durchaus ihre Berechtigung, im Zusammenhang mit neurodynamischen Mobilisationen als Behandlungsoption zur Verfügung zu stehen. Sie ergänzen das therapeutische Portfolio um zusätzliche Behandlungstechniken. Dehnungen können sehr wohl Teil der physiotherapeutischen Behandlungssitzung sein und dort als aktive oder passive Dehnung angewandt werden. Auch eine Instruktion von Dehnungsübungen für ein selbstverantwortliches Eigentraining ist sinnvoll.

7.10   Selbstwirksame Eigenübungen – Selbstmanagement des Patienten

Übungen müssen immer ein Teil der physiotherapeutischen Behandlung sein. Dabei erfüllen Übungen in der Physiotherapie stets mehrere Effekte. Zum einen lassen sich Therapie-

reize durch gezielte individuelle Übungen steigern. Somit stellen Übungen auch eine elegante Möglichkeit der Progression dar. Außerdem vermitteln Eigenübungen die Möglichkeit, selbst etwas gegen die vorhandenen Gesundheitsstörungen unternehmen zu können. Keine Übungen zu haben, mit denen man Schmerzen reduzieren oder Bewegungen wieder verbessern kann, bedeutet auch, machtlos und ausgeliefert zu sein. Selbstwirksame Übungen bringen den Patienten positive Rückmeldungen darüber, die Probleme wieder kontrollieren zu können. Ein weiteres positives Feedback kommt über die Info der eigenen Belastbarkeit und über die Möglichkeiten, wieder aktiv sein zu können. Gezielt instruierte Übungen bringen auch mehr Zeit in der Therapie mit sich, da viele Therapieinhalte durch die Eigentherapie in Form von Übungen aus der Therapie herausgelöst werden können. Der Patient verfolgt damit spezielle Ziele in Eigenregie, und in der Therapie bleibt mehr Zeit für die Dinge, die der Patient nicht selbst machen kann. Übungen sorgen auch für die nachhaltige Besserung der Symptome und eröffnen den Patienten die Möglichkeit, bei Rezidiven früh selbsttätig an der Besserung der Beschwerden zu arbeiten.

Literatur

Antoniades A., Nervenkompressionssyndrome, 3. Aufl., Springer Verlag Heidelberg, 2015.

Bartrow K., Untersuchen und Befunden in der Physiotherapie, 3. Aufl. 2019, Springer Verlag Heidelberg.

Bora, F.W., Jr., Richardson, S. and Black, J. (1980) The biomechanical responses to tension in a peripheral nerve. Journal of Hand Surgery 5, 21–5. https://doi.org/10.1016/S0363-5023(80)80037-2.

Butler D. S., Mobilisation des Nervensystems, 2. korr. Nachdruck., Springer Verlag Heidelberg 1998.

Elvey L.R. Physical evaluation of the peripheral nervous system in disorders of pain and dysfunction. *J. Hand Ther.* 1997; 10: 122–129.

Ellis, R., Hing, W., Dilley, A. and McNair, P. (2008) Reliability of measuring sciatic and tibial nerve movement with diagnostic ultrasound during a neural mobilisation technique. Ultrasound in Medicine & Biology 34, 1209–1216. https://doi.org/10.1016/j.ultrasmedbio.2008.01.003.

Elvey RL. „Adverse neural tension" reconsidered. Australian Journal of Physiotherapy 1998;3:13–18.

Franze, K. (2013) The mechanical control of nervous system development. Development 140, 3069–3077. https://doi.org/10.1242/dev.079145.

Guissard, N., Duchateau, J. and Hainaut, K. (2001) Mechanisms of decreased motoneurone excitation during passive muscle stretching. Experimental Brain Research 137, 163–169. https://doi.org/10.1007/s002210000648.

Lee, J.H. and Kim, T.H. (2017) The treatment effect of hamstring stretching and nerve mobilization for patients with radicular lower back pain. The Journal of Physical Therapy Science 29, 1578–1582. https://doi.org/10.1589/jpts.29.1578.

Martinez-Paya, J.J., Rios-Diaz, J., Del Bano-Aledo, M.E., Garcia-Martinez, D., de Groot-Ferrando, A. and Merono-Gallut, J. (2015) Biomechanics of median nerve during stretching assessing by ultrasonography. Journal of Applied Biomechanics 31(6), 439–444. https://doi.org/10.1123/jab.2015-0026.

Nordez A, Gross R, Andrade R, Le Sant G, Freitas S, Ellis R, McNair PJ, Hug F, Non-muscular structures can limit the maximal joint range of motion during stretching, Sports Medicine 47(10), 1925–1929 (2017).

Rugel, C.L., Franz, C.K. and Lee, S.S.M. (2020) Influence of limb position on assessment of nerve mechanical properties by using shear wave ultrasound elastography. Muscle Nerve 61, 616–622. https://doi.org/10.1002/mus.26842.

Schleip R. (2014). Lehrbuch Faszien, Urban&Fischer – Elsevier München.

Shacklock M. (2008). Angewandte Neurodynamik. Muskuloskeletale Strukturen verstehen und behandeln. Elsevier-Verlag, München; 1. Auflage.

Die NDTs – Neurodynamische Untersuchungs- und Behandlungsstrategien

Die klinische Untersuchung des Nervensystems wird im Wesentlichen von den Fragen „Wonach suchen wir in der physiotherapeutischen Diagnostik?" und „Wie zeigen sich die typischen Symptome des Patienten?" geprägt und gesteuert. Viele dieser wichtigen Informationen erhalten wir bereits in der Anamnese vom Patienten bei der subjektiven Schilderung seiner Problematik. Andernfalls sollten wir gezielt danach fragen.

Davon könnten Patienten berichten:

- Linienförmige Schmerzen im Verlauf peripherer Nerven
- Symptome an Stellen, wo Nerven verletzungsanfällig sind (Befestigungen, Verzweigungen, Tunnelsituationen, oberflächliche Lage)
- Symptome im Versorgungsgebiet der Nervenwurzeln
- Zusammengehörende Schmerzpunkte entlang des Nervensystems (Nackenschmerz und Ellbogenschmerz: Double-Crush-Problematik)

So könnten sich der Schmerz oder die Symptome bei den Patienten präsentieren:

- Typische Nervenschmerzen (brennend, stechend, bohrend, einschießend…)
- Vegetative Symptome (Schweißsekretion, Übelkeit, Erbrechen, kalte Hände…)
- Parästhesien oder Dysästhesien wie z. B. Kribbeln, pelziges Gefühl, Ameisenlaufen

- Klassische neurologische Symptome wie beispielsweise Taubheit, Kraftminderung oder Reflexausfall

So könnten sich die Symptome bei Aktivitäten oder im Tagesverlauf verhalten:

- Symptome können spontan verändert (verstärkt oder reduziert) werden
- Neuraler Stress verstärkt die Symptome (Socken anziehen, ins Auto steigen…)
- Vermehrte Symptome in der Nacht

Das könnte bei der Inspektion von Patienten mit neurodynamischen Störungen auffallen:

- „Off-tension"-Haltungen (HWS Lateralflexion, Ellbogen Flexion, Hüfte Flexion/Abduktion/Außenrotation…)
- „In-tension"-Haltungen (Schultergürteldepression, BWS Kyphose…)
- Muskuläre Atrophie, Tonusveränderungen
- Schwellung über Nerven (vor allem an Engstellen) oder in der Plexusregion

Das könnte bei passiven Bewegungen passieren:

- Symptomhafte lokale Veränderungen im Bereich des „Mechanical Interface"
- Steigende Spannungswahrnehmung
- Gegenspannung als Schutzreaktion vor zu hohen Zugkräften (evtl. sogar Spasmus der umgebenden Muskulatur)

Für die Erklärung der aktuellen Problematik und zur Klärung der Schmerzart könnten diese ersten Informationen und Überlegungen zur klinischen Präsentation der Symptome hilfreich sein. Neurodynamische Störungen können an den Kontaktstellen zum umliegenden Gewebe (also: Mechanical-Interface-dominant), an der leitenden Nervenstruktur (also: neural dominant) oder auch am vom Nerv innervierten Gewebe (also: Zielgewebe-dominant) entstehen.

1. Interface-dominant
   Ein Mechanical Interface ist eine mechanische Kontakt- oder Berührungsfläche eines Nervs mit seinem umliegenden Gewebe. Die Berührungsfläche kann dabei muskulär, knöchern, ligamentär oder faszial sein – jedes Gewebe, das mit einem Nerv in Kontakt kommt, wird als Mechanical Interface bezeichnet. An manchen Stellen verlaufen Nerven sehr oberflächlich und haben eine enge Kontaktbeziehung zu ihren Mechanical Interfaces, also dem umliegenden Gewebe. Manchmal verändert sich diese Kontaktbeziehung: Es kann zu strukturellen Veränderungen sowohl am Nerv (durch Verletzung/Kompression der bindegewebigen extra- und intraneuralen Hüllgewebe oder durch darauffolgende Adhäsionen und pathologische Cross-Link-Bildung) als auch am Mechanical Interface selbst (osteophytäre Anbauten, bindegewebige Veränderungen/Adhäsionen oder muskuläre Tonusdysregulation) kommen. Sind diese Veränderungen eine wichtige Komponente des Symptomgeschehens, so zeigt sich häufig die Bewegung des Nervs in eine Richtung als symptomauslösend. Das spezifische Symptom wird vor allem dann ausgelöst, wenn sich der Nerv strukturell über das Mechanical Interface bewegen muss und es so zu einer lokalen Druckerhöhung für den Nerv kommt. Meist ist die Bewegung des Nervs dabei lediglich in eine Richtung symptomauslösend und die Rückbewegung des Nervs

bleibt symptomfrei oder zumindest symptomreduziert – da sich der Nerv dann wieder dem verstärkten Druck entziehen kann.

2. Neural dominant
   Kommt es vor allem bei Bewegungen zu einem Symptomerleben, die einen mechanischen Zug von beiden Seiten am Nerv produzieren und den Nerv somit unter Zugspannung setzen, kann von einem überwiegend neural dominanten Symptomkomplex ausgegangen werden. Diese Spannung des Nervs wird dann besonders intensiv ausgelöst, wenn die anatomische Struktur eines Nervs von beiden Seiten durch die Aktivität auseinanderbewegt wird. Dann reagiert der Nerv zuerst mechanisch: Wird an einem elastischen Gewebe von beiden Seiten intensiv gezogen, findet zunächst eine mechanische Verlängerung des Gewebes (auch des Nervs) in seiner elastischen Zone statt. Dabei verlängert sich das Gewebe und wird gleichzeitig dünner dabei, da das Volumen erhalten bleiben muss. Diese Deformation betrifft dann auch die Blutgefäße der neuralen Strukturen, die diese Deformation mitmachen müssen. Übersteigt nun die Deformation einen kritischen Grenzwert (Belastungs-Deformations-Toleranz), reduziert sich für den Nerv auch die Stoffwechselrate (Durchblutung, Sauerstoffversorgung und Versorgung mit Nähr- und Baustoffen). Dies hat auch negative Konsequenzen für den Axoplasmatransport – und das Nervensystem schlägt Alarm und wird symptomatisch.

3. Zielgewebe-dominant
   Ein direktes Trauma oder eine Gewebeläsion (Wunde, Hämatom) im Symptomgebiet kann auch neurodynamische Symptome erklären. Durch die Phasen der Wundheilung kommt es vor allem schwellungsabhängig zu variablen Drucksituationen im lokalen Gewebe. Diese Druckveränderungen können auch Kompression auf periphere Nerven ausüben und so die peripher nozizeptiven Schmerzen verstärken.

8.1 Die NDTs der oberen Extremität

Die drei versorgenden großen peripheren Nerven der oberen Extremität, N. radialis, N. medianus und N. ulnaris, zeigen bei Störungen ihrer neurodynamischen Funktionsfähigkeiten typische klinisch neurale Symptome (siehe Abb. 8.1). Dies können unter anderem bewegungsabhängige Schmerzen im Rumpf, Nacken oder der oberen Extremität selbst sein. Aber auch ziehende ausstrahlende Schmerzen in den Arm- oder Rumpfbereich können ein Indikator für neurale Störungen sein. Auch sind häufig neurologische Symptome wie z. B. Parästhesien oder Dysästhesien (Kribbeln, Taubheitsgefühle oder einschießende plötzliche Schmerzen) zu finden. Diese Symptome lassen sich nicht sofort von lokalen muskuloskelettalen Störungen unterscheiden, sondern eine mechanische Beteiligung des peripheren Nervs und seiner Hüllstrukturen sollte erst per Differenzialdiagnostik untersucht und damit entweder ausgeschlossen oder bestätigt werden. Teil dieser Differenzialdiagnostik sind NDTs für die obere Extremität. Mit ihnen als standardisierte Testverfahren kann die Beteiligung peripherer Nerven, in Bezug auf die aktuelle Symptomatik, verifiziert werden. Können die Tests die Symptome des Patienten reproduzieren, ist eine Beteiligung des neurodynamischen Funktionskomplexes naheliegend.

Bei positivem Testergebnis sollten die reproduzierten Symptome mittels sensibilisierender Bewegungen differenzierend untersucht werden. Unter sensibilisierenden Be-

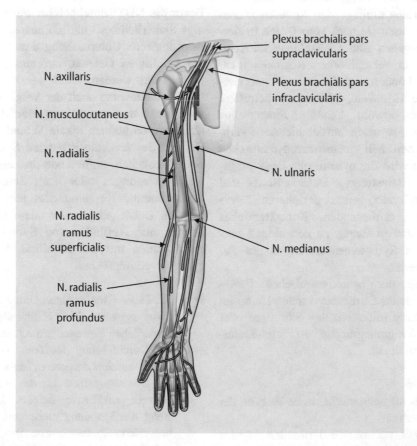

Abb. 8.1 Periphere Nerven der oberen Extremität. (Aus: Bartrow 2019, Untersuchen und Befunden in der Physiotherapie)

wegungen versteht man die Erhöhung der neuralen Spannung durch Bewegungen, die möglichst weit vom symptomatischen Bereich entfernt durchgeführt werden. Können lokale Symptome durch entfernte Bewegungen (die aber eine Spannungserhöhungen im neuralen System zur Folge haben) beeinflusst werden (verstärkt oder reduziert werden), ist dies der Beweis für eine Beteiligung des neurodynamischen Systems. Irritationen der Nerven der oberen Extremität können an einer Vielzahl von Symptomen in den oberen Körperabschnitten beteiligt sein. Häufigster Grund für Nervenirritationen ist eine Druckerhöhung, die an einer Stelle im anatomischen Nervenverlauf den Nerv einengt, komprimiert und in der Funktion irritiert. Dabei kann die Druckerhöhung sowohl durch lokale Veränderungen am Nerv und seinem extra- und intraneuralen Hüllgewebe als auch durch lokale Veränderungen des umliegenden Kontaktgewebes ausgelöst werden. Je nach vom Druck irritierten Nerv ergeben sich unterschiedliche Symptome, die in verschiedenen Regionen lokalisiert sein können und die jeweils innervierten Organe (Muskeln, Faszien…) betreffen. So können sowohl lokale Schmerzwahrnehmungen als auch ausstrahlende Symptome entstehen. Mit einem neurodynamischen Test (NDT) wird die dynamische Bewegungsanpassung (Belastungs-, Deformations- und Spannungstoleranz) eines peripheren Nervs und seines umliegenden Kontaktgewebes untersucht und in Bezug zu den aktuell vorherrschenden Symptomen/Störungen des Patienten bewertet.

Störungen der neurodynamischen Fähigkeiten der oberen Extremitäten treten häufig im Zusammenhang mit zervikalen Störungen oder speziellen Symptomgruppen im Kopf-Kiefer-Nacken-Bereich auf.

Indikationen

Indikationen für neuromechanische Tests an der oberen Extremität

Die NDTs der oberen Extremität können differenzialdiagnostisch bei folgenden Beschwerden angewandt werden:

- bei bestehenden Beschwerden in der oberen Extremität (Schulter-Ellbogen-Hand-Region),
- bei Symptomen im Kopfbereich (z. B. Kopfschmerzen unklarer Genese),
- bei zervikalen Wirbelsäulenbeschwerden,
- bei bestehenden Beschwerden/Symptomen, die sich im Bereich der thorakalen Wirbelsäule bemerkbar machen,
- bei ausstrahlenden Beschwerden in die obere Extremität (Arm, Hand oder Finger) oder den Rumpf,
- bei ausstrahlenden Symptomen in die Kopf-Kiefer-Nacken-Region,
- bei Gesichtsschmerzen.

8.2   Erforderliche Voruntersuchungen bei neuromechanischen Tests

Bevor die NDTs durchgeführt werden, sind einige Sicherheitstests nötig. Zunächst sollte eine neurologische Untersuchung durchgeführt und die beteiligten Gelenke auf normale Mobilität getestet werden. Dazu gehört neben der Mobilitätsmessung auch der Vergleich mit der Gegenseite und den Normwerten der Mobilität. Dadurch können lokale Veränderungen im Bereich des muskuloskelettalen Systems (Unbeweglichkeiten, auftretende Spannungen/Ausweichbewegungen oder auch Schmerzen im Gelenkkomplex) erkannt oder ausgeschlossen werden. Dabei geht es vor allem um das Erkennen und Auffinden von Symptomen, die nicht primär mit der Mobilität des Nervensystems verknüpft sind.

▶   NDTs sind sogenannte akkumulative Spannungstests. Das heißt, alle erforderlichen Bewegungskomponenten zur Durchführung des Tests werden derart aufeinandergesetzt, dass sich der Spannungsstress für das neurale Gewebe sukzessive steigert. Dabei steigt die Spannung meist vom umliegenden Kontaktgewebe über die neuralen Hüllstrukturen bis hin zu den Nervenfasern.

In der standardisierten Durchführung werden die einzelnen Komponenten jeweils bis an die aktuelle mechanische Bewegungsgrenze (endgradig) durchgeführt. Dann erst wird die nächste Bewegungskomponente hinzuaddiert, ohne jedoch die vorherige Komponente wieder zu lösen und damit den Spannungsstress nachzulassen. Bei auftretenden Symptomen (Reproduktion der aktuellen Symptome des Patienten) gilt der Test als positiv und kann an dieser Stelle abgebrochen werden, ohne die evtl. noch fehlenden Testkomponenten ausreizen zu müssen. Der Test kann zu einem späteren Zeitpunkt, wenn die Symptome deutlich reduziert oder komplett beseitigt werden konnten, nochmals durchgeführt werden. Dieses Retest-Verfahren zeigt erreichte Veränderungen und damit auch Therapieerfolge an und dient der kontinuierlichen Dokumentation eines Behandlungsverlaufs.

Klinisch wichtige Nerven der oberen Extremität und ihr anatomischer Verlauf

- NDT 1a: N. medianus
- NDT 1b: N. medianus
- NDT 2: N. radialis
- NDT 3: N. ulnaris
- NDT 4: N. axillaris
- NDT 5: N. musculocutaneus
- NDT 6: N. trigeminus – N. mandibularis

8.3   Der N. medianus

Anatomische Situationen – Verlauf des N. medianus

Seine zuführenden Fasern erhält der N. medianus überwiegend aus den Spinalnerven der segmentalen Höhen C6 bis T1. Vor der A. axilla-

ris durchzieht der N. medianus die Axilla und verläuft in der medialen Bizepsloge weiter bis zum Epicondylus medialis. Diesen überquert er ventralseitig und durchstößt oder unterquert (je nach anatomischer Variante) den M. pronator teres auf seinem Weg zum Unterarm. Zwischen den von ihm motorisch innervierten Mm. flexor digitorum superficialis et profundus verläuft der N. medianus zum Handgelenk und durchzieht den Karpaltunnel, um sich dann in der palmaren Handfläche in seine Endäste Nn. digitales palmares communes und Nn. palmares proprii aufzuteilen (siehe Tab. 8.1).

Mechanische Engstellen – Prädilektionsstellen für Kompressionsproblematiken

Aus seinem anatomischen Verlauf ergeben sich einige klinisch relevante Engstellen des N. medianus mit seinem umliegenden Kontaktgewebe. An diesen Stellen verläuft der Nerv oberflächlicher oder hat aufgrund der anatomischen Nähe einen auch mechanisch engeren Kontakt zum umliegenden Gewebe, was ihn für mechanische Kräfte (Druck und Zug) und lokale Veränderungen irritierbarer macht.

Der Übergang von Nervenwurzel zum Spinalnerv und damit der Durchtritt von Spinalnerven durch die intervertebralen Foramina (Höhe C6 – T1) stellt die erste Engpassstelle für den Nerv dar. Hier können sich durch lokale Veränderungen, wie z. B. knöcherne Änderung am intervertebralen Foramen, Druck durch Bandscheibenveränderungen (BSV, BSP, diskale Rupturen) oder Schwellungen an den neuralen Hüllstrukturen, Irritationen an den betroffenen Spinalnerven mit ungünstigen neurodynamischen Konsequenzen ergeben. Auf dem

Tab. 8.1   Vom N. medianus innervierte Strukturen

Innervationsbereiche des N. medianus	
motorisch	Sensibel
• Mm. flexor digitorum superficialis et profundus • M. flexor carpi radialis • M. palmaris longus • M. flexor pollicis longus • M. pronator teres • M. pronator quadratus • M. opponens pollicis • M. flexor pollicis brevis • M. abductor pollicis brevis	• Daumenballen • Radiale 2/3 der Handinnenfläche • Palmare Seite der Finger I–III • Dorsale Seite der Finger II–IV

Weg zur Axilla durchläuft der Nerv die obere Thoraxapertur und muss anatomisch an den lateralen und ventralen Halsmuskeln, der ersten und zweiten Rippe und der Clavicula vorbeiziehen. Auch diese Kontaktbeziehungen können mechanischen Druck auf den Nerv ausüben. In der Axilla, vor der A. axillaris, ist die nächste Engstelle lokalisiert. Hier können sich auch häufig muskuläre Kraftanstrengungen (intensive sportliche Belastung, schweres Heben und Tragen) druckerhöhend auswirken. Auch massive Blutdruckschwankungen können die neurodynamischen Fähigkeiten negativ beeinflussen.

Im weiteren Verlauf fallen drei weitere, eher muskuläre, Engstellen auf. Einmal die mediale Bizepsloge, danach die Querungsstelle mit dem M. pronator teres und der Verlauf am Unterarm zwischen den Mm. flexor digitorum superficialis et profundus. An diesen Stellen können ungünstige muskuläre und fasziale Tonussituationen auch für symptomhafte Veränderungen, sowohl lokal als auch ausstrahlend, verantwortlich sein. Eine mitunter klinisch häufige Engstelle findet sich in der Tunnelsituation des N. medianus am Übergang vom Unterarm zur Hand: dem Karpaltunnel (Tillmann 2020; Zilles 2010; Huggenberger 2019; Schünke 2018; Hacke 2019; Antoniades 2015).

Mechanische Engstellen auf einen Blick

1. Intervertebrales Foramen – Nervenwurzel/Spinalnerv
2. Zervikale Querfortsätze – Spinalnerven auf dem Weg zum Plexus brachialis
3. Laterale und ventrale Halsmuskeln – Spinalnerven auf dem Weg zum Plexus brachialis
4. 1.+2. Rippe und Clavicula – Spinalnerven
5. Axilla – N. medianus
6. Mediale Bizepsloge – N. medianus
7. Epicondylus medialis – N. medianus
8. M. pronator teres (proximaler und distaler Rand) – N. medianus
9. Mm. flexor digitorum superficialis et profundus (Unterarm) – N. medianus
10. M. pronator quadratus – N. medianus
11. Karpaltunnel – N. medianus

N.-medianus-assoziierte Beschwerden/Symptome

Spannungs- oder Druckempfindungen treten häufig an den genannten mechanischen Engstellen auf und sind oft auch für weiterreichende Symptome wie z. B. Ausstrahlungen, sensible Auffälligkeiten oder Kraftverlust verantwortlich. Die Konsequenzen dieser Symptome reichen von einer eingeschränkten zervikalen Mobilität (vor allem rotatorisch), über Bewegungsdefizite der Schultergelenke (vor allem die Außenrotation und Abduktion) bis zu muskulären Defiziten im Bereich des M. biceps, M. pronator teres und den Handflexoren (Schutzhemmung für die neurale Struktur).

Oft ergeben sich durch Druckänderungen am Karpaltunnel (z. B. durch Blutdruckschwankungen, auch durch Veränderungen des venösen Drucks und durch ungünstigen Sehnen- oder Muskeldruck) typische Karpaltunnelsymptome wie z. B. lokale Schmerzen, muskuläre Schwäche beim Greifen und kribbeliges, eingeschlafenes Empfinden an der Hand und am Unterarm. Im weiteren Verlauf kommt es zu einer Atrophie der Muskulatur des Daumenballens (Thenargruppe) mit entsprechender Reduktion der muskulären Fähigkeiten (Opposition, Abduktion und manchmal auch Flexion des Daumens).

Aber auch vegetative Reaktionen, Kopf- und Nackenschmerzen sind nicht selten N.-medianus-moduliert und in der Praxis zeigt sich bei vielen Patienten eine klinische Häufung von Zusammenhängen bei diesen Symptomkomplexen.

▶ Bei einer Läsion des N. medianus kann es zu einer dafür typischen motorischen Problematik, der Schwurhand, kommen. Dabei ist ein kompletter Faustschluss nicht mehr möglich, da lediglich die Finger IV+V (aufgrund der neuralen Versorgung des M. flexor digitorum profundus durch den N. ulnaris) noch gebeugt werden können. Bei den Fingern I–III fallen die Beugemuskeln im Verlauf der Progression der Läsion aus. Auch zeigt sich dabei eine zunehmende Reduktion der Handgelenkflexions- und der Pronationsfähigkeit und der Daumen verliert seine Fähigkeit zur Opposition, was das Greifen von Gegenständen anfangs auffällig erschwert und im späteren Verlauf nahezu unmöglich macht. Störungen der Sensibilität finden sich in den entsprechenden Arealen von Hand und Fingern.

8.4 Untersuchung/Behandlung – N. medianus

Im Grunde genommen kann in der Physiotherapie jede Untersuchung auch als eigenständige Behandlungstechnik angewandt werden. Die genutzten Techniken mit den zugrunde liegenden Behandlungsstrategien sollten dabei jedoch stets klinisch begründet eingesetzt werden.

Die strukturierte Untersuchung des N. medianus beginnt mit der klassischen neurologischen Untersuchung (Kennmuskeln, Reflexe und Sensibilität) und schließt im weiteren Verlauf auch die Untersuchung der neurodynamischen Fähigkeiten (Deformations- und Drucktoleranz von Nerv und umliegendem Gewebe bei Palpation und spezifische neurodynamische Tests) mit ein.

Palpationsmöglichkeiten des N. medianus im Verlauf

Im Bereich der spinalen Austrittsstellen an den intervertebralen Foramina und auch im Bereich des Plexus brachialis kann zunächst lediglich eine Reizinduktion erfolgen. Der N. medianus ist in dieser Region noch nicht strukturell lokalisierbar und damit auch nicht palpabel. Mit einer Reizinduktion soll geprüft werden, ob durch mechanischen Druck oder auch segmentale Bewegungen der N. medianus irritiert und die aktuellen Symptome des Patienten ausgelöst werden können. Sind die Symptome des Patienten mit dieser Strategie reproduzierbar, ist eine weitergehende Behandlung dieser Region zumindest einmal vielversprechend.

Der N. medianus ist erstmals in der Axilla direkt palpabel. Dort befindet sich der N. medianus meist ventrocranial der A. axillaris (anatomische Varianten sind möglich). Der N. ulnaris liegt meist caudal der A. axillaris. Häufig kann der N. medianus deutlicher palpiert werden, wenn seine bindegewebigen Hüllstrukturen unter Vorspannung (unter Anwendung des NDT 1a für den N. medianus) gebracht und wenn diese Spannung gering durch passive Ellbogen- oder Handbewegungen moduliert wird. Dabei wird die Struktur des Medianusnervs mit zunehmender Spannung jeweils etwas härter oder fester, zeichnet sich dadurch besser gegen das umliegende Kontaktgewebe ab und kann so sicherer palpiert werden. Die mechanisch applizierte Zugspannung verlängert den Nerv, er wird also gering länger, aber gleichzeitig etwas dünner und fester – da das Volumen erhalten bleibt. Mit variabler Modulation von Ellbogenflexion und -extension wird der Spannungszustand des N. medianus variiert. Ergibt sich während der Palpation so der Eindruck, die palpierte Struktur verändere ihren Spannungszustand, handelt es sich um den Nerv. In seinem Verlauf am medialen Oberarm in der Bizepsloge ist der N. medianus (je nach Verlauf) ebenfalls palpabel. Auch an der ventralen Fläche des Epicondylus medialis kann der Nerv palpiert werden, wenn er sich auf die Ventralseite des Armes begibt, bevor er unter dem proximalen Rand des M. pronator teres hindurchtaucht oder diesen durchstößt. An der anderen Seite, am distalen Rand des M. pronator teres – wenn der Nerv wieder unter diesem hervortritt –, ist er ebenfalls palpabel.

8.4.1 NDT 1a – N. medianus – Standardisierter neurodynamischer Test

Der NDT 1a bringt den N. medianus (Faserzuläufe überwiegend aus dem Plexus brachialis C6–T1) in seinem peripheren Verlauf sukzessive unter kontrollierte Spannung (Shacklock 2008; Butler 1998) und prüft vor allem auch die Abduktionsfähigkeit der Schulter (siehe Tab. 8.2).

Der NDT 1a besteht grundständig aus den folgend dargestellten 6 Teilkomponenten. In der Standarddurchführung werden diese, die

Tab. 8.2 Peripherer Verlauf des N. medianus mit Bewegungskomponenten zur Spannungsprovokation

Peripherer Verlauf des N. medianus	Neurobiomechanische Spannungskomponenten	Hauptsächlich belastete Struktur
Die Faserzuläufe des N. medianus stammen aus den Segmenten C6–1	HWS-Lateralflexion zur Gegenseite und Schultergürteldepression	Spinalnerven im intervertebralen Foramen und Plexus brachialis
Der weitere Verlauf startet durch die Axilla in die mediale Bizepsloge	Schultergelenkabduktion + Außenrotation	Proximaler Anteil des N. medianus
Er verläuft weiter nach distal, bis er in der Ellbogenbeuge auf dem Weg zum Unterarm den M. pronator teres durchläuft	Ellbogenextension und Supination des Unterarms	Proximaler und mittlerer Anteil des N. medianus
Vom Ellbogen verläuft er ventral am Unterarm entlang bis zum Handgelenk und durchläuft den Karpaltunnel	Handgelenk- und Fingerextension	Distaler Anteil des N. medianus

Reihenfolge einhaltend, in der Testreihe hintereinander gesetzt. In einem individuellen Setting kann die Reihenfolge durchaus auch an den Patienten angepasst und verändert werden. Dieses Vorgehen sollte auf jeden Fall dokumentiert werden, um die Therapietransparenz und die Verlaufskontrolle zu sichern.

1. Schulter: Depression
2. Schulter: Abduktion bis ca. 100°–110°
3. Schulter: Außenrotation (endgradig)
4. Unterarm: Supination (endgradig)
5. Hand- und Finger: Extension (endgradig mit Kontrolle der Daumen Extension + Abduktion)
6. Ellbogen: Extension (endgradig)

Distale Sensibilisierung: Variation zwischen Flexion/Extension von Hand oder Finger

Proximale   Sensibilisierung: Zervikale Lateralflexion (zur Testseite hin: entlastend – von der Testseite weg: belastend)

▶ Da alle Teilkomponenten der Testbewegung möglichst am Stück aneinandergereiht werden sollen, ist gleich zu Beginn darauf zu achten, die Hand des Patienten so zu greifen, dass alle erforderlichen Komponenten am Ende der Testbewegung gehalten werden können. Dies betrifft vor allem die Hand- und Fingerkomponenten: Am Ende des NDT 1a müssen Handgelenks- und Fingerextension mit Daumenabduktion gehalten werden können. Es empfiehlt sich, den Handgriff vor der

Testdurchführung kurz zu prüfen: Dazu wird der Patient kurz in die Endstellung der Testbewegung gebracht, allerdings ohne Spannung. Hier kann der erforderliche Griff an der Hand des Patienten eingestellt und beibehalten werden.

Die einzelnen Bewegungen des Tests sollten vor der endgültigen Testdurchführung einzeln mit einem passiven Bewegungstest auf Quantität, Qualität und Schmerz geprüft werden. Nur wenn die einzelnen Bewegungsrichtungen einzeln symptomfrei sind, kann ein neurodynamischer Test ohne Einschränkungen durchgeführt werden. Können bei der passiven Bewegungsprüfung Symptome oder Einschränkungen der Beweglichkeit lokalisiert werden, muss der neurodynamische Test angepasst werden. Je nach zu untersuchender Seite (rechte oder linke Seite des Patienten) steht der Therapeut auch auf der entsprechenden Seite der Bank und blickt kopfwärts zum Patienten. Der Patient ist an der therapeutenseitigen Bankkante in Rückenlage positioniert. Der Schultergürtel wird in eine leichte Depression gebracht und sanft gehalten, um ein Ausweichen oder eine aufkommende Schutzspannung möglichst zeitnah zu registrieren. Ausweichmechanismen sollten an dieser Stelle ggf. auch wieder, symptomadaptiert, korrigiert werden.

Im Schultergelenk wird nun eine passive Abduktion bis 100°–110° ausgeführt und am Ende (bei 100°–110° Abduktion) mit der Schulterdepression gehalten (siehe Abb. 8.2).

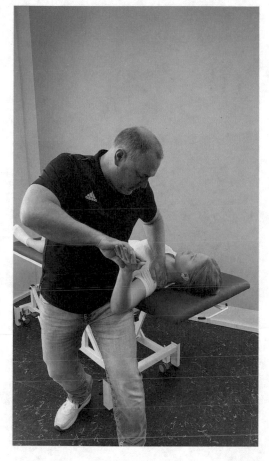

Abb. 8.2 NDT 1a-1

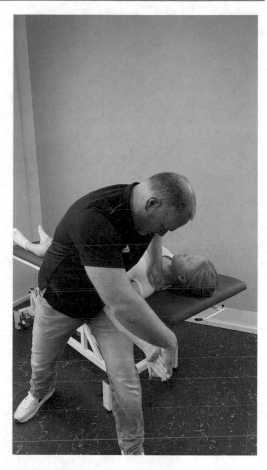

Abb. 8.3 NDT 1a-2

Als nächste Komponente des NDT 1a wird die endgradig mögliche Außenrotation im Schultergelenk hinzugefügt, ohne dabei die vorherig eingestellten Komponenten (Schulterdepression und -abduktion) nachzulassen oder gar komplett zu verlieren. Im Anschluss an die Außenrotation folgt die endgradige Supination des Unterarmes (siehe Abb. 8.3).

Als Nächstes wird eine endgradige Extension im Ellbogengelenk durchgeführt. Währenddessen sollte der Daumen in Abduktion und Extension gehalten und beide Komponenten kontrolliert werden (siehe Abb. 8.4). Eventuell ist es bei auftretenden Symptomen erforderlich,

einzelne Komponenten der Testbewegung selektiv wieder entlasten zu können.

Nun werden Hand- und Fingergelenke zunehmend in die endgradige Extension gebracht. Als letzte Testkomponente ist hierbei auch mit der größten Spannungszunahme auf die neuralen Hüllstrukturen und das umliegende Gewebe bis zur ersten Symptomreproduktion zu rechnen. Zu beachten ist dabei, dass alle vorher eingestellten Komponenten möglichst endgradig beibehalten werden müssen, um die mechanische Spannung der neuralen Strukturen nicht zu verlieren (siehe Abb. 8.5).

Final kann nun eine Differenzierung mittels sensibilisierender Bewegungen über die

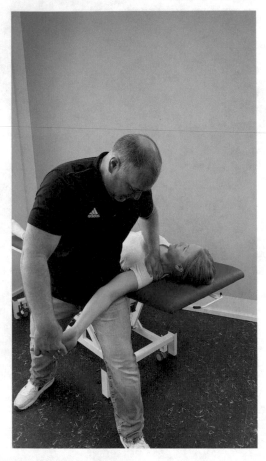

Abb. 8.4   NDT 1a-3

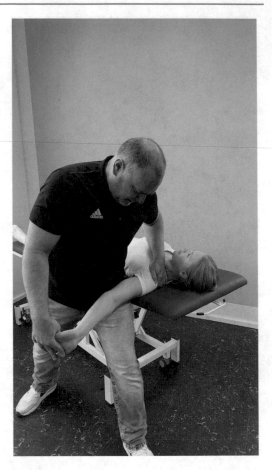

Abb. 8.5   NDT 1a-4

HWS oder Hand und Finger stattfinden. Je nach Symptomlokalisation wird die für das Nervensystem sensibilisierende Bewegung entfernt von der Symptomstelle durchgeführt. Sind die Symptome an der zervikalen Wirbelsäule oder der Schulterregion zu finden, wird über die distale Hand- und Fingerkomponente sensibilisiert. Treten hingegen Symptome an Unterarm oder Hand/Finger auf, sind bevorzugt proximale Bewegungen der zervikalen Wirbelsäule zur sensibilisierenden Differenzierung einzusetzen. Zunächst sollten sensibilisierende Bewegungen eingesetzt werden, die Spannung aus dem System herausnehmen, also symptomreduzierend wirken. In einem zweiten Schritt kann dann die Symptomverstärkung vorsichtig untersucht werden (siehe Abb. 8.6).

▶ Bei bestehenden distalen Ausstrahlungen in die Hand- und Fingerregion, bewegt der Patient die HWS in eine Lateralflexion zur Therapeutenseite hin (siehe Abb. 8.6). Dadurch wird der neuromechanische Belastungsstress reduziert und eine Reduktion der Symptome ist zu erwarten. Der zweite Schritt sieht die Symptomverstärkung durch eine Lateralflexion der HWS von der Therapeutenseite weg vor (siehe Abb. 8.7). Tritt genau dies ein, ist eine neurodynamische Funktionsstörung als wahrscheinlich anzunehmen.

Da der anatomische Verlauf und auch die Art und Weise der peripheren Verästelung von Nerven variabel sind, kommen manchmal auch verschiedene neurodynamische Tests infrage. Im

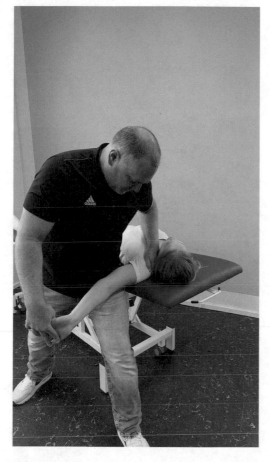

Abb. 8.6 NDT 1a-5

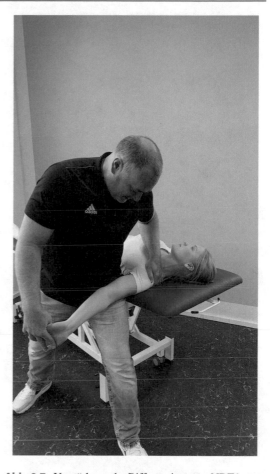

Abb. 8.7 Verstärkung der Differenzierung – NDT 1a

Fall des N. medianus gibt es ein zweites Manöver, das ebenfalls häufig zum Einsatz kommt, um die neurodynamischen Fähigkeiten zu prüfen.

8.4.2 NDT 1b – Variante N.-medianusbetont (Depressions- bzw. Außenrotationsfähigkeit der Schulter)

- Evtl. Sensibilisierung über Abduktion des Glenohumeralen Gelenkes (GHG) (Shacklock 2008; Butler 1998)
- Depression des Schultergürtels – in ca. 10° Abduktion (mit dem Oberschenkel); Supination des Unterarms mit endgradiger Extension des Ellbogens

- Außenrotation des gesamten Armes
  - Extension von Handgelenk, Finger und Daumen

Der Patient ist in Rückenlage an der Bankkante positioniert und der Therapeut blickt fußwärts zum Patienten. Mit der Leiste kann nun die Depression des Schultergürtels eingestellt werden, während der Arm des Patienten etwa in 10° Abduktion eingestellt ist. Mit gehaltener Depression und Abduktion kommt nun die Supination des Unterarmes und die Ellbogenextension hinzu. Dabei ist vor allem im oberen Rumpf und im Nacken auf Ausweichmechanismen zu achten, die gegebenenfalls korrigiert werden müssen (siehe Abb. 8.8).

Der gesamte Arm wird nun in der Schulter nach außen rotiert und Hand- und Fingergelenke

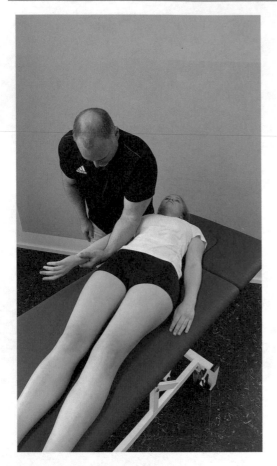

Abb. 8.8 NDT 1b-1

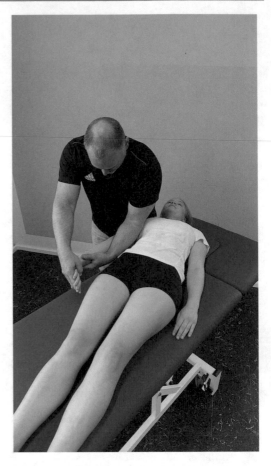

Abb. 8.9 NDT 1b-2

extendiert. Dabei ist darauf zu achten, die Depression des Schultergürtels, die Abduktion und die Ellbogenextension nicht zu verlieren (siehe Abb. 8.9).

Unter Beibehaltung aller vorher eingestellten Komponenten wird nun der gesamte Arm in eine Schulterabduktion geführt (siehe Abb. 8.10).

Bei reproduzierten Symptomen im Unterarm-/Handbereich kann die zervikale Lateralflexion zur Differenzierung eingesetzt werden. Treten sie im Test hingegen im Schulter-Nacken-Bereich auf, sind die sensibilisierenden Bewegungen über Unterarm (Supination/Ellbogenextension) oder den Handbereich (Dorsalextension/Palmarflexion) vorzunehmen (siehe Abb. 8.11 und 8.12).

8.4.3 Behandlungsmöglichkeiten bei N.-medianus-assoziierten Störungen der Neurodynamik

Wichtige Kontaktgewebe – Mechanical Interface

Bei der Behandlung von neuralem Kontaktgewebe können vielfältige Behandlungstechniken zum Einsatz kommen. Dies muss individuell am Patienten entschieden werden und richtet sich primär nach dem betroffenen Kontaktgewebe. Sind Muskeln, Faszien oder bandhafte Strukturen betroffen, kommen auch bevorzugt Weichteiltechniken zum Einsatz, mit denen das Kontaktgewebe entsprechend verändert werden kann (siehe Tab. 8.3). Bei knöchernen oder artikulä-

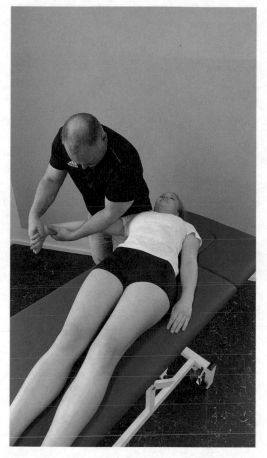

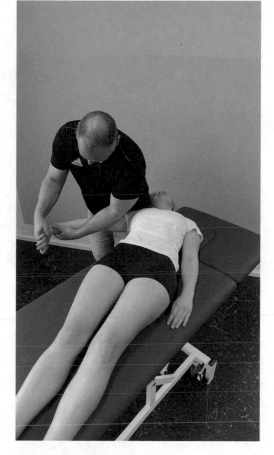

Abb. 8.10 NDT 1b-3

Abb. 8.11 NDT 1b-4

ren Strukturen kann häufig mit manuellen Gelenktechniken eine Verbesserung der Ausgangssituation erreicht werden. Ziel ist es immer, den Patienten wieder in die symptomfreie oder eine möglichst symptomarme Bewegungsfähigkeit zu bringen. Danach können verstärkt aktive Copingstrategien in Form von Übungen und Training verfolgt werden, um die Situation des Patienten nachhaltig zu verbessern.

Die in der Tab. 8.2 dargestellten Techniken können individuell an die Patientensituation angepasst werden. Das heißt, bei jedem Patienten entscheidet die Symptomatik, der individuelle Befund und das klinische Bild über Intensität, Dauer oder lokalen Einsatz der Behandlungstechniken.

Grundsätzlich kann jede der Testkomponenten zur Entwicklung von Slider- oder Tensioner-Techniken eingesetzt werden. Das Prinzip bleibt dabei stets dasselbe: Spiel mit distaler oder proximaler Spannung, um damit die Bewegungsfähigkeit oder die Spannungstoleranz des neuralen Gewebes und seiner Berührungszonen zu verbessern. Lediglich die Bewegung oder die Spannung wird an einer anderen Stelle der Kontaktgewebe stattfinden. Auch diese Faktoren orientieren sich nach dem klinischen Bild des Patienten und werden in jeder Behandlung individuell neu angepasst.

Slider

Um den N. medianus ohne größere Spannung durch sein Gleitlager zu bewegen (Slider), kann folgendes Vorgehen eingesetzt werden:

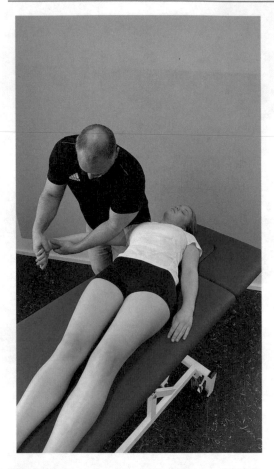

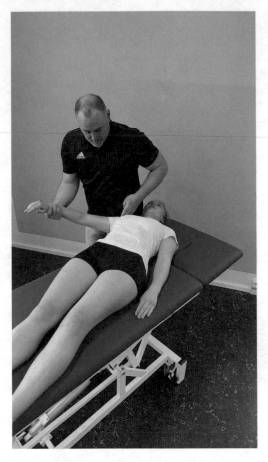

Abb. 8.12 Verstärkung der Differenzierung – NDT 1b

Abb. 8.13 NDT 2-1

In der Endstellung des Spannungstests wird eine zervikale Lateralflexion zur Testseite hin durchgeführt. So kommt zur distalen Spannung eine proximale Entlastung. Mit diesen Komponenten wird in einer Behandlungseinheit im Wechsel gearbeitet (siehe Abb. 8.13):

- Distaler Slider: Distale Spannung (Hand- und Ellbogenextension) + proximale Entlastung (zervikale Lateralflexion zur Testseite hin).
- Proximaler Slider: Proximale Spannung (zervikale Lateralflexion von der Testseite weg) + distale Entlastung (Hand- und Ellbogenflexion).

Tensioner

Um den N. medianus in seinem Verlauf zu spannen (Tensioner), wird folgendes Vorgehen eingesetzt:
In der Endstellung des Spannungstests wird eine zervikale Lateralflexion zur Gegenseite durchgeführt. Somit wird die distal aufgebaute Spannung noch zusätzlich vergrößert und der Nerv muss sich verlängern. Der Nerv wird nun alternierend gespannt und mit einer Gegenbewegung wieder entspannt.

Dazu sind folgende Komponenten erforderlich (siehe Abb. 8.14):

- Distaler Tensioner: Die Spannung wird proximal (zervikale Lateralflexion zur Gegen-

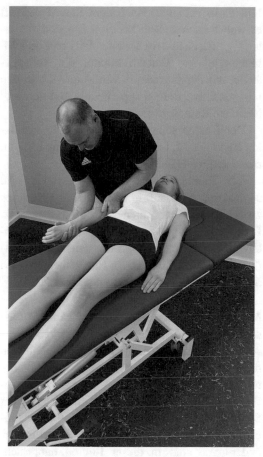

Abb. 8.14 NDT 2-2

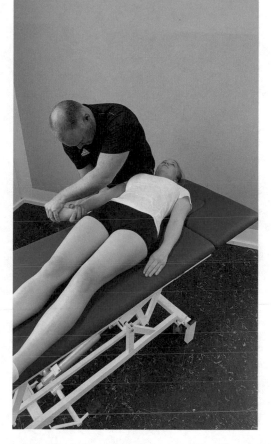

Abb. 8.15 NDT 2-3

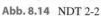

seite) aufgenommen und dann distal verstärkt (Hand- und Ellbogenextension).

- Proximaler Tensioner: Die Spannung wird distal eingenommen (Hand-Ellbogen-Extension) und dann proximal verstärkt (zervikale Lateralflexion zur Gegenseite hin).

Eigenbeübung

Es ist therapeutisch sehr sinnvoll, wenn der Patient zeitnah Übungen instruiert bekommt, die genau dieselben Ziele verfolgen wie die physiotherapeutische Behandlung in der Praxis. Daher hat sich folgende Übung als Einstieg in ein individuelles Heimtraining bewährt. Im Sitzen

nimmt die Patientin die Spannungsposition ein und entlastet gleichzeitig mit einer zervikalen Lateralflexion zur Testseite. Nun wird die distale Spannung reduziert und gleichzeitig zervikal durch eine Lateralflexion zur Gegenseite hin verstärkt. Mit diesen Komponenten wird der Nerv hin- und herbewegt (siehe Abb. 8.15 und 8.16).

Anfangs kann bei den Eigenübungen (abhängig vom klinischen Bild des Patienten) mit 2-mal 8–10 Wiederholungen gearbeitet werden. In der Progression sind dann 3–5 Durchgänge mit 12–20 Wiederholungen anzustreben.

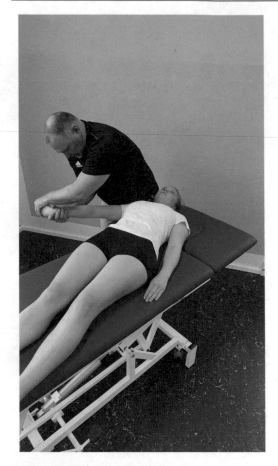

Abb. 8.16 NDT 2-4

8.5   Der N. radialis

Anatomische Situation – Verlauf des N. radialis

Der N. radialis geht aus dem Fasciculus posterior hervor und wird überwiegend aus den Fasern der Spinalnerven C5–C8 gebildet. Motorisch versorgt er vor allem die Streckmuskulatur des gesamten Armes. Bis zur medialen Bizepsloge verläuft er mit dem N. medianus und dem N. ulnaris. Zu Beginn der Bizepsfurche wendet er sich in die Tiefe und nach dorsal um den Humerus, um auf der Rückseite durch den Sulcus nervi radialis den Oberarm zu umschlingen. Im Sulcus liegt der Radialisnerv auch direkt dem Knochen an und wird von einem Retinaculum darin gehalten. Nach dem Sulcus verläuft er weiter nach ventral bis zum Epicondylus lateralis, zwischen dem M. brachialis und dem M. brachioradialis. Danach kommt die Teilungsstelle und der N. radialis verzweigt sich in den rein sensiblen Ramus superficialis und den motorischen Ramus profundus.

Der Ramus superficialis verläuft am medialen Rand des M. brachioradialis entlang bis zum radialseitigen Handrücken.

Der Ramus profundus durchzieht den M. supinator und verläuft in der Tiefe des Unterarms zwischen den Extensoren bis zum Handgelenk. Dort verliert er sich in den Ausläufern des N. interosseus antebrachii posterior (siehe Tab. 8.4) (Tillmann 2020; Zilles 2010; Huggenberger 2019; Schünke 2018; Hacke 2019; Antoniades 2015).

Mechanische Engstellen – Prädilektionsstellen für Kompressionsproblematiken
Ähnlich wie schon beim N. medianus stellt sich die erste Engstelle auch für den N. radialis bereits an den intervertebralen Foramina der zuführenden Spinalnerven und im Verlauf der Spinalnerven auf dem Weg zum Plexus brachialis. Für komprimierende Situationsveränderungen sind in dieser Region hauptsächlich Mobilitätseinschränkungen im Bereich der artikulären Strukturen und Tonusregulationsstörungen von Muskeln (ventrolaterale Halsmuskulatur) und Bindegewebe (Platysma und ventrale/dorsale Faszienkette: Backline und Frontline) verantwortlich. Auch monotone Körperhaltungen und reduzierte körperliche Aktivität (zu wenig sportlicher Ausgleich) können einen nicht unerheblichen Anteil an diesen Entwicklungen haben. Ungünstige muskuläre und fasziale Spannungen können wiederum an einer immobilen ersten und zweiten Rippe beteiligt sein und somit eine Irritation von neuralen Strukturen begünstigen.

Im Bereich der medialen Bizepsloge sind auch Tonusdysregulationen oder schlichte muskuläre Überlastungen des M. biceps brachii und im weiteren Verlauf auch des M. triceps brachii als neurodynamische Störquellen möglich.

Tab. 8.3 Berührungsflächen des N. medianus und Behandlungsoptionen

Betroffenes Kontaktgewebe	Mögliche Behandlungstechniken
Knöchern: • Wirbelgelenke • ACG (Acromio-claviculares Gelenk) und SCG (Sterno-claviculares Gelenk) • Costovertebralgelenke • Schultergelenk • Ellbogengelenk • Handgelenk	• Aktive Bewegungsübungen/Training zur Mobilisation • Mobilisation der zervikalen Segmente (multidirektional) • Seitgleiten • Gleitmobilisationen • Traktionstechniken
Muskulär: • M. levator scapulae • M. trapezius pars descendens • Mm. scaleni • M. sternocleidomastoideus • M. pectoralis major et minor • M. biceps brachii • M. brachialis • Unterarmmuskeln • Hypothenar- und Thenargruppe	• Training/Übungen • Postisometrische Relaxation (PIR) • Antagonistische Hemmung • Massagetechniken • Querfriktion • Trigger-Techniken • Fasziendistorsionsmodell (FDM-Techniken) • Dehntechniken
Faszial: • Ventrale Armfaszie	• Aktive Übungen • FDM-Techniken • Übungen mit Faszienrolle • Dynamische Dehnungen

Am Sulcus nervi radialis können sich auch äußere Krafteinwirkungen ungünstig auswirken. Etwa nach einem Sturz auf den lateralen Oberarm oder nach direkter Krafteinwirkung durch einen Schlag an diese Stelle kann es zu lokalen Schwellungen mit Druckerhöhung auf die neuralen Hüllen kommen.

N.-radialis-Reizungen oder Irritationen sind nicht selten Teil einer lateralen Epikondylitis-Entwicklung und prägen dieses Krankheitsbild mit. Auch der Durchtritt durch den M. supinator stellt eine mögliche Irritationsstelle für neurodynamische Fähigkeiten des N. radialis dar, ebenso wie die Extensoren des Unterarms und der Handregion. In diesem Zuge sind ungewohnte, aber intensive Belastungen dieser Muskeln durch neue oder seltene Aktivitäten (z. B. Gartenarbeit, Bautätigkeiten, neue Sportart mit unzureichendem Trainingszustand) eine häufige Begleitursache von Störungen (auch neurodynamisch) der N.-radialis-Funktionen (Tillmann 2020; Zilles 2010; Huggenberger 2019; Schünke 2018; Hacke 2019; Antoniades 2015).

> **Mechanische Engstellen auf einen Blick**
> 1. Intervertebrales Foramen – Nervenwurzel/Spinalnerv
> 2. Zervikale Querfortsätze – Spinalnerven auf dem Weg zum Plexus brachialis
> 3. Laterale und ventrale Halsmuskeln – Spinalnerven auf dem Weg zum Plexus brachialis
> 4. 1. + 2. Rippe und Clavicula – Spinalnerven
> 5. Axilla – N. radialis
> 6. Mediale Bizepsloge – N. radialis
> 7. Sulcus nervi radialis
> 8. Epicondylus lateralis (Teilungsstelle) – N. radialis
> 9. M. supinator – N. radialis Ramus profundus
> 10. Extensoren von Unterarm und Hand – N. radialis Ramus profundus
> 11. Radiokarpale Gelenkregion – N. radialis Ramus superficialis

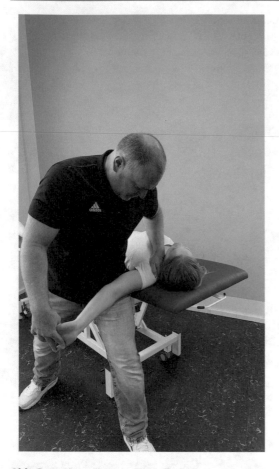

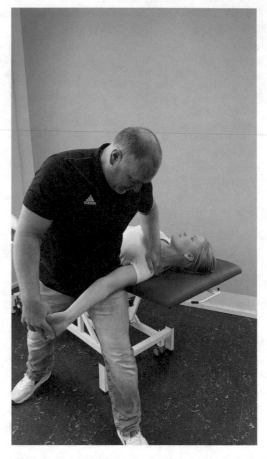

Abb. Rx1   N. medianus – Slider-Technik

Abb. Rx2   N. medianus – Tensioner-Technik

N.-radialis-assoziierte   Beschwerden/Symptome

Beginnend bei lokalen Druck- oder Spannungsempfindungen im Bereich der segmentalen Austrittsstellen der zuführenden Spinalnerven, den intervertebralen Foramina und der Zwischenwirbelgelenke, über die typischen Symptome einer radialen Epikondylitis (an denen der N. radialis manchmal beteiligt sein kann), reicht die Symptomvielfalt den N. radialis betreffend bis zu ausstrahlenden Beschwerden (z. B. Schmerzen, Druckempfindung oder sensible Auffälligkeiten) entlang seines peripheren Verlaufs. Besonders häufig treten dabei Symptome an den mechanischen Engstellen auf. In diesen Bereichen verläuft der Nerv entweder sehr oberflächlich und ist damit einem Druck direkter ausgeliefert, oder die neuralen Hüllgewebe

sind enger mit dem umliegenden Gewebe verbunden. Dies führt häufig zu einer unmittelbaren Beeinflussbarkeit des neuralen Gewebes vom Spannungszustand und vom Bewegungsverhalten der mechanischen Kontaktflächen des umliegenden Gewebes. So können Bewegungsstörungen der zervikalen Wirbelsäule (vor allem im Bereich C5–C8) bereits die zuführenden Spinalnerven irritieren und so zu ausstrahlenden Symptomen beitragen, die schon in der HWS getriggert werden. Ausstrahlende Symptome, in Form von Kribbeln oder pelzigem Empfinden, betreffen häufig die dorsale und laterale Seite des Oberarms und die Daumenregion. Ruckartige Kopf- oder Nackenbewegungen können diese Symptome ebenfalls triggern. Monotone Körperhaltungen, die für einen ungünstig langen Zeitraum eingenommen werden, können

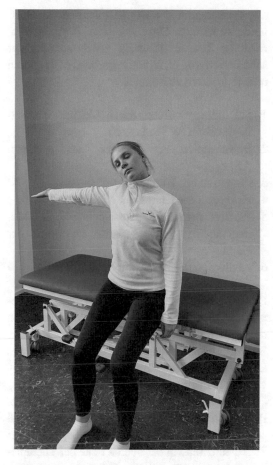

Abb. Rx3   Eigenmobilisation N. medianus – Slider 1

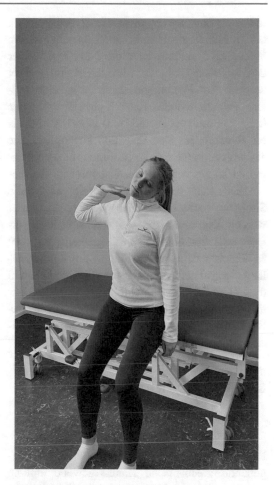

Abb. Rx4   Eigenmobilisation N. medianus – Slider 2

solche oder ähnliche Symptome ebenso auslösen wie ungewohnte Aktivitäten. Nicht selten
treten sensible Auffälligkeiten (wie z. B. Kribbeln, Taubheit etc.) oder ausstrahlende Schmerzen bei Aktivitäten auf, die den Nerv unter
Spannung setzen – z. B. einen Schlitten mit ge-
strecktem Arm hinter dem Körper ziehen oder
Gartenarbeiten wie Harken und Umgraben.

Bei Frakturen des Oberarmes oder im Zuge
einer Schulterluxation kann der N. radialis, aufgrund seines speziellen Verlaufes um den Hu-
merusschaft, verletzt werden.

▶ Bei einer Läsion des Nervs entsteht das cha-
rakteristische Symptom einer Fallhand. Dabei
ist die Extension des Handgelenks und der
Fingergrundgelenke aufgrund des Ausfalls
der gesamten Streckmuskulatur (von Hand
und Fingern) nicht mehr möglich.

8.6   Untersuchung/Behandlung – N. radialis

Nachdem die Konduktionstests (Motorik,
Sensibilität und Reflexe) durchgeführt wurden,
beginnt die spezielle Untersuchung des N. radialis mit der Untersuchung des umliegenden
Gewebes durch eine Palpation der mechanischen
Kontaktstellen. Danach folgt die direkte Untersuchung der Belastungs- und Deformationstoleranz des neuralen und des umgebenden Gewebes mit dem NDT 2.

**Palpationsmöglichkeiten des N. radialis im
Verlauf**

Im Bereich der spinalen Austrittsstellen an den
intervertebralen Foramina und auch im Bereich
des Plexus brachialis kann wieder eine Reiz-

induktion zur Symptomauslösung erfolgen, da der N. radialis noch nicht direkt palpabel ist. Im Sulcus nervi radialis kann der Nerv meist unter dem lateralen Trizepskopf lokalisiert und getastet werden. Am Epicondylus lateralis ist eine weitere Palpationsstelle. Lateral des Bizepskopfes (zum Epicondylus lateralis hin) ist der N. radialis oft ebenfalls für eine Palpation zugänglich. Die Teilungsstelle (N. radialis profundus et superficialis) ist knapp vor dem Radiusköpfchen. An dieser Stelle kann der Nerv oder bereits die geteilte Situation durch die lokalen Weichteile getastet werden. Der superfiziale Ast des N. radialis verläuft zwischen dem M. brachioradialis und dem M. extensor carpi radialis longus am Radius entlang (ventrolaterale Seite des Radius) und kann in diesem Verlauf manchmal lokalisiert werden. Der distale Palpationspunkt für den N. radialis superficialis liegt zwischen der Sehne des M. ext. pollicis longus und des M. abd. pollicis longus.

8.6.1   NDT 2 – N. radialis – Standardisierter neurodynamischer Test

Der NDT 2 belastet den N. radialis und das umgebende mechanische Kontaktgewebe entlang seines peripheren Verlaufes (siehe Tab. 8.4 und 8.5) und betont dabei vor allem die mechanische Depressions- bzw. Innenrotationsfähigkeit der Schulter (Shacklock 2008; Butler 1998).

Der NDT 2 besteht aus den nachfolgend aufgelisteten Komponenten. Beim initialen Griff ist bestenfalls gleich darauf zu achten, möglichst alle Teilkomponenten des Testmanövers kontrollieren zu können. Dazu gehört auch, diese während der Testdurchführung gegebenenfalls zur Modulation von Symptomen selektiv verstärken oder reduzieren zu können.

1. Schulterdepression (noch keine Lateralflexion der HWS zulassen)
2. Innenrotation der Schulter (des gesamten Armes)
3. Pronation des Unterarmes
4. Extension des Ellbogens
5. Flexion der Hand + Faustschluss (mit Daumen in der Faust) + ulnare Deviation der Hand
6. Abduktion des Armes im Schultergelenk

Distale Sensibilisierung: Variation zwischen Flexion/Extension im Handgelenk oder Variation der ulnaren Deviation.

Proximale Sensibilisierung: Zervikale Lateralflexion (zur Testseite hin: entlastend – von der Testseite weg: belastend).

Der Patient befindet sich in Rückenlage. Praktischerweise sollte der Patient diagonal positioniert werden, sodass der Kopf auf der Therapeutenseite in der oberen Ecke der Therapieliege platziert ist und die Füße in der unteren Ecke der gegenüberliegende Seite. Der Oberkörper liegt an der therapeutenseitigen Bankkante mit Schulterüberhang. So kann der Therapeut die Schulterdepression mit der Leiste oder dem Oberschenkel halten und unabhängig von Hand- oder Armbewegungen kontrollieren (siehe Abb. 8.13).

Tab. 8.4   Vom N. radialis innervierte Strukturen

Innervationsbereiche des N. radialis	
Motorisch	Sensibel
• M. triceps brachii	• Dorsalseite von Ober- und Unterarm
• M. brachioradialis	• 2. Hälfte des lateralen Oberarms
• Mm. extensor carpi radialis longus et brevis	• Handrücken (laterale ¾)
• M. supinator	• Finger I komplett, II–III partiell
• M. extensor digitorum communis	
• M. extensor digiti minimi	
• Mm. extensor pollicis longus et brevis	
• M. extensor carpi ulnaris	
• M. abductor pollicis longus	

Tab. 8.5 Peripherer Verlauf des N. radialis mit Bewegungskomponenten zur Spannungsprovokation

Peripherer Verlauf des N. radialis	Neurobiomechanische Spannungskomponenten	Hauptsächlich belastete Struktur
Die Faserzuläufe des N. radialis stammen aus den Segmenten C5–C8	HWS-Lateralflexion zur Gegenseite und Schultergürteldepression	Spinalnerven im intervertebralen Foramen und Plexus brachialis
Der weitere Verlauf geht durch die Axilla auf die Humerus-Rückseite durch den Sulcus nervi radialis	Schultergelenk-Innenrotation + Abduktion	Proximaler Anteil des N. radialis
Er verläuft weiter nach distal bis an der lateralen Ellbogenseite. Dort verzweigt er sich in einen Ramus superficialis (sensibel) und einen Ramus profundus (motorisch), der auf dem Weg zu Unterarm und Handgelenk den M. supinator durchläuft	Ellbogenextension und Pronation des Unterarms	Proximaler und mittlerer Anteil des N. radialis
Am Handgelenk verläuft der N. radialis mit seinem Ramus superficialis am Handrücken, der motorische Anteil (Ramus profundus) zieht in einem Endverlauf zwischen die Finger I–III	Handgelenk- und Fingerflexion (Faustschluss mit Daumen in der Faust) + evtl. eine leichte ulnare Abduktion	Distaler Anteil des N. radialis Rami superficialis et profundus

Mit der nächsten Komponente wird der gesamte Arm im Schultergelenk in eine möglichst endgradige Innenrotation gebracht. Dazu umgreift der Therapeut den Patientenarm knapp proximal des Handgelenkes (von außen nach innen). So kann gleichzeitig auch eine endgradige Pronation des Unterarms eingestellt und während der gesamten Testdurchführung kontrolliert werden. Mit diesem Griff kann der Therapeut, durch die Positionierung seines Unterarmes an der Rückseite des Patientenarmes, auch noch die Extension des Ellbogens endgradig beibehalten und ebenfalls einfach kontrollieren (siehe Abb. 8.14).

Nun folgt die Einstellung des Handkomplexes. Hier wird eine Flexion von Hand und Fingern benötigt. Dazu hat sich in der Praxis ein Faustschluss mit eingeschlossenem Daumen bewährt. Durch die Daumenflexion kann eine verstärkte neuromechanische Belastung generiert werden. Auch eine zusätzliche ulnare Deviation des gesamten Handkomplexes steigert die neuromechanische Belastung auf die neurale Struktur und das umgebende Kontaktgewebe nochmals (siehe Abb. 8.15).

Als letzte Komponente folgt nun die Abduktion des Armes im Schultergelenk (siehe Abb. 8.16). Dabei ist besonders auf die Reproduktion der bekannten Symptome oder von neuen Symptomen zu achten.

Bei auftretenden neuralen Symptomen sollte eine entsprechende Sensibilisierung erfolgen. Das heißt, es folgen zusätzliche Bewegungen, mit denen das Nervensystem einmal vermehrt oder reduziert belastet werden kann. Die letzten distalen Komponenten (von Hand und Fingern) können final als sensibilisierende Bewegungen eingesetzt werden, wenn mit dem NDT 2 Symptome in der Schulter-Nacken-Region, also proximal lokalisierte Symptome, ausgelöst werden konnten. Bei distal gelegenen Symptomen (in Unterarm, Hand oder Finger) sind sensibilisierende Bewegungen eher über die zervikale Wirbelsäule (Lateralflexion rechts/links) oder den Schultergürtel (Depression/Elevation) zu empfehlen (siehe Abb. 8.17 und 8.18).

8.6.2 Behandlungsstrategien bei N.-radialis-assoziierten Störungen der Neurodynamik

Wichtige Kontaktgewebe – Mechanical Interface

Die folgenden Strukturen sind bei neurodynamischen Störungen des N. radialis als Berührungsflächen zu betrachten und eignen sich in der Therapie für Mechanical-Interface-Behandlungen: siehe Tab. 8.6.

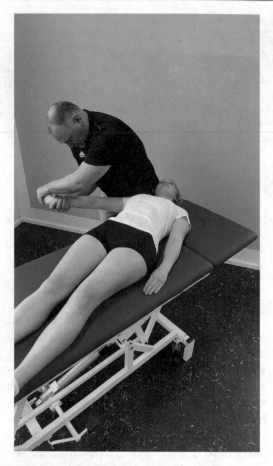

Abb. 8.17 Zervikale Entlastung – NDT 2

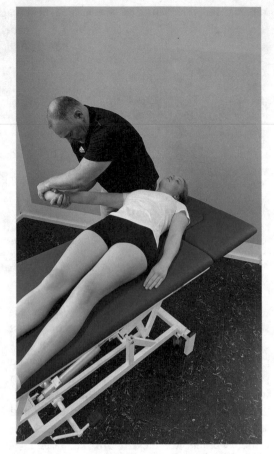

Abb. 8.18 Zervikale Verstärkung – NDT 2

Die in der Tabelle dargestellten Techniken können individuell an die Patientensituation angepasst werden. Das heißt, bei jedem Patienten entscheidet die Symptomatik, der individuelle Befund und das klinische Bild über Intensität, Dauer oder lokalen Einsatz der Behandlungstechniken.

Grundsätzlich kann jede der Testkomponenten zur Entwicklung von Slider- oder Tensioner-Techniken eingesetzt werden. Das Prinzip bleibt dabei stets dasselbe: Spiel mit distaler oder proximaler Spannung. Lediglich die Bewegung oder die Spannung wird an einer anderen Stelle der Kontaktgewebe stattfinden. Diese Faktoren orientieren sich am klinischen Bild des Patienten.

Slider

Um den N. radialis ohne größere Spannung durch sein Gleitlager zu bewegen (Slider), kann folgendes Vorgehen eingesetzt werden:

In der Endstellung des Spannungstests wird eine zervikale Lateralflexion zur Testseite hin durchgeführt. So kommt zur distalen Spannung eine proximale Entlastung. Mit diesen Komponenten wird in einer Behandlungseinheit im Wechsel gearbeitet (siehe Abb. Rx5):

- Distaler Slider: Distale Spannung (Abduktion bei Ellbogenextension) + proximale Entlastung (zervikale Lateralflexion zur Testseite hin)
- Proximaler Slider: Proximale Spannung (zervikale Lateralflexion von der Testseite weg) + distale Entlastung (Adduktion bei Ellbogenextension)

Tab. 8.6 Berührungsflächen des N. radialis und Behandlungsoptionen

Betroffenes Kontaktgewebe	Mögliche Behandlungstechniken
Knöchern: • Wirbelgelenke • ACG und SCG • Costovertebralgelenke • Schultergelenk • Sulcus nervi radialis am Humerus • Radiohumerales Ellbogengelenk • Handgelenk	• Mobilisation der zervikalen Segmente (multidirektional) • Seitgleiten • Gleitmobilisationen • Traktionstechniken
Muskulär: • M. levator scapulae • M. trapezius pars deszendens • Mm. scaleni • M. sternocleidomastoideus • M. pectoralis major et minor • M. triceps brachii • M. brachioradialis • Radiale Unterarmmuskeln • Thenargruppe	• Training/Übungen • Postisometrische Relaxation (PIR) • Antagonistische Hemmung • Massagetechniken • Querfriktion • Trigger-Techniken • Fasziendistorsionsmodell (FDM-Techniken) • Dehntechniken
Faszial: • Dorsale Armfaszie	• Aktive Übungen • FDM-Techniken • Übungen mit Faszienrolle • Dynamische Dehnungen

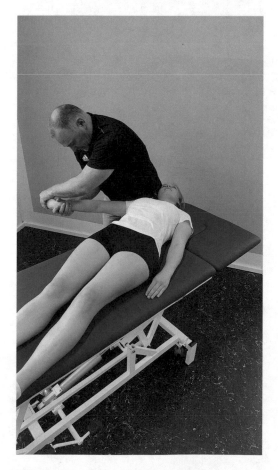

Abb. Rx5 N. radialis – Slider-Technik

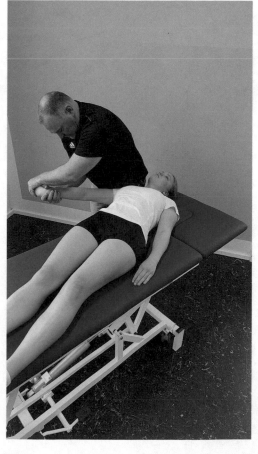

Abb. Rx6 N. radialis – Tensioner-Technik

Tensioner

Um den N. radialis in seinem Verlauf zu spannen (Tensioner), wird folgendes Vorgehen eingesetzt: In der Endstellung des Spannungstests
wird eine zervikale Lateralflexion zur Gegenseite durchgeführt. Somit wird die distal aufgebaute Spannung noch zusätzlich vergrößert
und der Nerv muss sich verlängern. Der Nerv
wird nun alternierend gespannt und mit einer
Gegenbewegung wieder entspannt.

Dazu sind folgende Komponenten erforderlich (siehe Abb. Rx6):

- Distaler Tensioner: Die Spannung wird proximal (zervikale Lateralflexion zur Gegenseite)
  aufgenommen und dann distal verstärkt (Abduktion bei gehaltener Ellbogenextension).
- Proximaler   Tensioner: Die   Spannung
  wird distal eingenommen (Abduktion bei

gehaltener Ellbogenextension) und dann proximal verstärkt (zervikale Lateralflexion zur
Gegenseite hin).

Eigenbeübung

Auch hier eignen sich die Testkomponenten
wieder für eine Eigenübung. Im Sitzen wird
der Arm in die Testposition gebracht und
Spannung   aufgebaut,   während   die   HWS
gleichzeitig in Lateralflexion zur Testseite hin
die Spannung reduziert. Der Nerv beginnt,
sich durch das Gleitlager zu bewegen. Durch
eine Lateralflexion zur Gegenseite bei gleichzeitigem Heranziehen des Armes an den Körper gleitet der Nerv wieder zurück (siehe Abb.
Rx7 und Rx8).

Anfangs kann bei den Eigenübungen (abhängig vom klinischen Bild des Patienten) mit
2-mal 8–10 Wiederholungen gearbeitet werden.

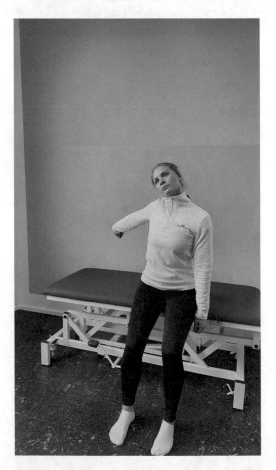

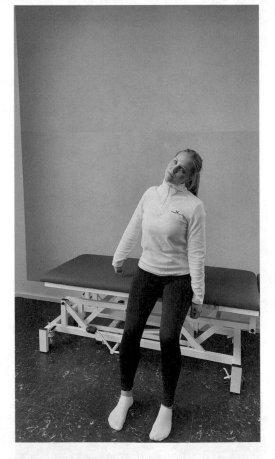

Abb. Rx7 Eigenübung Slider-Technik N. radialis

Abb. Rx8 Eigenübung Slider-/Tensioner-Technik N. radialis

In der Progression sind dann 3–5 Durchgänge mit 12–20 Wiederholungen anzustreben.

8.7   Der N. ulnaris

Anatomische Situation – Verlauf des N. ulnaris

Die Faserzuflüsse des N. ulnaris stammen überwiegend von den Spinalnerven aus den segmentalen Höhen C8–T1. Nach dem Plexus brachialis durchzieht der N. ulnaris die Axilla in die mediale Bizepsloge, die er etwa in der Mitte des Oberarmes wieder verlässt. Dazu durchbohrt der Nerv das Septum intermusculare und verläuft auf der Dorsalseite in den Sulcus nervi ulnaris am Epicondylus medialis des Ellbogens. An dieser Stelle ist der N. ulnaris subkutan sehr deutlich und sicher palpabel. Unter dem M. flexor carpi ulnaris verläuft der Ulnarisnerv zum Handgelenk, zieht durch die Loge de Guyon (fibröser Kanal) über das Retinaculum musculorum flexorum hinweg und verzweigt sich in seine Endäste in der Hand- und Fingerregion (Tillmann 2020; Zilles 2010; Huggenberger 2019; Schünke 2018; Hacke 2019; Antoniades 2015).

Mechanische Engstellen – Prädilektionsstellen für Kompressionsproblematiken

Auch für den N. ulnaris besteht die erste Irritationsfläche an den intervertebralen Austrittsstellen der Spinalnerven im Bereich vom 8. Halswirbel bis zum 1. Thorakalwirbel. Auch in der oberen Thoraxapertur (1. und 2. Rippe, Clavicula, ventrolaterale Halsmuskulatur inklusive Platysma) bestehen für die Fasern des N. ulnaris mögliche Irritationsflächen im Verlauf. In der medialen Bizepsloge kommt der Durchtrittstelle im Septum intermusculare mediale sowie am Epicondylus medialis, dem Sulcus nervi ulnaris eine besonders enge mechanische fasziale Kontaktbeziehung zum N. ulnaris zu. An diesen Stellen erscheint eine mechanische Irritation des Nervs und seiner Hüllstrukturen durchaus plausibel. Auch muskuläre Drucksituationen am Unterarm (vor allem im Bereich der Flexoren) sowie Druckveränderungen in der Loge de Guyon vermögen neurodynamische Hypersensitivitäten im Verlauf des N. ulnaris durchaus plausibel zu erklären (Tillmann 2020; Zil-

les 2010; Huggenberger 2019; Schünke 2018; Hacke 2019; Antoniades 2015).

Mechanische Engstellen auf einen Blick

1. Intervertebrales Foramen – Nervenwurzel/Spinalnerv
2. Zervikale Querfortsätze – Spinalnerven auf dem Weg zum Plexus brachialis
3. Laterale und ventrale Halsmuskeln – Spinalnerven auf dem Weg zum Plexus brachialis
4. 1.+2. Rippe und Clavicula – Spinalnerven
5. Axilla – N. ulnaris
6. Mediale Bizepsloge – N. ulnaris
7. Septum intermusculare (Durchtritt) – N. ulnaris
8. Sulcus nervi ulnaris – N. ulnaris
9. Flexoren am Unterarm – N. ulnaris
10. Loge de Guyon – N. ulnaris und Endäste (Rami superficialis et profundus)

N.-ulnaris-assoziierte Beschwerden/Symptome

Auch für den N. ulnaris können dauerhafte Reizinduktionen über hypertone Schulter-Nacken-Muskeln, Bewegungseinschränkungen der zervikalen Wirbelsäule, fasziale Spannungssituationen oder erhöhte Druckkomponenten der oberen Thoraxapertur symptomhaft werden und als auslösende oder unterhaltende Faktoren zum Tragen kommen. So entstehen häufig ausstrahlende Beschwerden, die von Missempfindungen bis hin zu Schmerzen im Nervenverlauf reichen können. Häufig finden sich Druckläsionen im Bereich des Sulcus nervi ulnaris, in dem der Ulnarisnerv zum einen direkt dem Knochen anliegt und zum anderen einen sehr oberflächlichen Verlauf hat. Durch häufiges und ausgedehntes Abstützen mit dem Ellbogen oder durch ein starkes Anstoßen des Ellbogens kann der Nerv an dieser kritischen Verlaufsstelle gereizt oder durchaus auch geschädigt werden. Dabei entstehen häufig ausstrahlende

Tab. 8.7   Vom N. ulnaris innervierte Strukturen

Innervationsbereiche des N. ulnaris	
Motorisch	Sensibel
• M. flexor carpi ulnaris • M. flexor digitorum profundus • Hypothenargruppe • Mm. lumbricales II und IV • Mm. interossei dorsales/palmares • M. adductor pollicis • M. flexor pollicis brevis	• Ulnare Anteile der dorsalen und palmaren Handflächen • Dorsale Anteile Finger IV und V

Symptome (wie z. B. Schmerzen) entlang der ulnaren Unterarmseite bis in den kleinen Finger. Eine Druckläsion ist auch im Bereich der Loge de Guyon möglich. Dort zeigen sich dann lokale Missempfindungen im Bereich der Handfläche und des Kleinfingerballens (siehe Tab. 8.7).

▶ Das Leitsymptom bei einer persistierenden Ulnarisläsion ist die sogenannte Krallenhand. Diese kommt durch den Ausfall der Innervation der Beugemuskeln der Grundgelenke (Mm. interossei/Mm. lumbricales) zustande, während die Innervation der Flexoren der Fingerendgelenke (N. medianus innerviert) weiterhin intakt ist.

8.8   Untersuchung/Behandlung – N. ulnaris

Nachdem die Konduktionstests (Motorik, Sensibilität und Reflexe) durchgeführt wurden, kann mit der speziellen Untersuchung des N. radialis begonnen werden. Diese kann mit der Untersuchung des umliegenden Gewebes durch eine Palpation der mechanischen Kontaktstellen eingeleitet werden. Danach folgt die direkte Untersuchung der Belastungs- und Deformationstoleranz des neuralen und des umgebenden Gewebes mit dem NDT 3.

Palpationsmöglichkeiten des N. ulnaris im Verlauf

Der N. ulnaris kann erstmals in der Axilla direkt palpiert werden. Der N. ulnaris liegt meist caudal der A. axillaris, und ventrocranial der A. axillaris ist meist der N. medianus zu finden. Mittels des NDT 3, der während der Palpation

sanft angedeutet wird, kann der N. ulnaris besser lokalisiert werden. In den höher gelegenen Körperabschnitten (zervikale Wirbelsäule, obere Thoraxapertur) kann eine Reizinduktion appliziert werden, um evtl. dadurch reproduzierbare Symptome aufzudecken. Nach der Axilla kann der Ulnarisnerv wieder kurz vor dem medialen Epicondylus palpiert werden und im weiteren Verlauf dann im Sulcus nervi ulnaris. Im Sulcus fühlt sich der Nerv direkt fest und rund an und kann sehr gut gegen das umliegende Gewebe verschoben werden. Bei zu starkem Palpationsdruck können auch elektrisierende Missempfindungen ausgelöst werden, die bis zum kleinen Finger hin ausstrahlen. Auch distal, im Bereich der Loge de Guyon, kann der Ulnarisnerv zwischen Os pisiforme und Os hamatum getastet werden. An dieser Stelle kann die Drucksensitivität und die Irritierbarkeit durch eine direkte Reizinduktion überprüft werden.

8.8.1   NDT 3 – N. ulnaris – Standardisierter neurodynamischer Test

Der NDT 3 belastet den N. ulnaris und das umgebende mechanische Kontaktgewebe (siehe Tab. 8.8) entlang seines peripheren Verlaufs und betont dabei vor allem die mechanische Abduktions- und Außenrotationsfähigkeit der Schulter und die Flexionsfähigkeit des Ellbogens (Shacklock 2008; Butler 1998).

Für das gesamte Testmanöver sind die nachfolgend aufgelisteten Bewegungskomponenten relevant. Sie werden schrittweise, unter Beachtung der auftretenden Symptome, aufeinandergesetzt. Individuelle Abweichungen von

Tab. 8.8 Peripherer Verlauf des N. ulnaris mit Bewegungskomponenten zur Spannungsprovokation

Peripherer Verlauf des N. ulnaris	Neurobiomechanische Spannungs-komponenten	Hauptsächlich belastete Struktur
Die Faserzuläufe des N. ulnaris stammen aus den Segmenten C8–T1	HWS-Lateralflexion zur Gegenseite und Schultergürteldepression	Spinalnerven im inter-vertebralen Foramen und Plexus brachialis
Der weitere Verlauf geht durch die Axilla in die mediale Bizepsloge	Schultergelenk-Außenrotation+Ab-duktion	Proximaler Anteil des N. ulnaris
Mm Ellbogen verläuft der N. ulnaris dor-sal am Epicondylus medialis in den Sulcus nervi ulnaris und zieht nach distal zur ulnaren Handgelenkregion	Ellbogenflexion und Supination des Unterarms (je nach individuellem Ver-lauf am Unterarm kann manchmal auch eine Pronation für mehr mechanischen Stress erforderlich sein)	Proximaler und mittlerer Anteil des N. ulnaris
Im ulnaren Handgelenkbereich (Loge de Guyon – über das Retinaculum flexorum) ver-zweigt er sich in seine Rr. profundus (moto-risch) et superficialis (sensibel)	Handgelenk- und Fingerextension mit Supination im Unterarm (manchmal auch mit Pronation)	Distaler Anteil des N. ul-naris Rami superficialis et profundus

der Reihenfolge sollten, für bestmögliche klini-sche Transparenz, stets dokumentiert werden.

1. Depression der Schulterseite
2. Extension des Handgelenks und der Finger
3. Flexion des Ellbogens
4. Pronation des Unterarms (hier kann manch-mal auch eine Supination eingesetzt werden)
5. Außenrotation des Armes in der Schulter
6. Abduktion im Schultergelenk

Distale Sensibilisierung: Variation zwischen Fle-xion/Extension von Handgelenk und Fingern oder Variation der Pronation.

Proximale Sensibilisierung: Zervikale Lateralflexion (zur Testseite hin: entlastend – von der Testseite weg: belastend).

Für den NDT 3 ist der Patient standardisiert wieder in Rückenlage an der therapeutenseiti-gen Bankkante positioniert. Der Therapeut steht auf Beckenhöhe des Patienten und hat den bank-seitigen Fuß unter der Schulter des Patienten auf dem Boden aufgestellt. Die Ellbogenspitze ist in der Leiste des Therapeuten und die Oberarm-rückseite liegt beim Therapeuten auf dem Ober-schenkel auf. Mit dieser Position kontrolliert der Therapeut später die Abduktion im Schultergelenk.

Mit der bankseitigen Hand hält der Therapeut die Depression des Schultergürtels und kontrol-liert diese während der gesamten Testbewegung. Mit der anderen Hand wird die Hand des Patien-ten so gegriffen, dass die Extension von Hand-

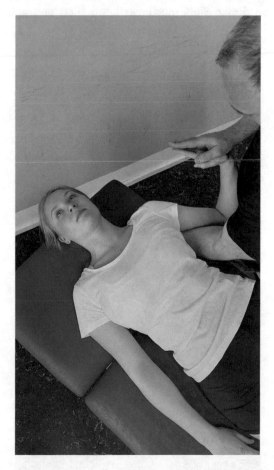

Abb. 8.19 NDT 3-1

gelenk und Fingern sowie die Pronation/Supi-nation im Unterarm kontrolliert werden kann (siehe Abb. 8.19).

Unter Beibehalten der eingestellten Depressionsposition des Schultergürtels und der kontrollierenden Grifftechnik an der Hand wird nun eine endgradige Extension von Hand- und Fingergelenken und eine endgradige Pronation des Unterarms durchgeführt (siehe Abb. 8.20). Zusätzlich wird der Ellbogen flektiert. Die Pronation kann ggf. auch durch eine Supination ersetzt werden, wenn es die Symptomatik des Patienten empfiehlt. Durch die endgradige Pronation wird die Spannung auf die distalen Anteile des N. ulnaris nochmals verstärkt, während die Supination dahingehend eher entlastend wirkt.

Die Depressionsposition des Schultergürtels sowie die Hand- und Fingerkomponenten sollten an dieser Stelle nochmals kontrolliert und ggf.

korrigierend nachgestellt werden. Dann folgt, unter behaltener Pronation des Unterarmes, eine möglichst endgradige Außenrotation im Schultergelenk (siehe Abb. 8.21).

Bei der nun folgenden Abduktion im Schultergelenk ist zu beachten, dass alle bisher eingestellten Komponenten (Schultergürtel, Unterarm, Hand- und Fingergelenke inklusive der Außenrotation der Schulter) beibehalten werden müssen. Ansonsten lässt der neurodynamische Spannungsstress für die neuralen Hüllen und das umliegende Kontaktgewebe nach oder geht im ungünstigsten Fall sogar komplett verloren. Die Abduktion wird dabei bis zur ersten Reproduktion von Symptomen durchgeführt und am Symptompunkt gestoppt (siehe Abb. 8.22). Im besten Fall ist die

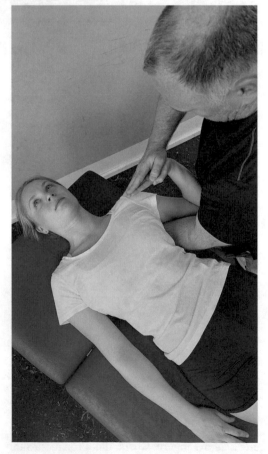

Abb. 8.20 NDT 3-2

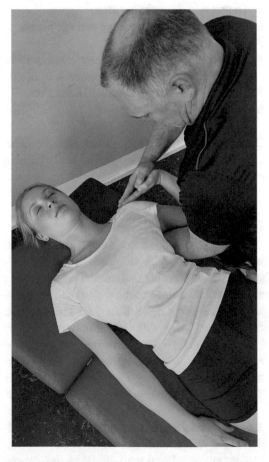

Abb. 8.21 NDT 3-3

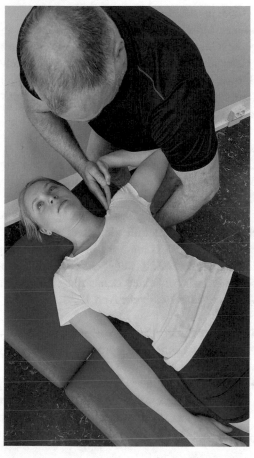

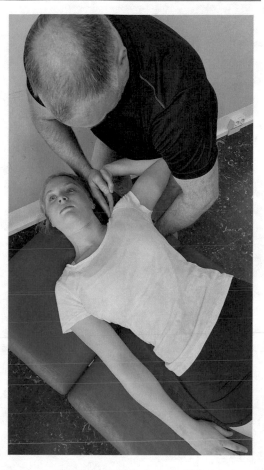

Abb. 8.22 NDT 3-4

Abb. 8.23 Differenzierung Entlastung – NDT 3

Abduktion endgradig möglich. Nun ist es für die anschließenden sensibilisierenden Bewegungen entscheidend, ob die Symptome distal (in Hand, Finger oder Unterarm) oder proximal (im Bereich der HWS oder der Schulter-Oberarm-Region) auftreten.

Bei distalen Symptomreproduktionen finden die sensibilisierenden Bewegungskomponenten in der zervikalen Wirbelsäule mit einer Lateralflexion statt. Bei Lateralflexion zum Therapeuten hin (zur Testseite hin) werden die Symptome meist reduziert (siehe Abb. 8.23). Wird die Lateralflexion zur Gegenseite hin durchgeführt (also von der Testseite weg), ist mit einer Verstärkung der Symptome durch eine Steigerung der Gewebespannung zu rechnen (siehe Abb. 8.24). Bei proximal auftretenden Symptomen fin-

det die Sensibilisierung, also die Abklärung, ob eine neurodynamische Störung Teil der Problemursache sein kann, mit distalen Komponenten (Hand-, Finger-, Unterarmkomponente) statt.

8.8.2 Behandlungsstrategien bei N.-ulnaris-assoziierten Störungen der Neurodynamik

Wichtige Kontaktgewebe – Mechanical Interface
Die folgenden Strukturen sind bei neurodynamischen Störungen des N. ulnaris als Berührungsflächen zu betrachten und eignen sich in der Therapie besonders für Mechanical-Interface-Behandlungen: siehe Tab. 8.9.

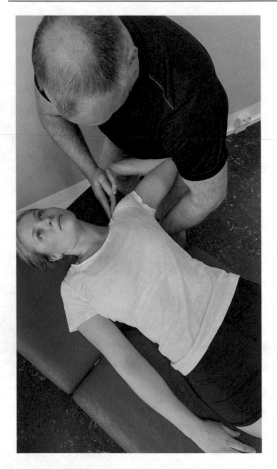

Abb. 8.24 Differenzierung Verstärkung – NDT 3

Die in der Tabelle dargestellten Techniken können individuell an die Patientensituation angepasst werden. Das heißt, bei jedem Patienten entscheidet die Symptomatik, der individuelle Befund und das klinische Bild über Intensität, Dauer oder lokalen Einsatz der Behandlungstechniken.

Slider

Um den N. ulnaris ohne größere Spannung durch sein Gleitlager zu bewegen (Slider), kann folgendes Vorgehen eingesetzt werden:

In der Endstellung des Spannungstests wird eine zervikale Lateralflexion zur Testseite hin durchgeführt. So kommt zur distalen Spannung eine proximale Entlastung. Mit diesen Komponenten wird in einer Behandlungseinheit im Wechsel gearbeitet (siehe Abb. Rx9):

- Distaler Slider: Distale Spannung (Abduktion bei Ellbogenflexion)+proximale Entlastung (zervikale Lateralflexion zur Testseite hin).
- Proximaler Slider: Proximale Spannung (zervikale Lateralflexion von der Testseite weg)+distale Entlastung (Adduktion bei Ellbogenflexion).

Tab. 8.9 Berührungsflächen des N. ulnaris und Behandlungsoptionen

Betroffenes Kontaktgewebe	Mögliche Behandlungstechniken
Knöchern: • Wirbelgelenke • ACG & SCG • Costovertebralgelenke • Schultergelenk • Humeroulnares Ellbogengelenk • Handgelenk	• Mobilisation der zervikalen Segmente (multidirektional) • Seitgleiten • Gleitmobilisationen • Traktionstechniken
Muskulär: • M. levator scapulae • M. trapezius pars descendens • Mm. scaleni • M. sternocleidomastoideus • M. pectoralis major et minor • M. biceps brachii • M. brachialis • Ulnare Unterarmmuskeln • Thenargruppe	• Training/Übungen • Postisometrische Relaxation (PIR) • Antagonistische Hemmung • Massagetechniken • Querfriktion • Trigger-Techniken • Fasziendistorsionsmodell (FDM-Techniken) • Dehntechniken
Faszial: • Dorsale Armfaszie • Ventrale Armfaszie	• Aktive Übungen • FDM Techniken • Übungen mit Faszienrolle • Dynamische Dehnungen

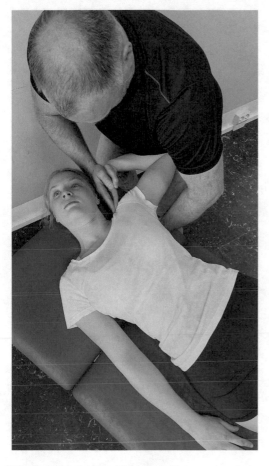

Abb. Rx9 N. ulnaris – Slider-Technik

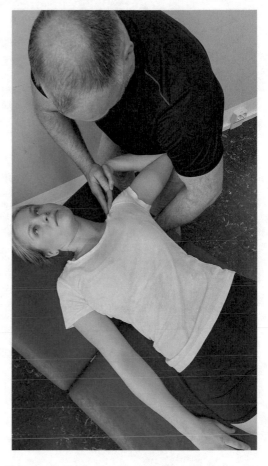

Abb. Rx10 N. ulnaris – Tensioner-Technik

Tensioner

Um den N. ulnaris in seinem Verlauf zu spannen (Tensioner), wird folgendes Vorgehen eingesetzt: In der Endstellung des Spannungstests wird eine zervikale Lateralflexion zur Gegenseite durchgeführt. Somit wird die distal aufgebaute Spannung noch zusätzlich vergrößert und der Nerv muss sich verlängern. Der Nerv wird nun alternierend gespannt und mit einer Gegenbewegung wieder entspannt.

Dazu sind folgende Komponenten erforderlich (siehe Abb. Rx10):

- Distaler Tensioner: Die Spannung wird proximal (zervikale Lateralflexion zur Gegenseite) aufgenommen und dann distal verstärkt (Abduktion bei gehaltener Ellbogenflexion).

- Proximaler Tensioner: Die Spannung wird distal eingenommen (Abduktion bei gehaltener Ellbogenflexion) und dann proximal verstärkt (zervikale Lateralflexion zur Gegenseite hin).

Eigenbeübung

Die Eigenübung zur Gleitmobilisation des N. ulnaris kann im Sitzen durchgeführt werden. Die Patientin nimmt mit dem Arm die Position des Spannungstests ein, während sie zeitgleich proximal durch eine HWS-Lateralflexion zur Testseite hin entspannt. So gleitet der Nerv in die Richtung, in die er durch die distale Komponente gezogen wird. Für die Gegenbewegung wird eine HWS-Lateralflexion zur Gegenseite gebraucht, bei gleichzeitigem Auflösen der dis-

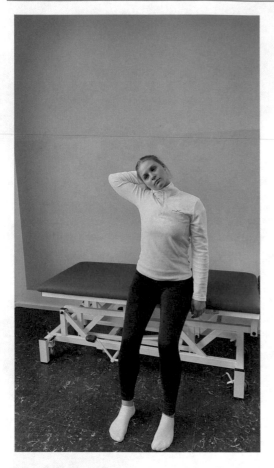

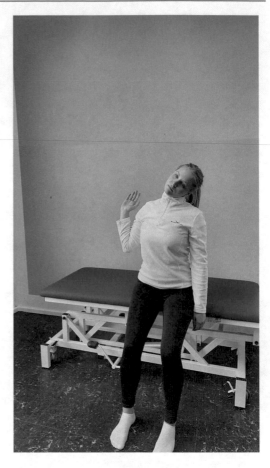

Abb. Rx11 Eigenübung proximale Slider-Technik N. ulnaris

Abb. Rx12 Eigenübung distale Slider-Technik N.ulnaris

talen Spannung. So kann der Nerv hin- und herbewegt werden (siehe Abb. Rx11 und Rx12).

Zu Beginn kann bei den Eigenübungen (abhängig vom klinischen Bild) mit 2-mal 8–10 Wiederholungen gearbeitet werden. In der Progression sind dann 3–5 Durchgänge mit 12–20 Wiederholungen anzustreben.

8.9   Der N. axillaris

Anatomische Situation – Verlauf des N. axillaris

Fasern der Spinalnerven der segmentalen Höhen C5 und C6 bringen den N. axillaris auf den Weg. Er geht mit dem N. radialis ge-

meinsam aus dem Fasciculus posterior hervor. In der Axilla verläuft er nach dorsal und windet sich um das Collum chirurgicum. Er tritt aus der lateralen Achsellücke heraus und zieht unter dem M. deltoideus nach ventral. Der Verlauf den N. axillaris begrenzt sich auf das obere Drittel des Humerus (siehe Tab. 8.10) (Tillmann 2020; Zilles 2010; Huggenberger 2019; Schünke 2018; Hacke 2019; Antoniades 2015).

Mechanische Engstellen – Prädilektionsstellen für Kompressionsproblematiken

Für die Fasern der Spinalnerven stellen die intervertebralen Foramina der Segmente C5 und C6 bereits die erste mechanische Engstelle dar. Durch artikuläre Veränderungen oder funktionelle Bewegungseinschränkungen der zervikalen Wirbelsäule kann hier schon eine er-

Tab. 8.10 Vom N. axillaris innervierte Strukturen

Innervationsbereiche des N. axillaris	
Motorisch	Sensibel
• M. deltoideus • M. teres minor	• Hautareal über dem M. deltoideus (N. cutaneus brachii lateralis superior)

höhte Drucksituation erklärt werden. Auch dauerhafte Tonusveränderungen der ventrolateralen Halsmuskulatur (Mm. scaleni, M. sternocleidomastoideus) oder der Halsfaszien (Frontline und Platysma) können diese Druckvarianten mit beeinflussen. An der Teilungsstelle des Fasciculus posterior (Abgang von N. axillaris und N. radialis) in der Axilla ist die neurale Elastizität reduziert. Daher können sich Druckerhöhungen (muskulär oder faszial bedingt) an dieser Stelle deutlich ungünstiger auf die neurale Dynamik auswirken. Nach dem dorsalen Durchtritt der lateralen Achsellücke verläuft der N. axillaris eng mit der Gelenkkapsel und dem Humeruskopf. Kapsuläre Veränderungen (Spannung, Entzündung, Reizung, Ruptur etc.) oder auch knöcherne Veränderungen (Reizung des Periost, Entzündungssituationen, knöcherne Veränderungen etc.) können auch hier zu einer Reduktion von neurodynamischer Deformationstoleranz und einer Steigerung der Mechanosensitivität beitragen. Auch die motorischen Zielorgane M. deltoideus und M. teres minor können diese Fähigkeiten an den Kontaktstellen negativ beeinflussen (Tillmann 2020; Zilles 2010; Huggenberger 2019; Schünke 2018; Hacke 2019; Antoniades 2015).

Mechanische Engstellen auf einen Blick

1. Intervertebrale Foramina C5 und C6
2. Teilungsstelle Fasciculus posterior
3. Axilla
4. Laterale Achsellücke
5. Gelenkkapsel der Schulter
6. Collum chirurgicum
7. M. deltoideus/M. teres minor

N.-axillaris-assoziierte Beschwerden/Symptome

Häufig ergeben sich posttraumatische Nervenaffektionen nach Schulterluxationen oder Frakturen im Humeruskopfbereich (Collum chirurgicum). Bei größeren Läsionen entstehen neben den motorischen Defiziten bei nahezu allen Schulterbewegungen (eine Kraftminderung zeigt sich vor allem bei Abduktion und Außenrotation der betroffenen Seite) auch sensorische Veränderungen (Hypästhesie/Anästhesie) im entsprechenden Versorgungsgebiet.

8.10 Untersuchung/Behandlung – N. axillaris

Nach der Untersuchung der Konduktionsfähigkeit des Plexus brachialis (motorischer Muskeltest, Sensibilitätsprüfung und Reflextests) kann mit der speziellen Untersuchung des N. axillaris begonnen werden. Dazu zählt die Palpation des peripheren Nervs und des Kontaktgewebes sowie der spezifische NDT 4.

Palpationsmöglichkeiten des N. axillaris im Verlauf

Neben der möglichen Reizinduktion an den zervikalen Abschnitten C5 und C6 sowie im Bereich des Plexus brachialis an der oberen Thoraxapertur kann auch eine Reizinduktion in der Axilla erfolgen. Der N. axillaris kann zwischen dem M. teres major und dem M. teres minor an der lateralen Achsellücke palpiert werden. Auch im peripheren Verlauf zwischen dem Caput laterale und Caput longum des M. triceps besteht eine Palpationsmöglichkeit. Zumindest ist eine Reizinduktion auf den N. axillaris an diesen Stellen möglich, sollte sich die Palpation als schwierig oder unzuverlässig erweisen.

8.10.1 NDT 4 – N. axillaris – Standardisierter neurodynamischer Test

Der NDT 4 belastet den N. axillaris und das umgebende mechanische Kontaktgewebe (siehe Tab. 8.11) entlang seines peripheren Verlaufs und betont dabei vor allem die mechanische Abduktions- und Innenrotationsfähigkeit der Schulter (Shacklock 2008; Butler 1998).

Für das Testmanöver sind die nachfolgend aufgelisteten Bewegungskomponenten relevant. Sie werden schrittweise, unter Beachtung der auftretenden Symptome, aufeinandergesetzt. Individuelle Abweichungen von der Reihenfolge sollten, für bestmögliche klinische Transparenz, stets dokumentiert werden.

1. Depression des Schultergürtels
2. Innenrotation der Schulter
3. Abduktion im Schultergelenk
4. Lateralflexion der zervikalen Wirbelsäule – von der Testseite weg

Distale Sensibilisierung (schwierig, da keine 2 Gelenketagen dazwischen sind): Variation zwischen Ab- und Adduktion oder Innen- und Außenrotation der Schulter.

Proximale Sensibilisierung: Zervikale Lateralflexion (zur Testseite hin: entlastend – von der Testseite weg: belastend).

Zur Durchführung des NDT 4 wird der Patient an der therapeutenseitigen Kante der Therapieliege positioniert. Der Arm der zu

untersuchenden Seite wird im Überhang positioniert und im Ellbogen etwa auf 50°–70° flektiert. Damit kann die Innenrotation der Schulter besser kontrolliert und eingestellt werden.

Im ersten Schritt wird nun der Schultergürtel in eine Depression gebracht und gehalten, während der Arm in der Schulter in eine möglichst endgradige Innenrotation gebracht wird (siehe Abb. 8.25).

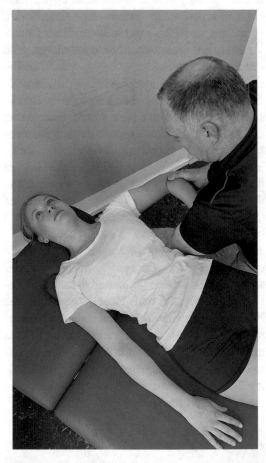

Abb. 8.25 NDT 4-1

Tab. 8.11 Peripherer Verlauf des N. axillaris mit Bewegungskomponenten zur Spannungsprovokation

Peripherer Verlauf des N. axillaris	Neurobiomechanische Spannungskomponenten	Hauptsächlich belastete Struktur
Faserzuläufe erhält der N. axillaris aus den Segmenten C5 + C6	Zervikale Lateralflexion	Spinalnerven
In der Axilla durch die laterale Achsellücke	Depression des Schultergürtels	Plexus brachialis
Dorsolateral um den Humeruskopf	Innenrotation und Abduktion im Schultergelenk	Peripherer Verlauf des distalen N. axillaris

Bei gehaltener Depression und Innenrotation wird sukzessive die Abduktion im Schultergelenk hinzugefügt. Bei auftretenden Symptomen wird das Testmanöver gestoppt und eine neurale Differenzierung angestrebt, um die Beteiligung des Nervensystems (neurodynamische Einflussgrößen) abzuklären (siehe Abb. 8.26).

Im letzten Schritt wird der neurodynamische Spannungsstress durch eine zervikale Lateralflexion verstärkt. Die Lateralflexion kann auch als sensibilisierende Bewegung eingesetzt werden. Bei der Lateralflexion sollten sich in jedem Fall die Symptome verändern. Meist derart, dass die Symptome bei Lateralflexion von der Testseite weg verstärkt und bei Lateralflexion zur Testseite hin reduziert werden (siehe Abb. 8.27 und 8.28)

8.10.2 Behandlungsstrategien bei N.-axillaris-assoziierten Störungen der Neurodynamik

Wichtige Kontaktgewebe – Mechanical Interface

Die folgenden Strukturen sind bei neurodynamischen Störungen des N. axillaris als Berührungsflächen zu betrachten und eignen sich in der Therapie besonders für Mechanical-Interface-Behandlungen: siehe Tab. 8.12.

Die in der Tabelle dargestellten Techniken können individuell an die Patientensituation angepasst werden. Das heißt, bei jedem Patienten entscheidet die Symptomatik, der individuelle Befund und das klinische Bild über Intensität,

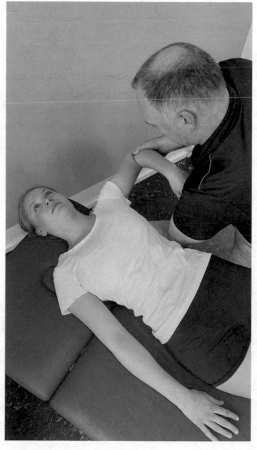

Abb. 8.26 NDT 4-2

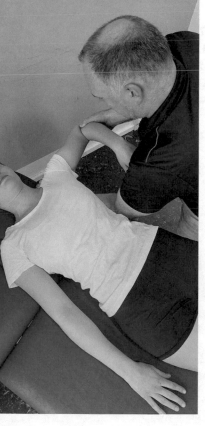

Abb. 8.27 Differenzierung Entlastung – NDT 4

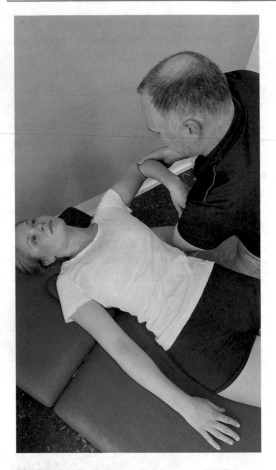

Abb. 8.28 Differenzierung Verstärkung – NDT 4

Dauer oder lokalen Einsatz der Behandlungs-techniken.

Slider

Um den N. axillaris ohne Spannung durch sein Gleitlager zu bewegen (Slider), kann folgendes Vorgehen eingesetzt werden:

In der Endstellung des Spannungstests wird eine zervikale Lateralflexion zur Testseite hin durchgeführt. So kommt zur distalen Span-nung eine proximale Entlastung. Mit diesen Komponenten wird in einer Behandlungseinheit im Wechsel gearbeitet (siehe Abb. Rx13):

- Distaler Slider: Distale Spannung (Abduktion bei Innenrotation der Schulter) + proximale Entlastung (zervikale Lateralflexion zur Test-seite hin).
- Proximaler Slider: Proximale Spannung (zervikale Lateralflexion von der Testseite weg) + distale Entlastung (Adduktion bei Innenrotation).

Tensioner

Um den N. axillaris in seinem Verlauf zu span-nen (Tensioner), wird folgendes Vorgehen ein-gesetzt. In der Endstellung des Spannungstests wird eine zervikale Lateralflexion zur Gegenseite

Tab. 8.12 Berührungsflächen des N. axillaris und Behandlungsoptionen

Betroffenes Kontaktgewebe	Mögliche Behandlungstechniken
Knöchern: • Wirbelgelenke • ACG & SCG • Costovertebralgelenke • Schultergelenk	• Mobilisation der zervikalen Segmente (multidirektional) • Seitgleiten • Gleitmobilisationen • Traktionstechniken
Muskulär: • M. levator scapulae • M. trapezius pars descendens • Mm. scaleni • M. sternocleidomastoideus • M. pectoralis major et minor • M. biceps brachii	• Training/Übungen • Postisometrische Relaxation (PIR) • Antagonistische Hemmung • Massagetechniken • Querfriktion • Trigger-Techniken • Fasziendistorsionsmodell (FDM-Techniken) • Dehntechniken
Faszial: • Dorsale Armfaszie • Ventrale Armfaszie	• Aktive Übungen • FDM-Techniken • Übungen mit Faszienrolle • Dynamische Dehnungen

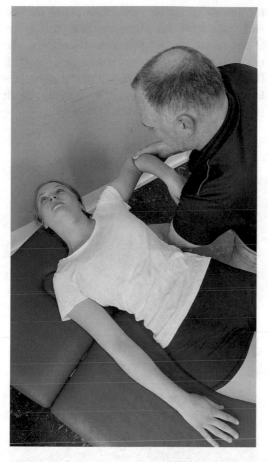

Abb. Rx13 N. axillaris – Slider-Technik

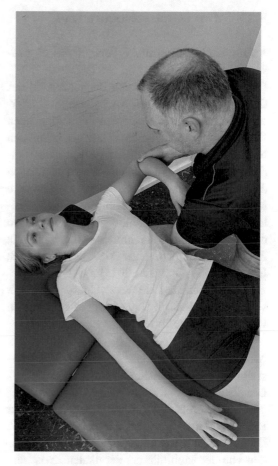

Abb. Rx14 N. axillaris – Tensioner-Technik

durchgeführt. Somit wird die distal aufgebaute Spannung noch zusätzlich vergrößert und der Nerv muss sich verlängern. Der Nerv wird nun alternierend gespannt und mit einer Gegenbewegung wieder entspannt.

Dazu sind folgende Komponenten erforderlich (siehe Abb. Rx14):

- Distaler Tensioner: Die Spannung wird proximal (zervikale Lateralflexion zur Gegenseite) aufgenommen und dann distal verstärkt (Abduktion bei gehaltener Schulterinnenrotation).
- Proximaler Tensioner: Die Spannung wird distal eingenommen (Abduktion bei gehaltener Innenrotation) und dann proximal verstärkt (zervikale Lateralflexion zur Gegenseite hin).

Eigenbeübung

Im Stand werden die Arme (unilateral oder bilateral) in Innenrotation und mit gebeugtem Ellbogen angehoben. Dabei werden die Hände an das Kinn gezogen.

Auch hier kann wieder (abhängig vom klinischen Bild) mit 2-mal 8–10 Wiederholungen gearbeitet werden. In der Progression sind dann 3–5 Durchgänge mit 12–20 Wiederholungen anzustreben. Zu Beginn kann die Bewegung auch ohne Widerstand und unilateral durchgeführt werden.

8.11 Der N. musculocutaneus

Anatomische Situation – Verlauf des N. musculocutaneus

Die Faserzuflüsse dieses die Beugemuskeln des Oberarms versorgenden Nervs stammen überwiegend aus den Spinalnerven der segmentalen Höhe C5–C7. Der Fasciculus lateralis bringt den N. musculocutaneus auf den Weg an den ventralen Oberarm. Er durchläuft den Muskelbauch des M. coracobrachialis, bevor er zwischen dem M. brachialis und dem M. biceps brachii weiter nach distal bis zur Ellbogenbeuge zieht, wo der Nerv die Faszie durchbricht (Tillmann 2020; Zilles 2010; Huggenberger 2019; Schünke 2018; Hacke 2019; Antoniades 2015). Nach dieser faszialen Durchtrittsstelle verzweigt er sich mit seinen Endästen in die Subkutis des lateralen Unterarms (siehe Tab. 8.13).

Mechanische Engstellen – Prädilektionsstellen für Kompressionsproblematiken

Die erste mechanische Engstelle
   für die zuführenden Nervenfasern liegt in der Region der intervertebralen Foraminae C5–C7. Die neuralen Strukturen dieses Bereichs werden von der Mobilität der zervikalen Zwischenwirbelgelenke, der Tonussituation der umgebenden Muskeln und Faszien und von der gewohnheitsmäßigen Körperhaltung beeinflusst. Vom Bereich des Plexus brachialis bis zur Axilla kann die neurale Struktur durch haltungs- und aktivitätsabhängige Veränderungen irritiert werden. Die Passage durch den M. coracobrachialis, die dem Nerv den Weg auf die ventrale Oberarmseite ermöglicht, kann durch Tonusregulationsstörungen einen beitragenden Faktor

für neurale Symptome darstellen. Auch im Verlauf zwischen den Beugemuskeln des Oberarmes sowie an der faszialen Durchtrittsstelle in der Ellbogenbeuge ist der Nerv empfänglich für mechanische Irritation (Tillmann 2020; Zilles 2010; Huggenberger 2019; Schünke 2018; Hacke 2019; Antoniades 2015).

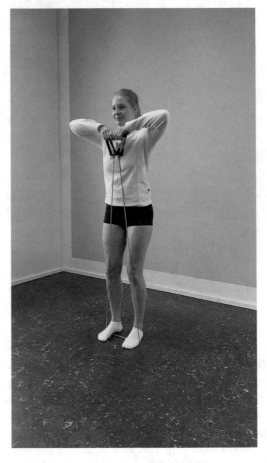

Abb. Rx15 N. axillaris – Eigenmobilisation

Tab. 8.13 Vom N. musculocutaneus innervierte Strukturen

Innervationsbereiche des N. musculocutaneus	
Motorisch	Sensibel
• M. brachialis • M. biceps brachii caput longum • M. biceps brachii caput breve • M. coracobrachialis	• Laterale Seite des Unterarms (N. cutaneus antebrachii lateralis)

Mechanische Engstellen auf einen Blick

1. Intervertebrale Foramina C5–C7
2. Teilungsstelle am Fasciculus lateralis in der Axilla
3. Durchtrittsstelle am M. coracobrachialis
4. Muskuläre Enge zwischen M. brachialis und M. biceps brachii
5. Durchtrittsstelle der myofaszialen Strukturen vor der Ellbogenbeuge

N.-musculocutaneus-assoziierte Beschwerden/ Symptome

Der N. musculocutaneus wird klinisch relativ selten auffällig. Bei proximal gelegenen Irritationen können motorische Auffälligkeiten, die Flexion des Ellbogens betreffend, vorkommen (Kraftverlust oder auch qualitative Veränderungen der Bewegungskontrolle). Dazu muss die Irritation allerdings vor dem Abgang der motorischen Nervenäste erfolgen, also im oberen Drittel des Humerus oder höher. Damit wäre die potenzielle Störungsquelle auf der Höhe der Axilla, in der oberen Thoraxapertur oder direkt am Austritt der Spinalnerven zu suchen. Bei sensiblen Irritationen im Bereich des lateralen Unterarmes liegt die Irritationsquelle eher in der Nähe der Ellbogenbeuge, denn ab dort verzweigen sich die sensiblen Äste. Manchmal kommt es in der Ellbogenbeuge zu iatrogenen Injektionsläsionen des Nervs oder zu einer kompressiven Irritation durch eine Hämatombildung nach einer Blutentnahme (siehe ergänzend Tab. 8.14).

8.12 Untersuchung/Behandlung – N. musculocutaneus

Nach der Untersuchung der Konduktionsfähigkeit des Plexus brachialis (motorischer Muskeltest, Sensibilitätsprüfung und Reflextests) kann mit der speziellen Untersuchung des N. musculocutaneus begonnen werden. Dazu zählt die Palpation des peripheren Nervs in seinem Verlauf und die Palpation des umgebenden Kontaktgewebes sowie der spezifische NDT 5.

Palpationsmöglichkeiten des N. musculocutaneus im Verlauf

Der N. musculocutaneus hat einen tiefen Verlauf, was eine direkte Palpation ungünstig erschwert. Neben der möglichen Reizinduktion an den zervikalen Abschnitten C5 und C6 sowie im Bereich des Plexus brachialis an der oberen Thoraxapertur kann auch eine Reizinduktion in der Axilla, beim Durchtritt des Nervs durch den M. coracobrachialis erfolgen. Je nach anatomischer Situation kann der N. musculocutaneus an dieser Stelle getastet werden. Eine Reizinduktion ist aber auch in seinem Verlauf zwischen den Beugemuskeln des Oberarms (M. brachialis und M. biceps brachii) bis zu seinem faszialen Durchtritt in der Ellenbeuge möglich.

8.12.1 NDT 5 – N. musculocutaneus – Standardisierter neurodynamischer Test

Der NDT 5 belastet den N. musculocutaneus und das umgebende mechanische Kontaktgewebe entlang seines peripheren Verlaufs

Tab. 8.14 Peripherer Verlauf des N. musculocutaneus mit Bewegungskomponenten zur Spannungsprovokation

Peripherer Verlauf des N. musculocutaneus	Neurobiomechanische Spannungskomponenten	Hauptsächlich belastete Struktur
Die spinalen Faserzuflüsse stammen von C5–C7	Zervikale Lateralflexion	Spinalnerven
In der Axilla durch den M. coracobrachialis an den ventralen Oberarm	Depression des Schultergürtels	Plexus brachialis
Intermuskulärer Verlauf (zwischen M. brachialis und M. biceps brachii) bis zur lateralen Unterarmseite	Außenrotation der Schulter und Extension des Ellbogens	N. musculocutaneus

(siehe Tab. 8.14) und betont dabei vor allem die mechanische Außenrotationsfähigkeit der Schulter und die Extensionsfähigkeit des Ellbogengelenks (Shacklock 2008; Butler 1998).

Für das Testmanöver sind die nachfolgend aufgelisteten Bewegungskomponenten relevant. Sie werden schrittweise, unter Beachtung der auftretenden Symptome, aufeinandergesetzt. Individuelle Abweichungen von der Reihenfolge sollten, für bestmögliche klinische Transparenz, stets dokumentiert werden.

1. Depression des Schultergürtels
2. Außenrotation des GHG
3. Ellbogenextension
4. Abduktion im Schultergelenk (zusätzliche Spannungssteigerung)

Distale Sensibilisierung (schwierig, da keine 2 Gelenketagen dazwischen sind): Variation zwischen Ab- und Adduktion im Schultergelenk oder einer Modulation der Ellbogenflexion/ -extension.

Proximale Sensibilisierung: Zervikale Lateralflexion (zur Testseite hin: entlastend – von der Testseite weg: belastend).

Für den NDT 5 wird der Patient an der therapeutenseitigen Kante der Therapieliege positioniert. Die HWS bleibt möglichst neutral und zunächst wird der Schultergürtel in eine leichte Depression (bis an den ersten Widerstand) gebracht und gehalten. Unter Beibehalten der Depression wird der gesamte Arm nun in eine möglichst endgradige Außenrotation der Schulter und eine Extension im Ellbogengelenk gebracht (Abb. 8.29).

Nun wird der Arm in der Schulter abduziert. Dabei sollten keine Ausweichbewegungen zur neuralen Entlastung (die zu einem Nachlassen von Depression oder Außenrotation führen) stattfinden (Abb. 8.30).

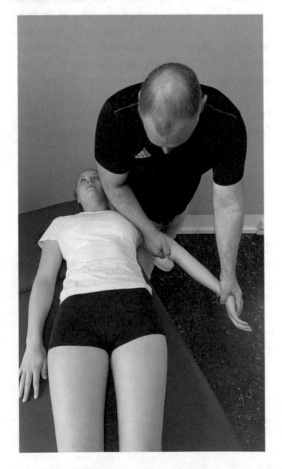

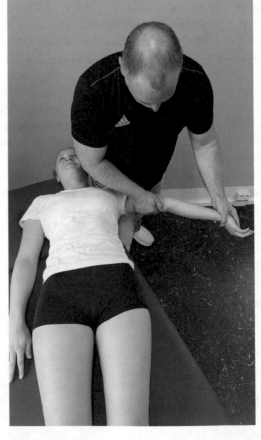

Abb. 8.29   NDT 5-1   **Abb. 8.30**   NDT 5-2

Eine Differenzierung zur Untersuchung der Beteiligung des Nervensystems an den Symptomen kann über sensibilisierende Bewegungen der Halswirbelsäule in Lateralflexion durchgeführt werden (Abb. 8.31 und 8.32).

8.12.2 Behandlungsstrategien bei N.-musculocutaneus-assoziierten Störungen der Neurodynamik

Wichtige Kontaktgewebe – Mechanical Interface

Die folgenden Strukturen sind bei neurodynamischen Störungen des N. musculocutaneus als Berührungsflächen zu betrachten und eignen sich in der Therapie besonders für

Mechanical-Interface-Behandlungen: siehe Tab. 8.15.

Die in der Tabelle dargestellten Techniken können individuell an die Patientensituation angepasst werden. Das heißt, bei jedem Patienten entscheidet die Symptomatik, der individuelle Befund und das klinische Bild über Intensität, Dauer oder lokalen Einsatz der Behandlungstechniken.

Slider

Um den N. musculocutaneus ohne Spannung durch sein Gleitlager zu bewegen (Slider), kann folgendes Vorgehen eingesetzt werden:

In der Endstellung des Spannungstests wird eine zervikale Lateralflexion zur Testseite hin durchgeführt. So kommt zur distalen Spannung

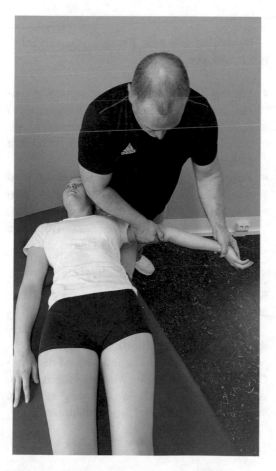

Abb. 8.31 Differenzierung Entlastung – NDT 5

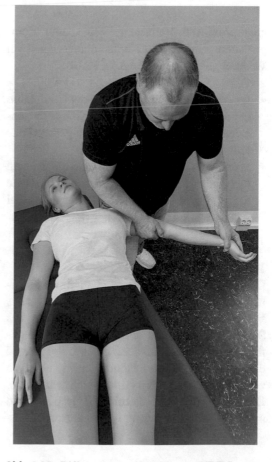

Abb. 8.32 Differenzierung Verstärkung – NDT 5

Tab. 8.15 Berührungsflächen des N. musculocutaneus und Behandlungsoptionen

Betroffenes Kontaktgewebe	Mögliche Behandlungstechniken
Knöchern: • Wirbelgelenke • ACG & SCG • Costovertebralgelenke • Schultergelenk • Ellbogengelenk	• Mobilisation der zervikalen Segmente (multidirektional) • Seitgleiten • Gleitmobilisationen • Traktionstechniken
Muskulär: • M. levator scapulae • M. trapezius pars deszendens • Mm. scaleni • M. sternocleidomastoideus • M. pectoralis major et minor • M. biceps brachii • M. brachialis • Unterarmmuskeln	• Training/Übungen • Postisometrische Relaxation (PIR) • Antagonistische Hemmung • Massagetechniken • Querfriktion • Trigger-Techniken • Fasziendistorsionsmodell (FDM-Techniken) • Dehntechniken
Faszial: • Dorsale Armfaszie • Ventrale Armfaszie	• Aktive Übungen • FDM-Techniken • Übungen mit Faszienrolle • Dynamische Dehnungen

eine proximale Entlastung. Mit diesen Komponenten wird in einer Behandlungseinheit im Wechsel gearbeitet (siehe Abb. Rx16):

- Distaler Slider: Distale Spannung (Abduktion bei Außenrotation der Schulter mit Ellbogenextension) + proximale Entlastung (zervikale Lateralflexion zur Testseite hin).
- Proximaler Slider: Proximale Spannung (zervikale Lateralflexion von der Testseite weg) + distale Entlastung (Adduktion bei Außenrotation der Schulter mit Ellbogenextension).

Tensioner

Um den N. musculocutaneus in seinem Verlauf zu spannen (Tensioner), wird folgendes Vorgehen eingesetzt: In der Endstellung des Spannungstests wird eine zervikale Lateralflexion zur Gegenseite durchgeführt. Somit wird die distal aufgebaute Spannung noch zusätzlich vergrößert und der Nerv muss sich verlängern. Der Nerv wird nun alternierend gespannt und mit einer Gegenbewegung wieder entspannt.

Dazu sind folgende Komponenten erforderlich (siehe Abb. Rx17):

- Distaler Tensioner: Die Spannung wird proximal (zervikale Lateralflexion zur Gegenseite) aufgenommen und dann distal verstärkt (Abduktion bei Außenrotation der Schulter mit Ellbogenextension).
- Proximaler Tensioner: Die Spannung wird distal eingenommen (Abduktion bei Außenrotation der Schulter mit Ellbogenextension) und dann proximal verstärkt (zervikale Lateralflexion zur Gegenseite hin).

Eigenbeübung

Eine Mobilisation des N. musculocutaneus kann über Bizepscurls aktiv angeleitet werden.

Auch hier kann wieder (abhängig vom klinischen Bild) mit 2-mal 8–10 Wiederholungen begonnen werden. In der Progression sind dann 3–5 Durchgänge mit 12–20 Wiederholungen anzustreben. Zu Beginn kann die Bewegung auch ohne Widerstand und unilateral durchgeführt werden.

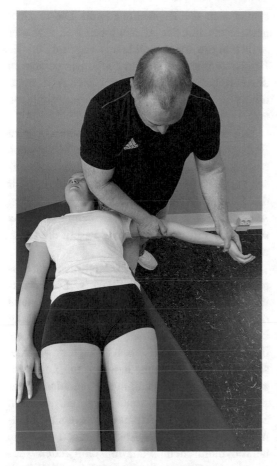

Abb. Rx16   Slider-Technik N. musculocutaneus

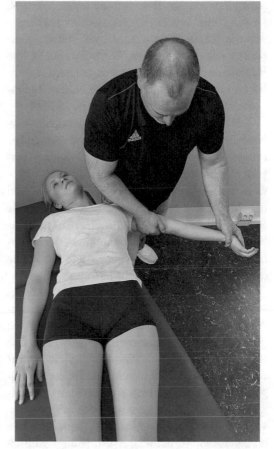

Abb. Rx17   Tensioner-Technik N. musculocutaneus

8.13   Der N. trigeminus (Hirnnerv Nr. V)

Als einer der dicksten Hirnnerven tritt der N. trigeminus (V) an der Lateralseite der Pons aus und zieht über die Felsenbeinpyramidenkante unter die Dura. Dabei bildet er das Ganglion trigeminale (auch Ganglion Gasseri genannt), nachdem er sich in seine großen Gesichtsäste aufteilt. Zudem versorgt der N. trigeminus alle Blutgefäße des Gehirns und weite Teile der Dura. Der N. trigeminus ist in der Peripherie mit vielen kleinen Nervenästen weit verzweigt und nimmt dadurch eine sehr zentrale Rolle in der Innervation des Kopfes und des Gesichtes ein.

So verzweigt sich der N. ophthalmicus (V1) in den N. nasociliaris, mit dem er Teile des Auges, die Nasenschleimhaut, den Nasenrücken und die mediale Seite der Augen versorgt. Der N. frontalis versorgt die Stirn und den medialen Anteil des oberen Augenlides, und mit dem N. lacrimalis werden der laterale Augenwinkel und der laterale Anteil des oberen Augenlides sensibel versorgt. Der N. lacrimalis hat eine viszeromotorische Verbindung zum N. facialis über parasympathische Fasern, mit denen die Tränendrüsen innerviert werden.

Der N. maxillaris (V2) zeigt ebenfalls drei wichtige periphere Verzweigungen. So versorgt er mit den Rr. ganglionares die Schleimhaut der Nase und des harten und weichen Gaumens. Der N. zygomaticus versorgt die Haut zwischen dem Os zygomaticum und der vorderen Schläfenseite. Außerdem hat der N. zygomaticus wieder parasympathische Faserverbindungen zum N. facialis, mit denen die Tränendrüsen viszeromotorisch innerviert werden. Als weiterer peripherer Ast versorgt der N. infraorbitalis die Hautareale der Wange zwischen unterem Augenlid und der Oberlippe sowie die Nasenschleimhaut und die Zähne des Oberkiefers.

Der N. mandibularis (V3) unterhält Verbindungen zu den Nn. facialis und glossopharyngeusg sowie zum N. vagus. Zu seinen Versorgungsgebieten gehören neben der motorischen Innervation der Kaumuskeln und der Muskeln des Mundbodens vor allem die Speicheldrüsen. Zu den sensibel versorgten Gebieten gehören die Schläfenregion, der Kinnbereich, die Wangenschleimhaut und die Zähne des Unterkiefers (siehe Tab. 8.16).

Die peripheren Nervenäste des N. trigeminus zeigen auch weit angelegte Verbindungen zu anderen Hirnnerven wie z. B. zum N. facialis, N. glossopharyngeus oder zum N. vagus (über den Ramus colli). Über die Kerngebiete, die bis auf die Höhe von C2 hinabreichen, ist der N. trigeminus auch in einer sogenannten trigeminozervikalen Konvergenz mit den oberen zervikalen Bewegungssegmenten verbunden. Diese anatomische Verbindung wird häufig klinisch bedeutsam und stellt eine direkte Verbindung der Nackenregion mit dem knöchernen Schädel und der Gesichtsregion her.

Anatomische Situation – Verlauf des N. mandibularis (V3)

Durch das Foramen ovale verlässt der N. mandibularis die Schädelhöhle und zieht danach durch die Fossa infratemporalis. In dieser Höhe spaltet sich der R. meningeus ab. Dieser zieht gemeinsam mit der A. meningea media wieder zurück in die Schädelhöhle und versorgt dort die Hirnhäute und die intrakraniellen Blutgefäße. In der Peripherie des Gesichtes weist der N. mandibularis vier wichtige sensible Verzweigungen auf.

Mit dem *N. auriculotemporalis* versorgt er im Endverlauf die Schläfenregion, die häufig auch bei vielen Kopfschmerzformen (Spannungskopfschmerz und Migräne) eine zentrale Region für die Schmerzwahrnehmung darstellt. Mit feinen Ästen legt er sich um die A. meningea media und durchläuft mit vegetativen Fasern die Glandula parotis.

Der *N. alveolaris inferior* stellt den kräftigsten Ast aus dem N. mandibularis. Dieser verläuft zwischen den Mm. pterygoidei und zieht durch das Foramen mandibulae in den knöchernen Mandibulakanal, versorgt die Zähne des Unterkiefers und die Kinnregion. An dieser Stelle findet zahnmedizinisch die Leitungsanästhesie für Behandlungen an den Zähnen des Unterkiefers statt. Hier kann es auch zu iatrogenen Injektionsverletzungen kommen, die ungünstige Auswirkungen auf die neurodynamischen Funktionsfähigkeiten des N. mandibularis haben. Mit dem *N. lingualis* werden vegetative Fasern des N. facialis transportiert, die zur Versorgung der Glandulae submandibularis et sublingualis sowie zur Versorgung der Zunge (vordere 2/3) eingesetzt werden. Schließlich innerviert der *N. buccalis* die Wangenschleimhaut und die angrenzenden Zahnfleischregionen.

Tab. 8.16 Vom N. mandibularis innervierte Strukturen

Innervationsbereiche des N. mandibularis	
motorisch	sensibel
• Glandula parotis (viszeromotorisch über parasympathische Fasern des N. glossopharyngeus) • Glandulae submandibularis et sublingualis (viszeromotorisch über parasympathische Fasern des N. facialis) • M. masseter • M. temporalis • Mm. pterygoidei medialis et lateralis • M. tensor tympani • M. tensor veli palatini	• Schläfenregion • Kinn (vom Menton bis zum Angulus mandibulae) • Zähne des Unterkiefers mit umliegender Gingiva (Mundschleimhaut) • Vordere 2/3 der Zunge (viszerosensibel über Geschmacksfasern des N. facialis) • Wangenschleimhaut mit umliegender Gingiva

Die motorischen Fasern bilden periphere Äste, die nach den von ihnen versorgten Muskeln benannt werden. Dieser Vorgabe folgend, ist der N. massetericus für den M. masseter zuständig. Die Nn. temporales profundi für den M. temporalis, die Nn. pterygoidei für die etwas tiefer liegenden Mm. pterygoidei medialis et lateralis, die wichtige Führungsmuskeln des Kiefergelenks darstellen. Schließlich bleibt noch der N. mylohyoideus, der die Muskulatur des Mundbodens versorgt. Derart verzweigt und vernetzt, hat der N. mandibularis einen großen sensorischen und motorischen Einfluss auf die Gesichtsregion und zeigt in dieser Vernetzung auch Beeinflussbarkeit über vegetative Regularien, emotionale Interferenzen und natürlich über Sensorik und Motorik der Gesichtsregion. So lässt sich anatomisch und funktionell die Beteiligung des N. trigeminus und des N. mandibularis an vielen Symptomen der Kopf-Kiefer-Gesicht-Nacken-Region erklären (siehe Abb. 8.33 und 8.34) (Tillmann 2020; Zilles 2010; Huggenberger 2019; Schünke 2018; Hacke 2019; Antoniades 2015).

Mechanische Engstellen – Prädilektionsstellen für Kompressionsproblematiken

Bei entsprechenden Veränderungen (z. B. arterielle Schwellungen, Tumor) kann es zu intrakraniellen Kompressionen des N. trigeminus kommen. Im peripheren Verlauf gibt der N. mandibularis kleinere Äste ab. Einer davon, der N. alveolaris, zieht zwischen den beiden Mm. pterygoidei hindurch in das Foramen mandibulae und verläuft dann intraossär durch die Mandibula, bis er am Foramen mentale als N. mentalis wieder austritt. Beide, muskuläre und knöcherne Kontaktstellen, können eine Engpasssituation für die neuralen Hüllen darstellen, den Nerv irritieren und ihn symptomatisch werden lassen (Tillmann 2020; Zilles 2010; Huggenberger 2019; Schünke 2018; Hacke 2019; Antoniades 2015).

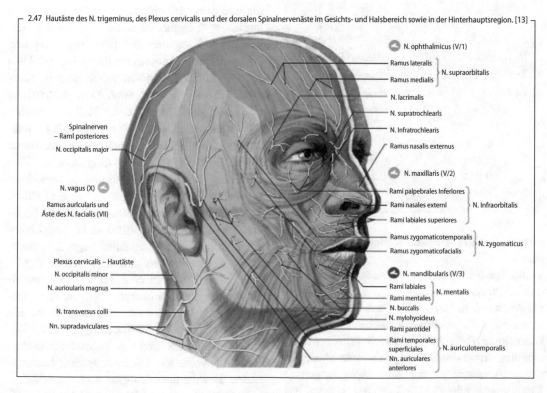

2.47 Hautäste des N. trigeminus, des Plexus cervicalis und der dorsalen Spinalnervenäste im Gesichts- und Halsbereich sowie in der Hinterhauptsregion. [13]

Abb. 8.33 Sensible neurale Strukturen in Gesicht und Schädel. (Aus: Tillmann, Atlas der Anatomie des Menschen, 3. Auflage 2020)

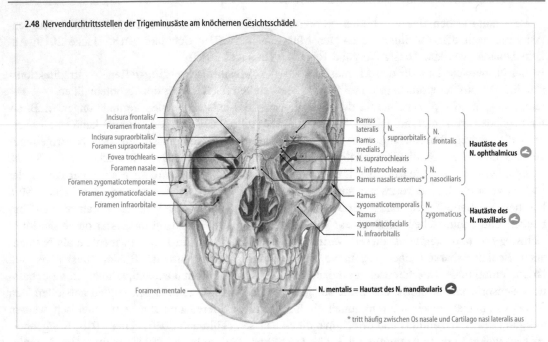

2.48 Nervendurchtrittsstellen der Trigeminusäste am knöchernen Gesichtsschädel.

Abb. 8.34 Neurale Durchtrittsstellen in der Gesichtsregion. (Aus: Tillmann, Atlas der Anatomie des Menschen, 3. Auflage 2020)

Mechanische Engstellen auf einen Blick

1. Intrakranieller Verlauf – Blutgefäße
2. Foramen ovale
3. Intermuskulärer Verlauf zwischen den Mm. pterygoidei
4. Verzweigungen der peripheren sensiblen und motorischen Äste
5. Knöcherner Verlauf vom Foramen mandibulae in den Mandibulakanal
6. Knöcherne Durchtrittsstelle mental

N.-mandibularis-assoziierte Beschwerden/Symptome

Vielfältige Symptome im Gesichts- und Kieferbereich können mit dem N. mandibularis verbunden werden. Dazu zählen unter anderem verschiedene Kopfschmerzformen (Spannungskopfschmerz/Migräne), die sich immer wieder mandibularis-moduliert zeigen können. Auch für Gesichtsschmerzen oder Missempfindungen in Kinn, Wange oder Schläfe kann der N. mandibu-

laris und seine veränderte Neurodynamik einen möglichen Trigger darstellen. Klassisch gehören auch Symptome der Kieferregion zu den N.-mandibularis-assoziierten Beschwerden. Dies sind vor allem Mundöffnungsstörungen, Kaumuskelschwächen oder auch Gelenkgeräusche im Kiefergelenk. Anhaltende Taubheitsgefühle nach Zahnbehandlungen können ebenfalls mandibularis-moduliert sein. Auch eine ganze Reihe an CMD-Symptomen wie Ohrgeräusche, Hörminderung, Ohrdruck, Sehstörungen, veränderte Tränensekretion oder veränderter Speichelfluss, Schluckbeschwerden, Heiserkeit oder Kloßgefühl sind nicht selten mit dem N. mandibularis verbunden. Durch sein tief liegendes motorisches Kerngebiet (bis auf C2-Level) ist der N. mandibularis von mechanischen Bewegungsbelastungen aus den oberen Kopfgelenken (Occiput/C1/C2) beeinflussbar und zeigt nicht selten entsprechende Veränderungen der Deformationstoleranz und im neurodynamischen Bewegungsverhalten bei bestehenden hochzervikalen Bewegungsstörungen und chronifizierten Nackenschmerzen (siehe Tab. 8.16).

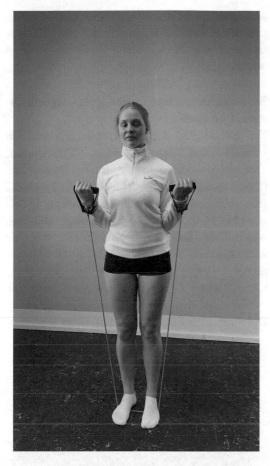

Abb. Rx18 Tensioner-Technik N. musculocutaneus

8.14 Untersuchung/Behandlung – N. trigeminus

Eine Indikation zur neurodynamischen Untersuchung ergibt sich aus der Persistenz der genannten Symptome in der Kopf-Kiefer-Nacken-Region. Je nach individueller Symptomverteilung und -häufung, ist eine variable Untersuchungskaskade, die auch zervikale oder thorakale und glenohumerale Funktionsbereiche umfasst, erforderlich. Zu einer neurodynamischen Untersuchung gehört im Vorfeld auch eine spezifische muskuloskelettale Untersuchung der TMG-Region.

Palpationsmöglichkeiten des N. mandibularis im Verlauf

Vom N. trigeminus sind vor allem die peripheren Äste an den knöchernen Durchtrittsstellen Foramen supraorbitale (N. supraorbitalis aus dem N. ophthalmicus), Foramen infraorbitale (N. infraorbitalis aus dem N. maxillaris) und dem Foramen mentale (N. mentalis aus dem N. mandibularis) palpabel und die Nervenäste können auf Druckdolenz oder andere Symptomreproduktionen hin untersucht werden. Eine Reizinduktion auf den N. mandibularis kann intraoral vor dem Foramen mandibulae appliziert werden.

8.14.1 Neurologische Untersuchung des N. trigeminus (Konduktionstests)

Masseterreflex
Mit dem Masseterreflex kann die neuromuskuläre Reaktionsfähigkeit des N. trigeminus und seines motorischen Innervationsgebietes (M. masseter und M. temporalis) überprüft werden. Der Reflex wird durch einen Schlag auf das Kinn oder direkt auf den Muskelbauch des M. masseter ausgelöst. Um das knöcherne Kinn des Patienten zu schützen, kann auch ein Finger auf dem Kinn positioniert werden. Der Schlag mit dem Reflexhammer geht dann auf den Finger. Eine voreingestellte Mundöffnung sorgt für eine verstärkte Vordehnung des Muskels und kann das Auslösen des Reflexes erleichtern (siehe Abb. 8.35).

Trigeminale Fasern leiten den Dehnungsimpuls in die sensorischen Kerngebiete im Stammhirn. Dort werden die Impulse in das motorische Kerngebiet weitergeleitet und es erfolgt dort die synaptische Umschaltung auf den N. massetericus, der dann die zuständigen Muskeln (M. masseter und M. temporalis) zu einer Mundschlussbewegung aktiviert (siehe Abb. 8.35).

Cornealreflex
Der Cornealreflex (Lidschlussreflex oder auch Blinkreflex) wird durch eine leichte Berührung der Cornea (Hornhaut des Auges: sie bildet auch die äußere Begrenzung des Augapfels) mit einem Wattetupfer ausgelöst. Es empfiehlt sich, die Watte etwas vom Stäbchen abzuziehen, um zu verhindern, mit dem Plastikstäbchen das Auge zu verletzen. Der Therapeut hält das untere Augenlid nach unten, während der Pa-

tient nach oben schaut. Dadurch wird der Aug-
apfel unter der Pupille freier zugänglich für das
Wattestäbchen. Nun wird mit der Watte die Cornea kurz und schnell berührt. Es sollte ein beid-
seitiger aktiver Lidschluss folgen (als Schutzreaktion vor Fremdkörpern). Die Afferenz läuft
dabei über den N. ophthalmicus (N. nasociliaris) zum Ganglion trigeminale und von dort weiter zu den trigeminalen Kerngebieten. Von dort
erfolgt eine weitere Umschaltung in die Kerngebiete des N. facialis, die dann die Efferenz
übernehmen. Über viszeromotorische Fasern ge-
langt die Efferenz an den M. orbicularis oculi,
der dann einen aktiven Lidschluss auslöst. Da es
sich beim Cornealreflex um einen sogenannten
konsensuellen Reflex handelt, wird die Afferenz sowohl auf die ipsilateralen als auch auf die
kontralateralen Fazialiskerne geleitet. Dies führt
in der Regel zu einer beidseitigen Reflexantwort.

Mit diesem Test kann sowohl die Afferenzfähig-
keit des N. ophthalmicus als auch die Efferenz-
fähigkeit der Fazialiskerne beidseits beurteilt
werden (siehe Abb. 8.36).

Sensibilitätsprüfung der N.-trigeminus-Areale im Gesicht

Die Sensibilität der N.-trigeminus-Äste kann
mithilfe von Wattestäbchen, Zahnstocher,
Taschentuch oder Zubehör des Reflexhammers
(Pinsel und Nadel) geprüft werden. Es empfiehlt
sich, die Sensibilität auf verschiedene Quali-
täten hin zu testen: z. B. spitz, stumpf oder hart,
weich. Dabei kann die Region von der Stirn bis
zum Oberrand der Augenhöhle dem N. ophthalmicus (V1) zugeordnet werden. Der Bereich darunter, über das Jochbein bis zur Unterkante
der Nase, ist dem N. maxillaris (V2) zugehörig.
Die Unterkieferregion bis zum Kinn wird sen-

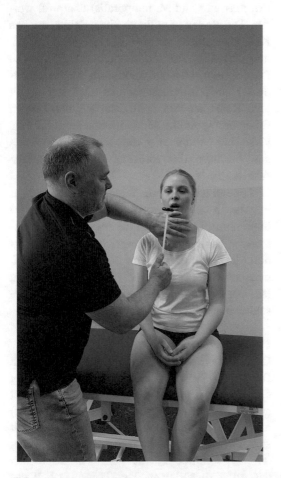

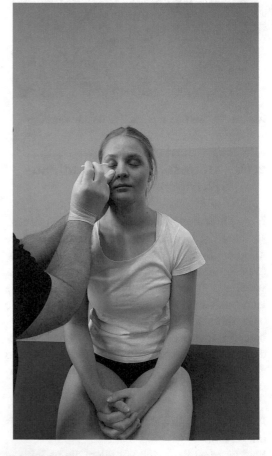

Abb. 8.35 Masseterreflex

Abb. 8.36 Cornealreflex

sibel vom N. mandibularis (V3) versorgt (siehe Abb. 8.37a–c).

Test der Kennmuskulatur

Zur Beurteilung der neuromuskulären Steuerungsfähigkeit der Kaumuskulatur kann ein isometrischer Widerstandstest in die Bewegungsrichtungen des Unterkiefers eingesetzt werden. Dazu werden Mundöffnung, Mundschluss, Laterotrusion nach rechts und links sowie die Pro- und Retrusion der Mandibula gegen manuellen Widerstand untersucht und nach der Muskelfunktionsskala (Muskelfunktionswert 0–6) beurteilt (siehe Abb. 8.38:), wobei der 6er-Wert (wechselnd leichter/starker Widerstand) die neuromuskuläre Anpassungsfähigkeit des Muskel-Nerv-Kontakts beurteilt (siehe Abb. 8.38).

8.14.2 NDT 6 – N. mandibularis – Standardisierter neurodynamischer Test

Der NDT 6 belastet den N. trigeminus und vor allem den N. mandibularis inklusive des umgebenden mechanischen Kontaktgewebes entlang seines peripheren Verlaufes. Dabei betont der neurodynamische Test vor allem die mecha-

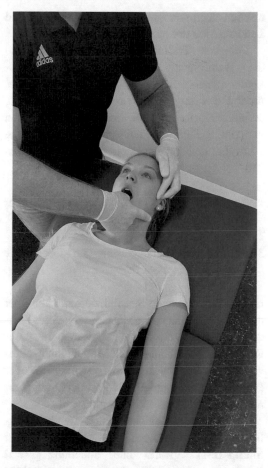

Abb. 8.38 Muskelfunktionstest (MFT) der Kaumuskulatur

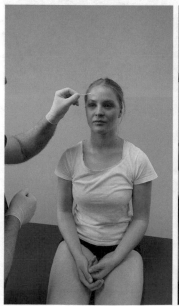
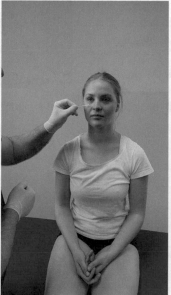
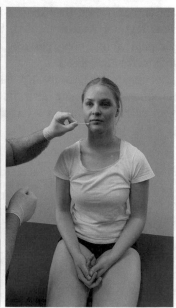

Abb. 8.37a–c Sensibilitätstest Dermatom **a** V1, **b** V2, **c** V3

nischen Komponenten von Mundöffnung und Laterotrusion der Mandibula (siehe Tab. 8.17).

Für das Testmanöver des NDT 6 sind die nachfolgend aufgelisteten Bewegungskomponenten relevant. Sie werden schrittweise, unter Beachtung von auftretenden Symptomen, aufeinandergesetzt. Individuelle Abweichungen von der Reihenfolge sollten, für bestmögliche klinische Transparenz, stets dokumentiert werden.

1. Zervikale Flexion mit Lateralflexion zur Gegenseite (von der Testseite weg)
2. Mundöffnung
3. Mandibuläre Laterotrusion zur Gegenseite (von der Testseite weg)

Eine differenzierende Sensibilisierung kann über die zervikalen Komponenten durchgeführt werden. Lassen sich die peripheren Symptome in der Region der Mandibula durch Modulation der zervikalen Bewegungskomponenten Flexion oder Lateralflexion verändern, ist eine Beteiligung der neuralen Strukturen durchaus plausibel.

Das Nervensystem kann auch durch zusätzliche neurodynamische Tests (NDT 1–5 oder Slump-Test) verstärkt unter Spannung gesetzt werden, was den NDT 6 für den N. mandibularis evtl. sensitiver werden lässt.

In Rückenlage wird der Patient mit dem Kopf an der oberen Bankkante positioniert. Die Hände legt der Patient auf dem Bauch ab. Der Therapeut führt eine passive Nackenflexion durch (siehe Abb. 8.39).

Bei gehaltener Flexion wird nun die zervikale Lateralflexion von der Testseite weg addiert. Dabei sollte die Flexion erhalten bleiben und

eine rotatorische Ausweichbewegung vermieden werden (siehe Abb. 8.40).

Der Patient wird nun aufgefordert, den Mund zu öffnen und den Unterkiefer von der Testseite weg zur Seite zu verschieben. Diese beiden Komponenten (Mundöffnung und Laterotrusion) werden vom Therapeuten passiv, bis zu

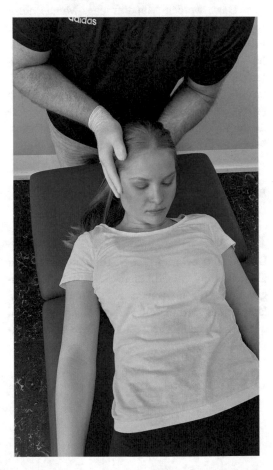

Abb. 8.39 NDT 6-1: Zervikale Flexion

Tab. 8.17 Peripherer Verlauf des N. mandibularis mit Bewegungskomponenten zur Spannungsprovokation

Peripherer Verlauf des N. mandibularis	Neurobiomechanische Spannungskomponenten	Hauptsächlich belastete Struktur
Intrakraniell mit dem N. trigeminus	Zervikale Flexion	Dura, N. trigeminus
Aufteilung in drei Äste nach dem Ganglion trigeminale	Zervikale Lateralflexion	Dura, N. trigeminus, 3 große Nervenäste
Eintritt in die Mandibula am Foramen mandibulare	Mundöffnung	Proximaler N. mandibularis
Periphere Verzweigung	Laterotrusion kontralateral	Distaler N. mandibularis

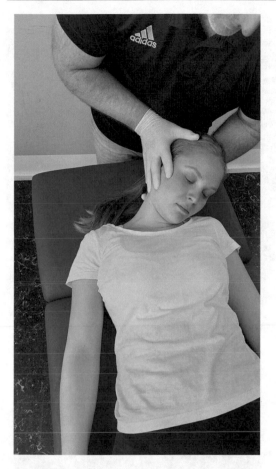

Abb. 8.40 NDT 6-2: Zervikale Lateralflexion zur Gegenseite

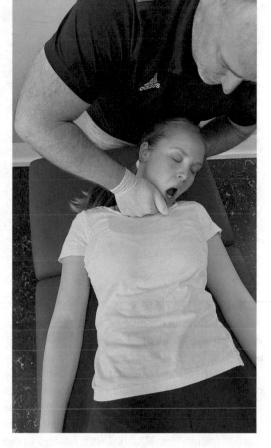

Abb. 8.41 NDT 6-3: Mundöffnung mit Laterotrusion zur Gegenseite

einer potenziellen Symptomreproduktion verstärkt (siehe Abb. 8.41).

Zur Differenzierung (neural vs. muskuloskelettal) können sensibilisierende Bewegungen der HWS eingesetzt werden. Dazu eignen sich sowohl die Flexion als auch die Lateralflexion. Werden die Kieferkomponenten gehalten und die Symptome verändern sich bei einer Modulation von Flexion oder Lateralflexion, ist von einer Beteiligung der neuralen Strukturen auszugehen.

8.14.3 Behandlungsstrategien bei N.-mandibularis-assoziierten Störungen der Neurodynamik

Wichtige Kontaktgewebe – Mechanical Interface

Die folgenden Strukturen sind bei neurodynamischen Störungen des N. mandibula-

ris als Berührungsflächen zu betrachten und eignen sich in der Therapie besonders für Mechanical-Interface-Behandlungen siehe Tab. 8.18.

Die in der Tabelle dargestellten Techniken können individuell an die Patientensituation angepasst werden. Das heißt, bei jedem Patienten entscheidet die Symptomatik, der individuelle Befund und das klinische Bild über Intensität, Dauer oder lokalen Einsatz der Behandlungstechniken.

MI-Techniken am Kiefergelenk

Manuelle Mobilisationstechniken an Gelenken eignen sich sehr gut als Mechanical-Interface-Techniken. Werden die vom betroffenen Nerv versorgten Strukturen und Gewebe mit therapeutischen Reizen versorgt, wirkt sich dies auch auf die innervierende Struktur aus. So kommen auch beim Nerv und seinen neuromeningealen

Tab. 8.18 Berührungsflächen des N. mandibularis und Behandlungsoptionen

Betroffenes Kontaktgewebe	Mögliche Behandlungstechniken
Knöchern: • Obere Kopfgelenke • Kiefergelenk • Mandibula	• Mobilisation der hochzervikalen Segmente (multidirektional) • Gleitmobilisationen • Traktionstechniken
Muskulär: • M. Masseter • M. temporalis • M. pterygoideus medialis et lateralis • M. mylohyoideus • M. digastricus venter anterior • M. geniohyoideus • M. genioglossus	• Training/Übungen • Postisometrische Relaxation (PIR) • Antagonistische Hemmung • Massagetechniken • Querfriktion • Trigger-Techniken • Fasziendistorsionsmodell (FDM-Techniken) • Dehntechniken
Faszial: • Platysma (ventrale Halsfaszie) • Galea aponeurotica • Superfiziales muskuloaponeurotisches System (mimische Muskulatur: SMAS)	• Aktive Übungen • FDM-Techniken • Übungen mit Faszienrolle • Dynamische Dehnungen • Cupping

Hüllen gezielte Bewegungsreize an und können Adaptionsmechanismen auslösen, die die Patienten wieder in die Lage der Eigenbeübung bringen.

Für den N. mandibularis und das temporomandibuläre System (TMS) können hierzu manuelle Mobilisationen der Kiefergelenke (temporomandibuläres Gelenk: TMG) eingesetzt werden (siehe Abb. Rx19). Diese können in die sechs Bewegungsrichtungen des TMG durchgeführt werden:

• Mundöffnung (exkursive Mandibulabewegung)
• Mundschluss (inkursive Mandibulabewegung)
• Protrusion (Unterkiefer nach ventral)
• Retrusion (Unterkiefer nach dorsal/retral)
• Laterotrusion nach rechts (Unterkieferverschiebung nach rechts)
• Laterotrusion nach links (Unterkieferverschiebung nach links)

Ziel dieser Behandlungstechniken ist es, einen Ausgleich (Mobilität, Gewebetonus, Drucksituation, Elastizität, Innervation und Reizleitung etc.) im lokalen Gewebe zu erreichen und damit die Symptome wieder zu kontrollieren. Sind die Symptome für den Patienten wieder im kontrollierbaren Bereich, kann sukzes-

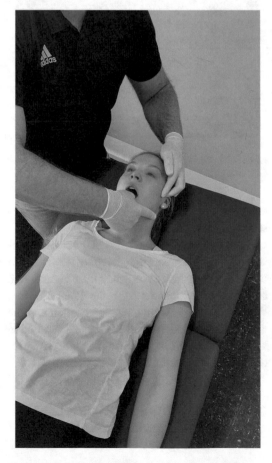

Abb. Rx19 Manuelle Mobilisation der Kiefergelenke

sive mit progressiven Übungen und Training begonnen werden.

Muskeltechniken wie beispielsweise PIR oder antagonistische Hemmung versorgen die vom betroffenen Nerv innervierten Muskelstrukturen mit physiologischen Bewegungsreizen und können Adaptionsmechanismen im Bereich der Tonusregulation, der Spannungs- und Bewegungskontrolle auslösen. So kann es durch diese Techniken zu einer lokalen Druckreduktion für die neuralen Strukturen (auch für das intra- und extraneurale Hüllgewebe) kommen, was dann zu einer Symptomveränderung führen kann (siehe Abb. Rx20).

Slider

Um den N. mandibularis ohne Spannung durch sein Gleitlager zu bewegen (Slider), kann folgendes Vorgehen eingesetzt werden:

In der Endstellung des Spannungstests wird die Mundöffnung und Laterotrusion des TMG wieder reduziert. So wird die Spannung reduziert, bei bleibender Bewegungsanforderung an den N. mandibularis. Danach wird der Mund wieder geöffnet und die Mandibula von der Testseite weg in die Laterotrusion bewegt – zeitgleich wird die zervikale Lateralflexion reduziert. Mit diesen Komponenten im Wechsel wird in einer Behandlungseinheit gearbeitet (siehe Abb. Rx21):

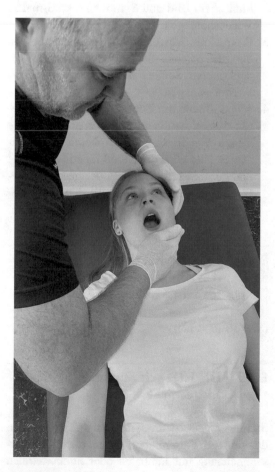

Abb. Rx20 PIR/Antagonistische Hemmung Laterotrusion

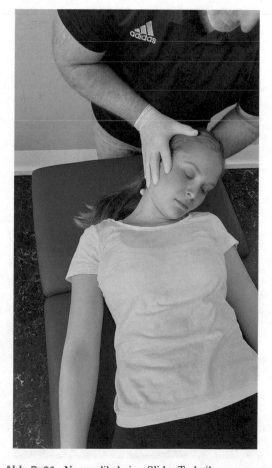

Abb. Rx21 N. mandibularis – Slider-Technik

Tensioner

Um den N. mandibularis in seinem Verlauf zu spannen (Tensioner), wird folgendes Vorgehen eingesetzt: Die Endstellung des Spannungstests bedeutet maximale Spannung für den N. mandibularis. Diese besteht aus zervikaler Flexion + Lateralflexion von der Testseite weg + Mundöffnung + Laterotrusion der Mandibula von der Testseite weg. So wird die Spannung maximal verstärkt und der Nerv muss sich verlängern. Direkt im Anschluss wird die Spannung gelöst, indem die Komponenten wieder zurückgenommen werden. Laterotrusion zurück in die Mitte, Mundschluss, Lateralflexion zurück in die Neutralposition und Reduktion der zervikalen Flexion. Der Nerv wird nun alternierend

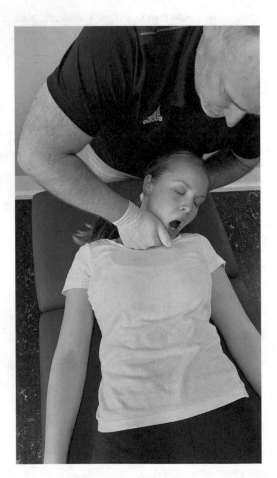

Abb. Rx22   N. mandibularis – Tensioner-Technik

gespannt und mit einer Gegenbewegung wieder entspannt (siehe Abb. Rx22).

Eigenbeübung

Ein wichtiger Teil jeder Therapie besteht in Eigenübungen. Auch für die Mobilisation neuraler Strukturen der TMG-Region sind vielfältige Übungen hilfreich. Nachfolgend einige Beispiele zur Mobilisation der Kiefergelenke und der versorgenden neuralen Strukturen.

1. Mundöffnung: Diese Übung kann mit ¾ der maximal möglichen Mundöffnung durchgeführt werden. Einfach: Mund auf – Mund zu. 3-mal 20 Wiederholungen.
2. Laterotrusion: Seitliches Verschieben der Mandibula nach rechts oder links (je nach klinischem Bild und Symptomatik). 3-mal 20 Wiederholungen.
3. Protrusion: Vorschieben des Unterkiefers, bis die unteren Schneidezähne knapp vor den oberen Schneidezähnen sind. 3-mal 20 Wiederholungen.
4. Mundöffnung mit Zungenkontakt an den oberen Schneidezähnen: Die Patientin legt die Zunge von innen an die oberen Schneidezähne. Nun wird der Mund repetitiv geöffnet und geschlossen. Während der gesamten Bewegung bleibt die Zunge mit den Schneidezähnen in Kontakt. 3-mal 20 Wiederholungen.

8.15   Übersicht: Periphere Nerven des oberen Körperabschnitts und ihre häufigsten Symptome

(Siehe Tab. 8.19).

8.16   Die NDTs der unteren Extremität

Störungen der neurodynamischen Fähigkeiten der unteren Extremitäten treten häufig im Zusammenhang mit lumbalen oder lumbosakralen Störungen und Symptomen auf. Vor dem Hintergrund, dass die knöchernen Elemente der Wirbel-

Tab. 8.19 Periphere Nerven des oberen Körperabschnitts und ihre häufigsten Symptome

Nerv	Häufige klinische Symptome
N. medianus	Ausstrahlende Beschwerden in Unterarm und Hand, typische Karpaltunnelsymptome, Kraftverlust beim Greifen, zervikale Funktionsstörungen, Symptome an der Schulter, Schwurhand bei größeren Läsionen
N. radialis	Ausstrahlende Beschwerden entlang des Nervenverlaufs bis zur Daumenseite, Kraftverlust der Streckmuskulatur der Arme und Hand, Druckdolenzen am Ellbogen, zervikale Funktionsstörungen, bei größeren Läsionen entsteht eine Fallhand
N. ulnaris	Ausstrahlende Symptome, wie z. B. Schmerzen entlang des Nervenverlaufs, Parästhesien Kleinfingerseite oder Ellbogen medial, zervikale Funktionsstörungen, Krallenhand bei größeren Läsionen
N. axillaris	Motorische Defizite bei allen Schulterbewegungen, Kraftverlust bei Abduktion und Außenrotation, Sensibilitätsstörungen über der Deltoideus-Region
N. musculocutaneus	Kraftverlust Ellbogenflexion, sensible Auffälligkeiten am lateralen Unterarm
N. mandibularis	Kieferschmerzen, Kauschmerzen, Kaumuskelschwäche, Kopfschmerzen, Augen- oder Ohrsymptome, Schluckbeschwerden, Gesichtsschmerzen, zervikale Funktionsstörungen, Schwindel, Tinnitus, sensible Symptome an Wange, Kinn oder Schläfe

gelenke und die umgebenden bindegewebigen Strukturen bereits den ersten Engpass für die austretenden Spinalnerven darstellen, ist ein Zusammenhang zwischen neuralen Symptomen der Nerven der unteren Extremitäten und der lumbalen Wirbelsäule zumindest anatomisch plausibel und erklärbar. Gerade bei unspezifischen lumbalen Symptomen besteht häufig eine lokale Drucksituation, oder infolge der Beschwerden kommt es zu dieser Druckerhöhung (siehe Abb. 8.42 und 8.43). Eine Druckveränderung kann infolge muskulärer Dysbalancen, knöcherner Veränderungen (auch infolge einer reduzierten mechanischen oder funktionellen Mobilität) oder einer räumlichen Drucksituation durch Bandscheibenveränderungen entstehen. Gerade lokale Entzündungsprozesse oder entzündliche Gesamtsituationen (auch ernährungsbedingte proentzündliche Stoffwechsellagen) tragen ebenfalls häufig zu diesen Symptomen und deren Entwicklung bei.

- NDT 7: N. femoralis
- NDT 8: N. saphenus
- NDT 9: N. cutaneus femoris lateralis
- NDT 10: N. obturatorius
- NDT 11: N. ischiadicus
- NDT 12: N. peroneus communis
- NDT 13: N. tibialis
- NDT 14: N. suralis

- NDT 15: Slump als Kanaltest (Dura)

▶ Für die neurodynamische Untersuchung der unteren Extremität sind vor allem zwei Testreihen klinisch erforderlich. Zum einen der PKB (passive Kniebeugung) für die Untersuchung der ventralen Nervenäste aus dem N. femoralis. Die NDTs sind in der Folge PKB-basiert. Die Nervenäste der Rückseite (aus dem N. ischiadicus) sind hingegen alle SLR("straight leg raise")-basiert. Für eine detailliertere Aussage werden die passive Kniebeugung oder der SLR mit anderen Komponenten zur neurodynamischen Spannungssteigerung kombiniert. So können einzelne Nervenäste gezielt unter Spannung gesetzt und auf ihre mobilitätsadaptiven Fähigkeiten hin untersucht werden.

Für die NDTs der unteren Extremität (PKB, SLR und Ergänzungen für periphere Nervenäste) gibt es standardisierte Durchführungen. Mit diesen kann die Untersuchungsreihe gestartet werden. Stellt es sich dann nachfolgend während der Diagnostik heraus, dass für den Patienten, aufgrund seiner Symptomatik oder anderer beteiligter Faktoren, eine variablere und angepasste Untersuchung erforderlich ist, sollten diese Anpassungen und Veränderungen der Tests immer auch Eingang in die Patientendokumentation finden. Anpassungen können

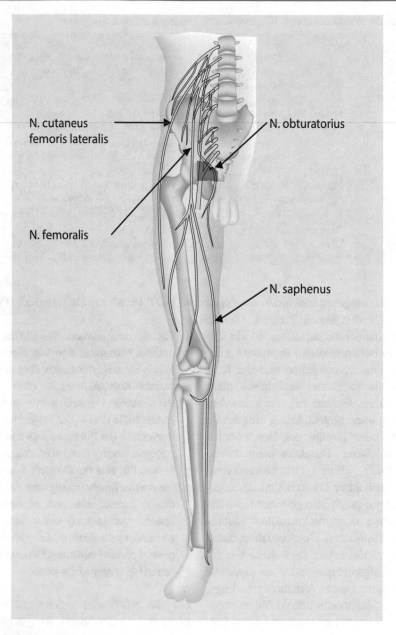

N. cutaneus
femoris lateralis

N. obturatorius

N. femoralis

N. saphenus

Abb. 8.42 Ventral: Verlauf des N. femoralis und des N. saphenus. (Aus: Bartrow 2019, Untersuchen und Befunden in der Physiotherapie)

immer in der Ausgangsstellung oder auch in der Reihenfolge der Testkomponenten erfolgen. Manchmal müssen einzelne Bewegungen auch aufgrund von starken Symptomen oder Re-

aktionen limitiert werden. Diese Informationen sind für die weitere Behandlung wichtig (Abb. 8.42 und 8.43).

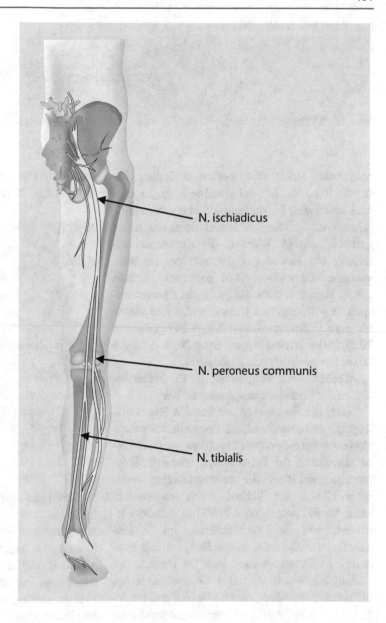

N. ischiadicus

N. peroneus communis

N. tibialis

8.17 Der N. femoralis

Anatomische Situation – Verlauf des N. femoralis

In seiner Ausbreitung ist der N. femoralis der längste und größte Nerv des Plexus lumbalis. Er wird aus Faserzuflüssen der Spinalnerven der segmentalen Höhen L2–L4 auf den Weg gebracht. Nach den spinalen Austritten verläuft der Femoralisnerv am lateralen Rand des M. psoas major im Becken nach caudal und durchzieht den Leistenkanal sehr mittig in der Lacuna musculorum. Der N. femoralis verläuft hier lateral der A. femoralis, die für die Palpation einen wichtigen Referenzpunkt darstellt. Bereits im

Tab. 8.20 Vom N. femoralis innervierte Strukturen

Innervationsbereiche des N. femoralis	
Motorisch	Sensibel
• M. iliopsoas • M. pectineus • M. sartorius • M. quadriceps femoris	• Ventraler Oberschenkel (ventrale Anteile der Dermatome L2–L4) • Ventromedialer Unterschenkel (medialer Anteil des Dermatoms L4) • Kniegelenk

proximalen Drittel des Oberschenkels teilt sich der N. femoralis in zwei sensible Äste (Rr. cutanei anteriores, N. saphenus) und einen motorischen Ast, der die Streckmuskulatur der Kniegelenke versorgt. Während die Rr. cutanei anteriores die Fascia lata durchstoßen, um zum ventralen Oberschenkel zu gelangen, verläuft der N. saphenus über den medialen Kniegelenkspalt in den medialen Unterschenkel und weiter bis zum Fußrücken (siehe Tab. 8.20) (Tillmann 2020; Zilles 2010; Huggenberger 2019; Schünke 2018; Hacke 2019; Antoniades 2015).

Mechanische Engstellen – Prädilektionsstellen für Kompressionsproblematiken

Auch für die Nerven der unteren Extremität liegt die erste mechanische Engstelle für potenzielle Kompressionsproblematiken an den Austrittsbereichen der Spinalnerven. Für den N. femoralis sind dies die intervertebralen Foramina L1–L4. Im Verlauf durch das Becken kann der M. psoas major den Femoralisnerv irritieren, und die Durchtrittsstelle im Leistenkanal stellt ebenfalls einen Engpass mit größerem Irritationspotenzial dar. Im Bereich der Teilungsstelle am ventralen Oberschenkel hat die neurale Struktur (leitende Fasern und bindegewebige neurale Hüllen) meist eine reduzierte Mobilität und eine verringerte Adaptabilität auf mechanische Deformationsreize. Ankommende Spannungs- oder Zugkräfte können die leitenden Fasern an solchen Stellen schneller irritieren. Die bindegewebige Durchtrittsstelle der Fascia lata, die der Femoralisnerv mit seinen peripheren Aufzweigungen durchstoßen muss, stellt ebenfalls einen direkten Engpass dar (Tillmann

2020; Zilles 2010; Huggenberger 2019; Schünke 2018; Hacke 2019; Antoniades 2015).

> **Mechanische Engstellen auf einen Blick**
>
> 1. Intervertebrale Foramina L1–L4
> 2. M. psoas major
> 3. Lacuna musculorum (Leistenkanal Durchtrittsstelle)
> 4. Teilungsstelle (motorische und sensible Äste (etwa eine Handbreite distal der Leiste)
> 5. Durchtritt Fascia lata
>   (Tillmann 2020; Zilles 2010; Huggenberger 2019; Schünke 2018; Hacke 2019; Antoniades 2015)

N.-femoralis-assoziierte Beschwerden/Symptome

Druckläsionen im Bereich der spinalen Zuflüsse aus segmentaler Höhe L2–L4 können motorisch die Hüftbeugung und die Kniestreckung beeinflussen. Dabei kann es zu Kraftminderungen und Bewegungsstörungen im Sinne von Kontrolldefiziten (auch Gangauffälligkeiten) oder einer reduzierten Mobilität von Hüfte oder Kniegelenk kommen. Ausstrahlende Schmerzen können entlang des gesamten Beines im Nervenverlauf vorkommen, genauso wie sensible Reaktionen im Bereich der sensiblen Äste des N. femoralis und in den Dermatomen L2–L4.

8.18   Untersuchung/Behandlung – N. femoralis

Für bestmögliche klinische Sicherheit sollte vor den neurodynamischen Tests auch die Konduktionsfähigkeit des Plexus lumbalis und der peripheren Nerven überprüft werden. Anschließend kann die spezifische Untersuchung des N. femoralis mit der Testung der mechanischen Komponenten (Deformations- und Spannungstoleranz) von Nerven und umliegendem Gewebe begonnen werden.

Indikationen zur neurodynamischen Untersuchung

Bei Patienten mit Beschwerden im Knie- und im ventralen Oberschenkelbereich sowie bei Patienten mit Beschwerden in der entsprechenden lumbalen Wirbelsäulenregion (L1–L4), kann ein durchgeführter NDT 7 nützliche Informationen bezüglich beteiligter Strukturen und damit auch zu erweiterten Behandlungsstrategien liefern.

Palpationsmöglichkeiten des N. femoralis im Verlauf

In den Bereichen der spinalen Austrittssegmente, des Plexus lumbalis und des Verlaufs im Becken neben dem M. psoas major kann eine erste Reizinduktion erfolgen. Einen unmittelbaren Zugang hat der N. femoralis im Leistenkanal, wo er meist lateral der A. femoris direkt tastbar ist.

8.18.1   NDT 7 – N. femoralis – Standardisierter neurodynamischer Test

Mit dem NDT 7NDT 7 (auch bekannt als PKB: „prone knee bend" oder passive Kniebeugung) wird der N. femoralis (und die Spinalnerven des Plexus lumbalis L1–L4) in seinem Verlauf und das umliegende Kontaktgewebe auf mechanische Spannungstoleranz untersucht (vgl. Shacklock 1995/2008). Die Bewegungsfähigkeit und Deformationstoleranz in Bezug auf Hüftextension und Knieflexion kann mit diesem Test ebenfalls beurteilt werden (siehe Tab. 8.21).

Für das Testmanöver sind die nachfolgend aufgelisteten Bewegungskomponenten relevant. Sie werden schrittweise, unter Beachtung der auftretenden Symptome, aufeinandergesetzt. Individuelle Abweichungen von der Reihenfolge sollten, für bestmögliche klinische Transparenz, stets dokumentiert werden.

Gegebenenfalls kann die LWS in Lateralflexion (von der Testseite weg) vorgelagert werden.

1. Extension des Hüftgelenks
2. Flexion des Kniegelenks

Distale Sensibilisierung: Modulation zwischen Abduktion/Adduktion des Hüftgelenks oder Dorsalextension/Plantarflexion im Fußkomplex.

Proximale Sensibilisierung: Lumbale Lateralflexion (zur Testseite hin: entlastend – von der Testseite weg: belastend).

Tab. 8.21   Peripherer Verlauf des N. femoralis mit Bewegungskomponenten zur Spannungsprovokation

Peripherer Verlauf des N. femoralis	Neurobiomechanische Spannungskomponenten	Hauptsächlich belastete Struktur
Faserzuflüsse erhält der N. femoralis aus den Segmenten L1–L4	Lateralflexion (von der Testseite weg) Slump-Position	Spinalnerven
Entlang des M. psoas major verläuft er durch das Becken bis zum Leistenkanal	Hüftextension Adduktion in der Hüfte	Proximaler Anteil des N. femoralis
Der N. femoralis durchtritt den Leistenkanal im medialen Drittel und teilt sich am ventralen Oberschenkel in einen motorischen Ast für die Oberschenkelmuskulatur und in zwei sensible Äste: einen für die ventralen Hautareale am Oberschenkel, der zweite sensible Ast (der N. saphenus) verläuft nach distal in den medialen Unterschenkel	Knieflexion	N. femoralis

Die Ausgangsstellung des Patienten ist die Bauchlage an der therapeutenseitigen Bankkante. Beim NDT 7 sollte der Kopf einheitlich zum Therapeuten gedreht sein. Dadurch sind die Reaktionen des Patienten auf das Testmanöver (z. B. auftretende Schmerzen) vom Therapeuten besser zu erkennen und die Kommunikation während der Durchführung des neuralen Spannungstests fällt leichter. Diese Ausgangsstellung sollte bei jeder Wiederholung möglichst exakt gleich eingenommen werden, um die Ergebnisse miteinander vergleichbar zu machen.

Als erste Komponente kann die Hüftextension (5°–10°) eingestellt werden. Diese kann auch durch Lagerungsmaterial (z. B. Handtuch, Sandsäckchen) stabilisiert werden (siehe Abb. 8.44). Häufig ist die Ausgangsstellung in Bauchlage ausreichend, auch ohne Unterlagerung des Oberschenkels.

Unter Beibehalten der Hüftextension wird nun das Knie bis zur ersten Symptomreproduktion passiv gebeugt. Ausweichmechanismen im Bereich der LWS und des Beckens sollten erkannt und korrigiert werden. Gegebenenfalls muss dann der Spannungsstress angepasst werden (siehe Abb. 8.45).

Am Schluss des Testmanövers können sensibilisierende Bewegungen durchgeführt werden. Diese richten sich nach der Lokalisation der reproduzierten Symptome. Die sensibilisierenden Bewegungen sollten möglichst weit vom symptomatischen Bereich entfernt durchgeführt werden, bei proximalen Symptomen in der LWS, der Beckenregion bevorzugt über die Fußgelenke, z. B. mit einer Dorsalextension/Plantarflexion im OSG, bei distalen Symptomen im Bereich des ventralen Oberschenkels über die Lateralflexion der lumbalen Wirbelsäule. Auch

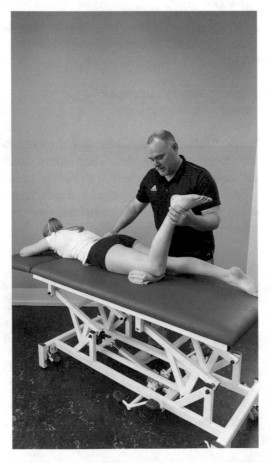

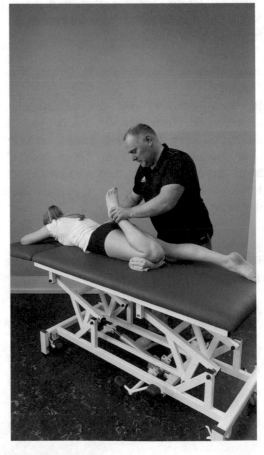

Abb. 8.44 NDT 7-1   **Abb. 8.45** NDT 7-2

über die Abduktion/Adduktion der Hüftgelenke kann eine Differenzierung der neuralen Strukturen, bezüglich ihrer Beteiligung an den Symptomen, durchgeführt werden (siehe Abb. 8.46 und Abb. 8.47).

Bei den differenzierenden Bewegungen in der Untersuchungskaskade zum N. femoralis ist vor allem die Unterscheidung der evtl. beteiligten Strukturen relevant. Symptome in der Becken- und Oberschenkelregion können auch einfach nur muskulären oder faszialen Ursprungs sein. Dafür kommen der M. rectus femoris und der Tractus iliotibialis (M. tensor fasciae latae und die Fascia lata) als potenzielle Ursachen genauso in Frage wie der Nerv. Bei einer muskulären Hypersensitivität des M. rectus femoris reagieren die Symptome besonders deutlich auf Änderungen des Muskeltonus oder auf einen intensiven mechanischen Druck in den Muskel. Das heißt, die Symptome verändern sich bei mehr oder weniger Kontraktion des M. rectus femoris oder bei einem entsprechend intensiven Druck.

Ist hingegen die fasziale Struktur der Fascia lata (Tractus iliotibialis) das dominierende sensitive Element, werden sich die Symptome bei Spannungsänderung des Tractus iliotibialis deutlicher verändern. Dazu kann während des NDT 7 die Abduktion der Hüfte für eine Entlastung der faszialen Struktur und die vermehrte Hüftadduktion für eine Verstärkung der faszialen Spannung eingesetzt werden. Auch wenn diese differenzierenden Tests keinen Anspruch auf 100 % klinische Exaktheit haben können, geben sie doch eine gute Tendenz für die Behandlung vor.

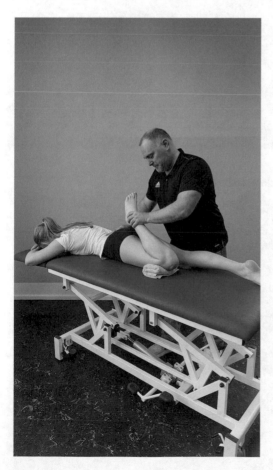

Abb. 8.46   Differenzierung Entlastung – NDT 7

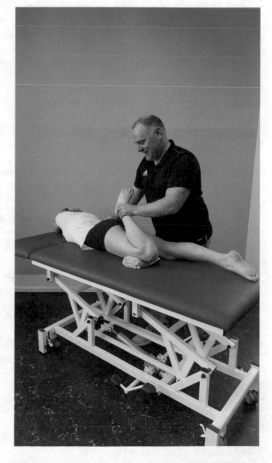

Abb. 8.47   Differenzierung Verstärkung – NDT 7

Spezifische Tests (NDTs) peripherer Nerven aus dem gemeinsamen Plexus lumbalis siehe Tab. 8.22.

8.18.2 Behandlungsstrategien bei N.-femoralis-assoziierten Störungen der Neurodynamik

Wichtige Kontaktgewebe – Mechanical Interface
Die folgenden Strukturen sind bei neurodynamischen Störungen des N. femoralis als Berührungsflächen zu betrachten und eignen sich

in der Therapie besonders für Mechanical-Interface-Behandlungen: siehe Tab. 8.23.

Die in der Tabelle dargestellten Techniken können individuell an die Patientensituation angepasst werden. Das heißt, bei jedem Patienten entscheidet die Symptomatik, der individuelle Befund und das klinische Bild über Intensität, Dauer oder lokalen Einsatz der Behandlungstechniken.

Slider
Um den N. femoralis ohne größere Spannung durch sein Gleitlager zu bewegen (Slider), kann folgendes Vorgehen eingesetzt werden:

Tab. 8.22 NDTs für den N. femoralis und seine peripheren Äste

Peripherer Nerv	Position	Sensibilisierung
N. cutaneus femoris lateralis	Slump in Seitlage+PKB Hüfte Extension+Adduktion	Über HWS Ext/Flex
N. obturatorius	Slump in Seitlage+PKB: Hüfte Abduktion+Extension Hüfte Flexion+Adduktion Rückenlage: Hüfte Abduktion+Extension Hüfte Flexion+Adduktion	Differenzierung über Kopf Extension Differenzierung über Kopf Ext Differenzierung über LWS LF kontra Differenzierung über LF kontra
N. saphenus	Slump in Seitlage (Hüfte in Extension) Knie Ext+DorsalExtension OSG+Eversion Rückfuß +Abduktion-Adduktion Hüfte?	Differenzierung über HWS

Tab. 8.23 Berührungsflächen des N. femoralis und Behandlungsoptionen

Betroffenes Kontaktgewebe	Mögliche Behandlungstechniken
Knöchern: • Lumbale Wirbelgelenke • Becken • Hüftgelenke • Kniegelenke	• Mobilisation der lumbalen Segmente (multidirektional) • Gleitmobilisationen • Traktionstechniken
Muskulär: • M. iliopsoas • M. sartorius • M. quadriceps femoris • M. tensor fasciae latae • M. tibialis anterior • Mm. adductores	• Training/Übungen • Postisometrische Relaxation (PIR) • Antagonistische Hemmung • Massagetechniken • Querfriktion • Trigger-Techniken • Fasziendistorsionsmodell (FDM-Techniken) • Dehntechniken
Faszial: • Rückenfaszie (Backline) • Zwerchfell • Leistenkanal • Gelenkkapsel Hüfte und Knie • Beckenboden • Ventrale Beinfaszie	• Aktive Übungen • FDM-Techniken • Übungen mit Faszienrolle • Dynamische Dehnungen • Cupping

In der Endstellung des Spannungstests wird eine lumbale Lateralflexion zur Testseite hin durchgeführt. So kommt zur distalen Spannung eine proximale Entlastung. Danach erfolgt der Wechsel zur lumbalen Lateralflexion zur Gegenseite mit Knieextension. Mit diesen Komponenten im Wechsel wird in einer Behandlungseinheit gearbeitet (siehe Abb. Rx23):

Dazu sind folgende Komponenten möglich:

- Distaler Slider: Kombination von lumbaler Lateralflexion zur Testseite und Knieflexion.
- Proximaler Slider: Lumbale Lateralflexion zur Gegenseite mit Knieextension.

Tensioner

Um den N. femoralis in seinem Verlauf zu spannen (Tensioner), wird folgendes Vorgehen eingesetzt: In der Endstellung des Spannungstests wird eine lumbale Lateralflexion zur Gegenseite durchgeführt. Somit wird die distal aufgebaute Spannung noch zusätzlich vergrößert und der Nerv muss sich verlängern. Der Nerv wird nun alternierend gespannt und mit einer Gegenbewegung (lumbale Lateralflexion zur Testseite hin mit Knieextension) wieder entspannt.

Dazu sind folgende Komponenten erforderlich (siehe Abb. Rx24):

- Distaler Tensioner: Die Spannung wird proximal (lumbale Lateralflexion zur Gegenseite) aufgenommen und dann distal verstärkt (Knieflexion bei Hüftextension).
- Proximaler Tensioner: Die Spannung wird distal eingenommen (Knieflexion bei Hüftextension) und dann proximal verstärkt (lumbale Lateralflexion zur Gegenseite hin).

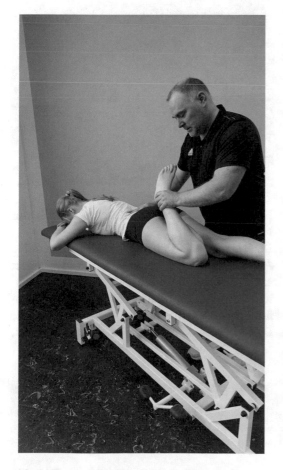

Abb. Rx23 N. femoralis – Slider-Technik

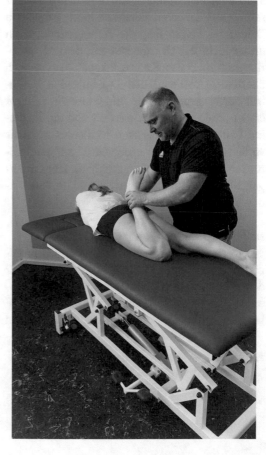

Abb. Rx24 N. femoralis – Tensioner-Technik

Eigenbeübung

1. In sitzender Ausgangsstellung: Beide Füße haben Bodenkontakt und die Oberschenkel sind frei vor der Sitzfläche (Sitz nahe an der Kante der Sitzfläche). Abwechselnd wird nun ein Fuß am Boden entlang nach hinten (unter die Sitzfläche) gezogen. 3-mal 20 Wiederholungen mit jedem Bein.
2. In Bauchlage: Abwechselnd wird ein Knie gebeugt (Ferse Richtung Gesäß bewegen). 3-mal 20 Wiederholungen mit jedem Bein.

8.19   Der N. saphenus

Anatomische Situation – Verlauf des N. saphenus

Der N. saphenus geht direkt aus dem N. femoralis hervor und erhält seine Faserzuflüsse aus denselben Spinalnerven wie der N. femoralis – also aus dem Bereich L1–L4. Im oberen Drittel des Femur liegt die Teilungsstelle. Nach dieser zieht der N. saphenus mit dem M. sartorius zum medialen Kniegelenkspalt, den er auch überläuft. Am medialen Oberschenkel durchtritt der N. saphenus die Adduktorenloge, bevor er den Kniegelenkspalt passiert und am medialen Unterschenkel bis zum Malleolus medialis verläuft. Dort zieht er nach ventral auf den Fußrücken (Tillmann 2020; Zilles 2010; Huggenberger 2019; Schünke 2018; Hacke 2019; Antoniades 2015) (Tab. 8.24).

Mechanische Engstellen – Prädilektionsstellen für Kompressionsproblematiken

Für den N. saphenus gelten dieselben proximal gelegenen potenziellen Engstellen wie für den N. femoralis bis zur Teilungsstelle am ventralen Oberschenkel. Die zuführenden sensiblen Fasern des N. saphenus können bereits an den intervertebralen Austrittsstellen der Spinalnerven, im Beckenverlauf, beim Durchtritt des Leistenkanals oder an der Teilungsstelle selbst irritiert werden. Nach dieser Teilungsstelle sind vor allem der Adduktorenkanal, das laterale Kniegelenkskompartiment und der Malleolus medialis für mechanisch initialisierte Irritationen relevant. Durch seinen relativ ungeschützten und oberflächlichen Verlauf am medialen Kniegelenk kann der N. saphenus an diesen Stellen leicht druckgeschädigt und irritiert werden. Auch Tonusdysregulationen können den Druck auf den Nerv im Adduktorenkanal ungünstig erhöhen (Tillmann 2020; Zilles 2010; Huggenberger 2019; Schünke 2018; Hacke 2019; Antoniades 2015).

> Mechanische Engstellen auf einen Blick
>
> 1. Intervertebrale Foramina L1–L4
> 2. M. psoas major
> 3. Lacuna musculorum (Leistenkanal Durchtrittsstelle)
> 4. Teilungsstelle (motorische und sensible Äste (etwa eine Handbreite distal der Leiste)
> 5. Adduktorenloge
> 6. Medialer Kniegelenkspalt
> 7. Malleolus medialis/OSG

N.-saphenus-assoziierte Beschwerden/Symptome

Der N. saphenus fällt vor allem durch sensible Auffälligkeiten in seinem Innervationsgebiet am medialen Kniegelenkspalt, der ventromedialen Tibia und am Malleolus medialis auf. Hypästhesien, gegebenenfalls Anästhesien oder Dysästhesien wie Kribbeln, Taubheitsgefühl,

Tab. 8.24 Vom N. saphenus innervierte Strukturen

Innervationsbereiche des N. saphenus	
Motorisch	Sensibel
Keine motorischen Anteile	• Ventromedialer Unterschenkel (medialer Anteil des Dermatoms L4) • Kniegelenk

Ameisenlaufen etc. sind durchaus anzutreffen. Dies sind auch Symptome, die man bei lumbalen Bandscheibenveränderungen mit Radikulopathie oder Nervenreizung erwarten dürfte. Deshalb kann es sinnvoll sein, diese Symptome auf eine periphere Nervenbeteiligung hin zu untersuchen (siehe Tab. 8.23).

8.20 Untersuchung/Behandlung – N. saphenus

Nach der Untersuchung der Konduktionsfähigkeit des Plexus lumbalis und der peripheren Nerven kann die spezifische Untersuchung des N. saphenus mit der Testung der mechanischen Komponenten (Deformations- und Spannungstoleranz) von Nerv und umliegendem Gewebe begonnen werden.

Palpationsmöglichkeiten des N. saphenus im Verlauf

Von den intervertebralen Foramina, über den ventralen Beckenraum, den Leistenkanal bis zur Teilungsstelle, kann eine mechanische Reizinduktion (lokaler manueller Druck) evtl. zur Symptomreproduktion eingesetzt werden. Der N. saphenus selbst kann medial am Knie, zwischen der Sehne des M. sartorius und dem M. gracilis, palpiert werden. Die infrapatellaren Verzweigungen des N. Saphenus sind (je nach individueller Anatomie) am medialen Tibiarand palpabel. In diesen Regionen (medialer Kniegelenkspalt und ventrale Tibia) verläuft der N. saphenus sehr oberflächlich zwischen Knochen und Haut.

8.20.1 NDT 8 – N. saphenus – Standardisierter neurodynamischer Test

Mit dem NDT 8 wird der N. saphenus in seinem Verlauf, die Spinalnerven des Plexus lumbalis L1–L4 und das umliegende Kontaktgewebe (siehe Tab. 8.25) des peripheren Nervs auf mechanische Spannungstoleranz untersucht (Shacklock 2008; Butler 1998).

Für das Testmanöver sind die nachfolgend aufgelisteten Bewegungskomponenten relevant. Sie werden schrittweise, unter Beachtung der auftretenden Symptome, aufeinandergesetzt. Individuelle Abweichungen von der Reihenfolge sollten, für bestmögliche klinische Transparenz, stets dokumentiert werden.

Wird der Test in Bauchlage durchgeführt, kann gegebenenfalls die LWS in Lateralflexion (von der Testseite weg) vorgelagert werden. Hier die Komponenten für die Durchführung in Seitenlage via Slump-Position:

1. Extension des Hüftgelenks
2. Extension des Kniegelenks (evtl. Modulation Flexion mit tibialer Außenrotation)
3. Plantarflexion des OSG
4. Eversion (Rückfußabduktion)
5. Adduktion im Hüftgelenk

Distale Sensibilisierung: Modulation zwischen Abduktion/Adduktion des Hüftgelenks oder Dorsalextension/Plantarflexion im Fußkomplex.

Tab. 8.25 Peripherer Verlauf des N. saphenus mit Bewegungskomponenten zur Spannungsprovokation

Peripherer Verlauf des N. saphenus	Neurobiomechanische Spannungskomponenten	Hauptsächlich belastete Struktur
Faserzuflüsse aus den lumbalen Segmenten L1–L4	Lumbale Lateralflexion Slump-Position	Spinalnerven
Durch Becken und Leistenkanal	Hüftextension	Spinalnerven
Ventromedialer Oberschenkel über den medialen Kniegelenkspalt	Knieflexion (mit tibialer Außenrotation)	Proximaler Anteil des N. saphenus
Über die ventromediale Tibia zum Malleolus medialis	Plantarflexion OSG (bei gehaltener Knieextension)	Distaler Anteil des N. saphenus

Proximale Sensibilisierung: Zervikale Flexion/Extension zur Modulation des neurodynamischen Spannungsstresses aus dem Slump-Test.

Wenn der NDT 8 in Bauchlage durchgeführt wird, ist die proximale Sensibilisierung folgendermaßen anzuwenden: Lumbale Lateralflexion (zur Testseite hin: entlastend – von der Testseite weg: belastend).

Der neurodynamische Test für den N. saphenus ist nicht sehr spezifisch oder sensitiv. Klinisch ist er jedoch hilfreich, um eine mögliche Irritation der Neurodynamik zu lokalisieren. Der NDT 8 kann sowohl in Bauchlage als auch in Seitlage mithilfe des Slump-Tests durchgeführt werden.

In Seitlage wird der Patient in die Slump-Position gebracht, ohne damit Symptome auszulösen. Die zu untersuchende Körperseite ist oben. Das Bein wird im Hüftgelenk in eine endgradige Extension gebracht und gehalten (siehe Abb. 8.48).

Die zweite Komponente besteht in einer endgradig gehaltenen Knieextension. Dabei ist darauf zu achten, die Hüftextension nicht nachzulassen oder zu verlieren. Nun wird die Plantarflexion des OSG hinzugefügt (siehe Abb. 8.49).

Als letzten Schritt in der Untersuchungskaskade steht die Adduktion im Hüftgelenk, wobei alle vorher eingestellten Komponenten beibehalten werden sollten. Die sensibili-

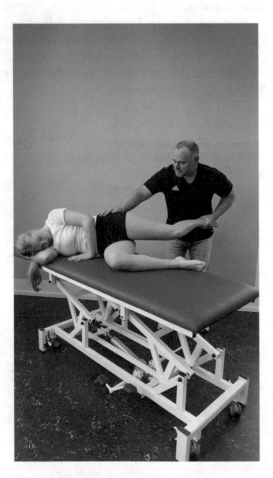

Abb. 8.48 NDT 8-1

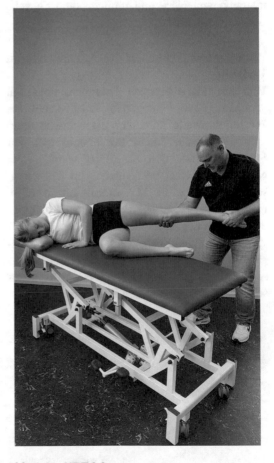

Abb. 8.49 NDT 8-2

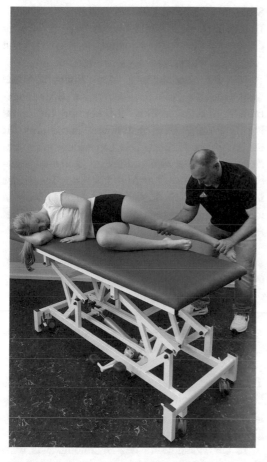

Abb. 8.50 NDT 8-3

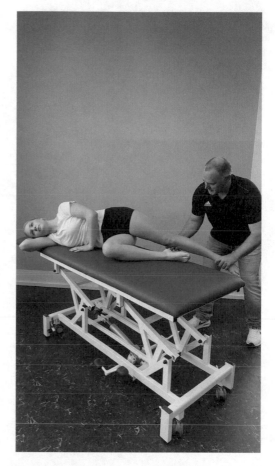

Abb. 8.51 Zervikale Entlastung – NDT 8

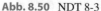

sierende Bewegung kann nun über die entfernte zervikale Komponente, mit einem Wechsel zwischen Flexion und Extension der HWS, erfolgen (Abb. 8.50).

Eine verstärkte zervikale Flexion steigert auch den neurodynamischen Spannungsstress auf die Dura und damit auf das neurodynamische System. Lassen sich derartig die Symptome des Patienten verstärken und durch eine zervikale Extension wieder reduzieren, ist eine gestörte neurodynamische Situation eine naheliegende Erklärung (siehe Abb. 8.51 und 8.52).

Wird der NDT 8 für den N. saphenus in Bauchlage durchgeführt, kann eine lumbale Lateralflexion zur Verstärkung oder Reduktion der neurodynamischen Spannung benutzt werden.

8.20.2 Behandlungsstrategien bei N.-saphenus-assoziierten Störungen der Neurodynamik

Wichtige Kontaktgewebe – Mechanical Interface

Die folgenden Strukturen sind bei neurodynamischen Störungen des N. saphenus als Berührungsflächen zu betrachten und eignen sich in der Therapie besonders für Mechanical-Interface-Behandlungen: siehe Tab. 8.26.

Die in der Tabelle dargestellten Techniken können individuell an die Patientensituation angepasst werden. Das heißt, bei jedem Patienten entscheidet die Symptomatik, der individuelle Befund und das klinische Bild über Intensität, Dauer oder lokalen Einsatz der Behandlungstechniken.

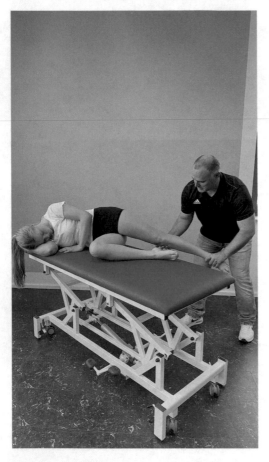

Abb. 8.52 Zervikale Verstärkung – NDT 8

Slider

Um den N. saphenus ohne größere Spannung durch sein Gleitlager zu bewegen (Slider), kann folgendes Vorgehen eingesetzt werden:

In der Endstellung des Spannungstests wird eine zervikale Extension zur Spannungsreduktion durchgeführt. So kommt zur distalen Spannung eine proximale Entlastung für die neuralen Hüllen. Die Gegenbewegung besteht in einer zervikalen Flexion (Spannungsaufbau) bei gleichzeitiger Abduktion des Testbeines in der Hüfte. Mit diesen Komponenten wird in einer Behandlungseinheit im Wechsel gearbeitet (siehe Abb. Rx25):

- Distaler Slider: Distale Spannung (Hüftadduktion bei Knieextension)+proximale Entlastung (zervikale Extension).
- Proximaler Slider: Proximale Spannung (zervikale Flexion)+distale Entlastung (Hüftabduktion mit leichter Knieflexion).

Tensioner

Um den N. saphenus in seinem Verlauf zu spannen (Tensioner), wird folgendes Vorgehen eingesetzt:

In der Endstellung des Spannungstests wird eine zervikale Flexion zur Steigerung der Span-

Tab. 8.26 Berührungsflächen des N. saphenus und Behandlungsoptionen

Betroffenes Kontaktgewebe	Mögliche Behandlungstechniken
Knöchern: • Lumbale Wirbelgelenke • Becken • Hüftgelenke • Kniegelenke	• Mobilisation der lumbalen Segmente (multidirektional) • Gleitmobilisationen • Traktionstechniken
Muskulär: • M. iliopsoas • M. sartorius • M. quadriceps femoris • M. tensor fasciae latae • M. tibialis anterior • Mm. adductores	• Training/Übungen • Postisometrische Relaxation (PIR) • Antagonistische Hemmung • Massagetechniken • Querfriktion • Trigger-Techniken • Fasziendistorsionsmodell (FDM-Techniken) • Dehntechniken
Faszial: • Rückenfaszie (Backline) • Zwerchfell • Leistenkanal • Gelenkkapsel Hüfte und Knie • Beckenboden • Ventrale Beinfaszie	• Aktive Übungen • FDM-Techniken • Übungen mit Faszienrolle • Dynamische Dehnungen • Cupping

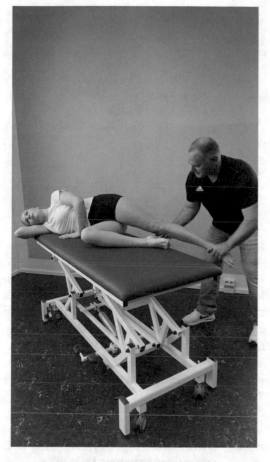

Abb. Rx25   N. saphenus – Slider-Technik

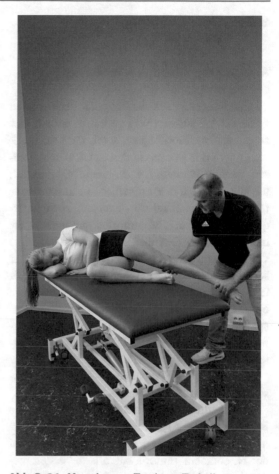

Abb. Rx26   N. saphenus – Tensioner-Technik

nung durchgeführt. Der Nerv muss sich verlängern. Der Nerv wird nun alternierend gespannt und mit einer Gegenbewegung (zervikale
Flexion + Hüftabduktion) wieder entspannt.

Dazu sind folgende Komponenten erforderlich (siehe Abb. Rx26):

- Distaler Tensioner: Die Spannung wird proximal (zervikale Flexion) aufgenommen
  und dann distal verstärkt (Hüftadduktion bei
  Knieextension) – Entlastung über zervikale
  Extension + Hüftabduktion.
- Proximaler Tensioner: Die Spannung wird
  distal eingenommen (Hüftadduktion bei
  Knieextension) und dann proximal verstärkt
  (zervikale Flexion) – Entlastung über Hüftabduktion + zervikale Extension.

Eigenbeübung
Die Patientin kann dieselben Bewegungsmuster
in Seitlage selbstständig durchführen. Zur Progression können diese Bewegungsmuster auch
im Stand instruiert werden.

Slider:

Hinweg: HWS Extension + Hüftadduktion
Rückweg: HWS Flexion + Hüftabduktion

Tensioner:

Spannung: HWS Flexion + Hüftadduktion
Entlastung: HWS Extension + Hüftabduktion

Je 3-mal 20 Wiederholungen.

8.21   Der N. cutaneus femoris lateralis

Anatomische Situation – Verlauf des N. cutaneus femoris lateralis

Überwiegend aus Fasern der segmentalen Höhe L2–L4 auf den Weg gebracht, verläuft der N. cutaneus femoris lateralis mit dem M. iliopsoas durch das Becken in den Leistenkanal. Diesen verlässt er scharf nach lateral abknickend, um die Fascia lata zu durchstoßen und zum lateralen Oberschenkel zu gelangen. Dazu überquert der Nerv den M. sartorius und läuft unterhalb der SIAS (Spina iliaca anterior superior) vorüber. Am lateralen Oberschenkel versorgt er sensibel das Areal zwischen Trochanter major und dem unteren Drittel des Femur (bis etwa eine Handbreit cranial des lateralen Kniegelenkspaltes) (Tillmann 2020; Zilles 2010; Huggenberger 2019; Schünke 2018; Hacke 2019; Antoniades 2015) (Tab. 8.27).

Mechanische Engstellen – Prädilektionsstellen für Kompressionsproblematiken

Durch die gemeinsame Herkunft (lumbale Segmente L2–L4) und den gemeinsamen Verlauf durch das Becken in den Leistenkanal hat der N. cutaneus femoris lateralis die ersten mechanischen Engstellen mit dem N. femoralis und dem N. saphenus gemeinsam: die Austrittsstellen der Spinalnerven L2–L4, die muskuläre Kontaktbeziehung zum M. iliopsoas und die faszialen Durchtrittsstellen (Leistenkanal, Fascia lata). An diesen Stellen kann es durch Mobilitätsdefizite (lumbal, segmental), durch Tonusdysregulationen (muskulär und faszial) oder durch knöcherne Veränderungen zu Irritationen der neuralen Strukturen (der leitenden Fasern oder bindegewebigen Hüllen) kommen (Tillmann 2020; Zilles 2010; Huggenberger 2019; Schünke 2018; Hacke 2019; Antoniades 2015).

Mechanische Engstellen auf einen Blick

1. Intervertebrale Foramina L2–L4
2. M. iliopsoas
3. Lacuna musculorum (lateraler Leistenkanal Durchtrittsstelle)
4. Abknickstelle nach lateral
5. Durchtritt durch die Fascia lata (Tillmann 2020; Zilles 2010; Huggenberger 2019; Schünke 2018; Hacke 2019; Antoniades 2015).

N.-cutaneus-femoris-lateralis-assoziierte Beschwerden/Symptome

Die Symptome reichen von lokalen Schmerzen im Bereich der Leiste oder des Beckens bis zu kribbeligen Empfindungen (Dysästhesien) in der lateralen Leistenregion oder bis in den lateralen Oberschenkel. Im weiteren Verlauf kann es auch zu einem totalen Sensibilitätsausfall der lateralen Oberschenkelregion kommen (siehe Tab. 8.26).

8.22   Untersuchung/Behandlung – N. cutaneus femoris lateralis

Für eine optimale klinische Sicherheit sollte vor den neurodynamischen Tests (NDTs) auch die Konduktionsfähigkeit des Plexus lumbalis und der großen peripheren Nerven der unteren Extremität überprüft werden. Anschließend kann die spezifische Untersuchung des N. cutaneus femoris lateralis mit dem NDT 9 zur Prüfung der mechanischen Komponenten (Deformations- und Spannungstoleranz) von Nerv und umliegendem Gewebe durchgeführt werden.

Tab. 8.27   Vom N. cutaneus femoris lateralis innervierte Strukturen

Innervationsbereiche des N. cutaneus femoris lateralis	
Motorisch	Sensibel
Keine motorischen Anteile	• Lateraler Oberschenkel: etwa vom Trochanter major bis eine Handbreit oberhalb des lateralen Kniegelenkspalts

Indikationen zur neurodynamischen Untersuchung

Bei Patienten mit sensiblen Beschwerden wie kribbeliges Empfinden oder Taubheitsgefühl im lateralen Oberschenkelbereich kann ein durchgeführter NDT 9 nützliche Informationen bezüglich beteiligter Strukturen und damit auch zu erweiterten Behandlungsstrategien liefern.

Palpationsmöglichkeiten des N. cutaneus femoris lateralis im Verlauf

Eine Reizinduktion kann entlang der spinalen Austrittsbereiche (intervertebrale Foramina L2–L4), in der ventralen Beckenregion entlang des Verlaufs des M. iliopsoas und im Leistenkanal erfolgen. Auch an der Innenseite der Crista iliaca, knapp oberhalb der SIAS, kann eine Reizinduktion appliziert werden. Eine direkte Palpation des N. cutaneus femoris lateralis ist häufig ca. 1 cm medial der SIAS und etwa 1–2 Querfinger unterhalb der SIAS möglich. Dort überquert der N. cutaneus femoris lateralis den M. sartorius und ist demzufolge oberflächlich genug in seinem Verlauf, um palpiert zu werden.

8.22.1   NDT 9 – N. cutaneus femoris lateralis – Standardisierter neurodynamischer Test

Mit dem NDT 9 werden die Spinalnerven des Plexus lumbalis L1–L4, der N. cutaneus femoris lateralis in seinem Verlauf und das umliegende Kontaktgewebe des peripheren Nervs auf mechanische Spannungstoleranz untersucht (Shacklock 2008; Butler 1998). Die Bewegungsfähigkeit und Deformationstoleranz in Bezug

auf Hüftextension und Knieflexion kann mit diesem Test ebenfalls beurteilt werden (siehe Tab. 8.28).

Für das Testmanöver sind die nachfolgend aufgelisteten Bewegungskomponenten relevant. Sie werden schrittweise, unter Beachtung der auftretenden Symptome, aufeinandergesetzt. Individuelle Abweichungen von der Reihenfolge sollten, für bestmögliche klinische Transparenz, stets dokumentiert werden.

1. Extension der Hüfte, Flexion des Kniegelenks
2. Adduktion im Hüftgelenk

Distale Sensibilisierung: Modulation zwischen Abduktion/Adduktion des Hüftgelenks.

Proximale Sensibilisierung: Lagerung in lumbaler Lateralflexion oder über eine zervikale Flexion/Extension zur Modulation des neurodynamischen Spannungsstresses aus der Slump-Position.

Der neurodynamische Test für den N. cutaneus femoris lateralis (NDT 9) kann in Bauchlage oder in einer Seitlage (mithilfe einer angepassten Slump-Position) durchgeführt werden. In Bauchlage kann eine lumbale Lateralflexion als sensibilisierende Bewegung eingesetzt werden. In der Seitenlage aus einer adaptierten Slump-Position ist die zervikale Flexions-/Extensionsbewegung als sensibilisierende Bewegung einfacher umzusetzen. Aus einer voreingestellten Slump-Position kann zur Sensibilisierung evtl. eine weiter vom Symptomgebiet entfernte zervikale Flexion/Extension-Modulation zur Reproduktion oder Verstärkung von Symptomen eingesetzt werden. Welche sensibilisierende Bewegungsmodulation

Tab. 8.28 Peripherer Verlauf des N. cutaneus femoris lateralis mit Bewegungskomponenten zur Spannungsprovokation

Peripherer Verlauf des N. cutaneus femoris lateralis	Neurobiomechanische Spannungskomponenten	Hauptsächlich belastete Struktur
Faserzuflüsse aus den lumbalen Segmenten L1–L4	Lumbale Lateralflexion Slump-Position	Spinalnerven
Durch Becken und Leistenkanal	Hüftextension	Spinalnerven
Ventrolateraler Verlauf in den lateralen Oberschenkel	Knieflexion mit Hüftadduktion	N. saphenus

am Patienten zum Einsatz kommt, hängt wesentlich von den klinischen Symptomen und der individuellen Betroffenheit des Patienten ab. Reagiert der Patient sehr sensitiv (die Symptome lassen sich leicht, schnell auslösen und sind dann auch sehr intensiv oder lang anhaltend), kann eine weiter entfernte Komponente, die zervikale Flexion/Extension-Modulation aus der Slump-Position) zur Sensibilisierung genutzt werden. Sind die Symptome nicht sehr stark ausgeprägt und anhaltend, kann auch die lokale Modulation über die lumbale Lateralflexion in Bauchlage eingesetzt werden.

In Seitlage ist die zu untersuchende Seite oben. Für die Slump-Position wird der Oberkörper nun global flektiert bis zur HWS. Diese

Voreinstellung sollte noch symptomfrei bleiben. Zunächst wird nun eine Hüftextension und Knieflexion an der zu untersuchenden Seite eingestellt und evtl. auftretende Ausweichmechanismen bestmöglich korrigiert (siehe Abb. 8.53).

Im nächsten Schritt wird die Adduktion im Hüftgelenk hinzugefügt, ohne Hüftextension und Knieflexion dabei zu verlieren (siehe Abb. 8.54).

In der Endposition kann mit sensibilisierenden Bewegungen der zervikalen Wirbelsäule (Modulation zwischen Flexion und Extension) eine Beteiligung der neurodynamischen Fähigkeiten an den Symptomen untersucht werden (siehe Abb. 8.55).

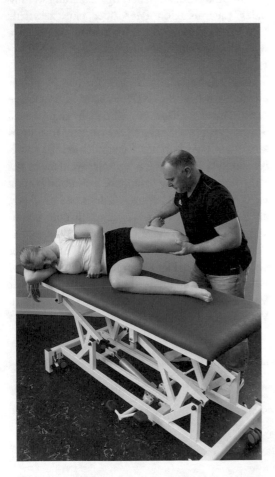

Abb. 8.53 NDT 9-1

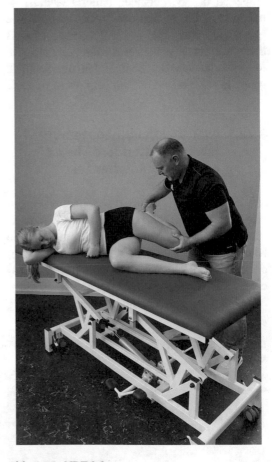

Abb. 8.54 NDT 9-2

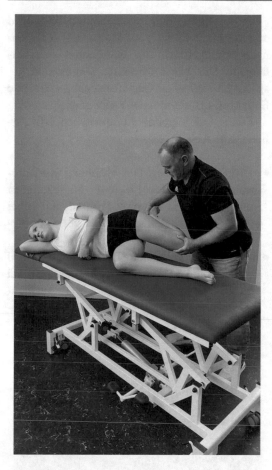

Abb. 8.55 Zervikale Entlastung – NDT 9

8.22.2 Behandlungsstrategien bei N.-cutaneus-femoris-lateralis-assoziierten Störungen der Neurodynamik

Wichtige Kontaktgewebe – Mechanical Interface

Folgende Strukturen sind bei neurodynamischen Störungen des N. cutaneus femoris lateralis als Berührungsflächen zu betrachten und eignen sich in der Therapie besonders für Mechanical-Interface-Behandlungen: siehe Tab. 8.29.

Die in der Tabelle dargestellten Techniken können individuell an die Patientensituation angepasst werden. Das heißt, bei jedem Patienten entscheidet die Symptomatik, der individuelle Befund und das klinische Bild über Intensität, Dauer oder lokalen Einsatz der Behandlungstechniken.

Slider

Um den N. cutaneus femoris lateralis ohne größere Spannung durch sein Gleitlager zu bewegen (Slider), kann folgendes Vorgehen eingesetzt werden:

In der Endstellung des Spannungstests wird eine zervikale Extension zur Spannungsreduktion durchgeführt. So kommt zur dista-

Tab. 8.29 Berührungsflächen des N. cutaneus femoris lateralis und Behandlungsoptionen

Betroffenes Kontaktgewebe	Mögliche Behandlungstechniken
Knöchern: • Lumbale Wirbelgelenke • Becken • Hüftgelenke	• Mobilisation der lumbalen Segmente (multidirektional) • Gleitmobilisationen • Traktionstechniken
Muskulär: • M. iliopsoas • M. sartorius • M. quadriceps femoris • M. tensor fasciae latae	• Training/Übungen • Postisometrische Relaxation (PIR) • Antagonistische Hemmung • Massagetechniken • Querfriktion • Trigger-Techniken • Fasziendistorsionsmodell (FDM-Techniken) • Dehntechniken
Faszial: • Rückenfaszie (Backline) • Zwerchfell • Gelenkkapsel Hüfte • Beckenboden • Ventrale Beinfaszie	• Aktive Übungen • FDM-Techniken • Übungen mit Faszienrolle • Dynamische Dehnungen • Cupping

len Spannung eine proximale Entlastung für die neuralen Hüllen. Die Gegenbewegung besteht in einer zervikalen Flexion (Spannungsaufbau) bei gleichzeitiger Abduktion des Testbeines in der Hüfte. Mit diesen Komponenten wird in einer Behandlungseinheit im Wechsel gearbeitet (siehe Abb. Rx27).

- Distaler Slider: Distale Spannung (Hüftadduktion bei Knieflexion) + proximale Entlastung (zervikale Extension).
- Proximaler Slider: Proximale Spannung (zervikale Flexion) + distale Entlastung (Hüftabduktion mit Lösen der Knieflexion).

Tensioner

Um den N. cutaneus femoris lateralis in seinem Verlauf zu spannen (Tensioner), wird folgendes Vorgehen eingesetzt:

In der Endstellung des Spannungstests wird eine zervikale Flexion zur Steigerung der Spannung durchgeführt. Der Nerv muss sich verlängern. Der Nerv wird nun alternierend gespannt und mit einer Gegenbewegung (zervikale Extension + Hüftabduktion) wieder entspannt.

Dazu sind folgende Komponenten erforderlich (siehe Abb. Rx28):

- Distaler Tensioner: Die Spannung wird proximal (zervikale Flexion) aufgenommen und dann distal verstärkt (Hüftadduktion bei Knieflexion) – Entlastung über zervikale Extension + Hüftabduktion.
- Proximaler Tensioner: Die Spannung wird distal eingenommen (Hüftadduktion bei Knieflexion) und dann proximal verstärkt (zervikale Flexion) – Entlastung über Hüftabduktion + zervikale Extension.

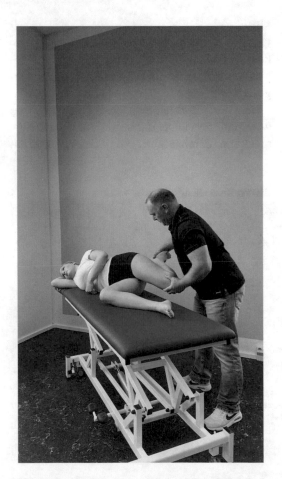

Abb. Rx27 N. cutaneus femoris lateralis – Slider-Technik

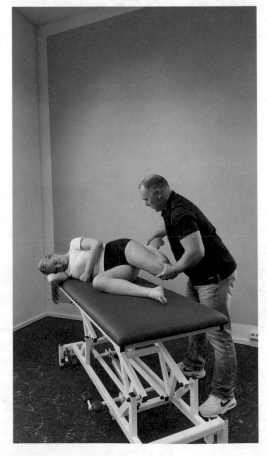

Abb. Rx28 N. cutaneus femoris lateralis – Tensioner-Technik

Eigenbeübung
Die Patientin kann dieselben Bewegungsmuster
in Seitlage selbstständig durchführen.

Slider:

Hinweg: HWS   Extension + Hüftadduktion
              bei Knieflexion
Rückweg: HWS Flexion + Hüftabduktion

Tensioner:

Spannung: HWS Flexion + Hüftadduktion bei
              Knieflexion
Entlastung: HWS Extension + Hüftabduktion

Je 3-mal 20 Wiederholungen.

8.23   Der N. obturatorius

Anatomische Situation – Verlauf des N. obturatorius
   Seine spinalen Faserzuflüsse erhält der N. obturatorius aus den Bereichen L2–L4 mit dem
Plexus lumbalis. Er verläuft an der Wand des
kleinen Beckens (der Teil des Beckens, der
unterhalb der Beckeneingangslinie liegt – enthält die Beckenorgane: Rektum, Harnblase,
Ovarien, Uterus, Vagina, Prostata) entlang und
tritt durch das Foramen obturatum aus dem Becken. Von der Austrittsstelle zieht er mit seinen
Ästen an die Adduktorenmuskeln und die Cutis
des medialen Oberschenkels (Tillmann 2020;
Zilles 2010; Huggenberger 2019; Schünke 2018;
Hacke 2019; Antoniades 2015).
   Mechanische Engstellen – Prädilektionsstellen für Kompressionsproblematiken

   Die Austrittsstellen der Spinalnerven L2–L4,
die muskuläre Kontaktbeziehung zum M. iliopsoas und zu im kleinen Becken befindlichen Organen (Rektum, Harnblase, Ovarien, Uterus, Vagina, Prostata) stellen die wesentlichen Engpässe für den N. obturatorius dar. An diesen
Stellen kann es durch Mobilitätsdefizite (lumbal,
segmental), durch Tonusdysregulationen (muskulär und faszial) oder durch knöcherne Veränderungen oder Organveränderungen wie z. B.
Tumoren zu Irritationen der neuralen Strukturen
(der leitenden Fasern oder bindegewebigen Hüllen) kommen (Tillmann 2020; Zilles 2010; Huggenberger 2019; Schünke 2018; Hacke 2019;
Antoniades 2015).

Mechanische Engstellen auf einen Blick

1. Intervertebrale Foramina L2–L4
2. Kleines Becken (Organe des kleinen
   Beckens – auch Veränderungen dieser
   Organe)
3. Foramen obturatum

**N.-obturatorius-assoziierte   Beschwerden/
Symptome**
   Sensible Auffälligkeiten im medialen Oberschenkelbereich sind mit die klinisch häufigsten Störungen. Es können auch Kraftverluste in
der Adduktorengruppe durch Stand- oder Gang-
unsicherheiten auffallen. Bei ausgeprägten motorischen Störungen kann auch die Unfähigkeit,
ein Bein über das andere zu schlagen, vorhanden
sein (siehe Tab. 8.30).

Tab. 8.30   Vom N. obturatorius innervierte Strukturen

Innervationsbereiche des N. obturatorius	
Motorisch	Sensibel
• M. obturatorius externus • Mm. adductor longus et brevis • M. gracilis • M. pectineus (teilweise mit N. femoralis) • M. adductor magnus (teilweise mit N. tibialis)	• Distales Drittel der medialen Oberschenkelseite (me- diale Teile des Dermatoms L3)

8.24   Untersuchung/Behandlung – N. obturatorius

Vor den neurodynamischen Tests (NDTs) sollte auch die Konduktionsfähigkeit des Plexus lumbalis und der großen peripheren Nerven der unteren Extremität überprüft werden. Anschließend kann die spezifische Untersuchung des N. obturatorius mit dem NDT 10 zur Prüfung der mechanischen Komponenten (Deformations- und Spannungstoleranz) von Nerv und umliegendem Gewebe durchgeführt werden.

Indikationen zur neurodynamischen Untersuchung

Bei Patienten mit sensibel auffälligen Beschwerden wie kribbeligem Empfinden oder Taubheitsgefühl im medialen Oberschenkelbereich und/oder einer Schwäche der Adduktorengruppe kann ein durchgeführter NDT 10 nützliche Informationen bezüglich beteiligter Strukturen und damit auch zu erweiterten Behandlungsstrategien liefern.

Palpationsmöglichkeiten des N. obturatorius im Verlauf

Der N. obturatorius ist aufgrund seines tiefen Verlaufs nicht direkt palpabel. Es können allerdings an den intervertebralen Foramina, im Plexusbereich und im Innervationsgebiet der Adduktoren sowie am medialen Oberschenkelareal Reizinduktionen appliziert werden.

8.24.1 NDT 10 – N. obturatorius – Standardisierter neurodynamischer Test

Mit dem NDT 10 werden die Spinalnerven des Plexus lumbalis L2–L4, der N. obturatorius in

seinem Verlauf und das umliegende Kontaktgewebe des peripheren Nerv auf mechanische Spannungstoleranz untersucht (Shacklock 2008; Butler 1998). Die Bewegungsfähigkeit und Deformationstoleranz in Bezug auf die Hüftabduktion kann mit diesem Test ebenfalls beurteilt werden (siehe Tab. 8.31).

Für das Testmanöver sind die nachfolgend aufgelisteten Bewegungskomponenten relevant. Sie werden schrittweise, unter Beachtung der auftretenden Symptome, aufeinandergesetzt. Individuelle Abweichungen von der Reihenfolge sollten, für bestmögliche klinische Transparenz, stets dokumentiert werden.

1. Slump-Position (in Seitlage – zu untersuchende Seite oben)
2. Passive Abduktion in der Hüfte

Distale Sensibilisierung: Modulation zwischen Abduktion/Adduktion des Hüftgelenks.

Proximale Sensibilisierung: Lagerung in lumbaler Lateralflexion oder über eine zervikale Flexion/Extension zur Modulation des neurodynamischen Spannungsstresses aus der Slump-Position.

In Seitlage wird der Patient in eine Slump-Position gebracht. Der Therapeut bringt das obere Bein in Extension und Abduktion im Hüftgelenk (siehe Abb. 8.56).

Zur Differenzierung kann eine Entlastung über die zervikale Wirbelsäule erfolgen (HWS-Extension reduziert den neuromeningealen Stress auf die Dura – Reduktion der Slump-Position). Auch eine Verstärkung der neuromeningealen Spannung kann über eine forcierte zervikale Flexion durchgeführt werden (siehe Abb. 8.57 und 8.58).

Tab. 8.31 Peripherer Verlauf des N. obturatorius mit Bewegungskomponenten zur Spannungsprovokation

Peripherer Verlauf des N. obturatorius	Neurobiomechanische Spannungskomponenten	Hauptsächlich belastete Struktur
Faserzuflüsse aus den Spinalnervenetagen L2–L4	Slump-Position Lumbale Lateralflexion zur Gegenseite	Dura Plexus lumbalis
Durchtritt durch das Foramen obturatum	Hüftflexion	Proximaler Anteil des N. obturatorius
Verlauf zu den Adduktoren und medialem Oberschenkel	Hüftabduktion	Distaler Verlauf des N. obturatorius

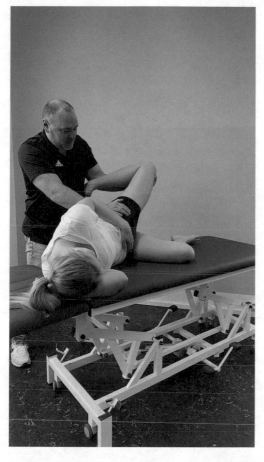

Abb. 8.56 NDT 10

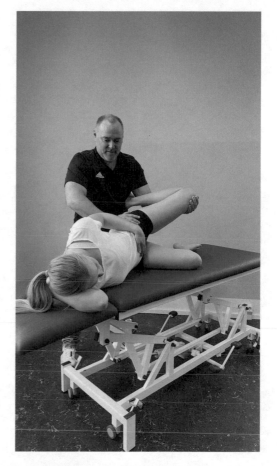

Abb. 8.57 Zervikale Entlastung – NDT 10

8.24.2 Behandlungsstrategien bei N.-obturatorius-assoziierten Störungen der Neurodynamik

Wichtige Kontaktgewebe – Mechanical Interface

Folgende Strukturen sind bei neurodynamischen Störungen des N. obturatorius als Berührungsflächen zu betrachten und eignen sich in der Therapie besonders für Mechanical-Interface-Behandlungen: siehe Tab. 8.32.

Die in der Tabelle dargestellten Techniken können individuell an die Patientensituation angepasst werden. Das heißt, bei jedem Patienten entscheidet die Symptomatik, der individuelle Befund und das klinische Bild über Intensität,

Dauer oder lokalen Einsatz der Behandlungstechniken.

Slider

Um den N. obturatorius ohne größere Spannung durch sein Gleitlager zu bewegen (Slider), kann folgendes Vorgehen eingesetzt werden:

In der Endstellung des Spannungstests wird eine zervikale Extension zur Spannungsreduktion durchgeführt. So kommt zur distalen Spannung eine proximale Entlastung für die neuralen Hüllen. Die Gegenbewegung besteht in einer zervikalen Flexion (Spannungsaufbau) bei gleichzeitiger Adduktion des Testbeines in der Hüfte. Mit diesen Komponenten wird in einer Behandlungseinheit im Wechsel gearbeitet (siehe Abb. Rx29):

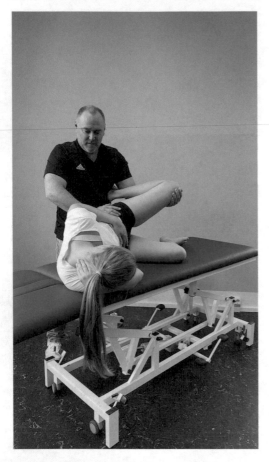

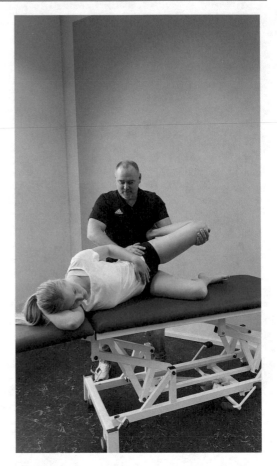

Abb. 8.58 Zervikale Verstärkung – NDT 10

Abb. Rx29 N. obturatorius – Slider-Technik

Tab. 8.32 Berührungsflächen des N. obturatorius und Behandlungsoptionen

Betroffenes Kontaktgewebe	Mögliche Behandlungstechniken
Knöchern: • Lumbale Wirbelgelenke • Becken • Hüftgelenke	• Mobilisation der lumbalen Segmente (multidirektional) • Gleitmobilisationen • Traktionstechniken
Muskulär: • M. iliopsoas • M. sartorius • M. quadriceps femoris • Mm. adductores • M. pectineus • M. obturatorius externus	• Training/Übungen • Postisometrische Relaxation (PIR) • Antagonistische Hemmung • Massagetechniken • Querfriktion • Trigger-Techniken • Fasziendistorsionsmodell (FDM-Techniken) • Dehntechniken
Faszial: • Rückenfaszie (Backline) • Beckenboden • Bauchfaszie • Ventrale Beinfaszie	• Aktive Übungen • FDM-Techniken • Übungen mit Faszienrolle • Dynamische Dehnungen • Cupping

- Distaler Slider: Distale Spannung (Hüftabduktion bei Knieflexion)+proximale Entlastung (zervikale Extension).
- Proximaler Slider: Proximale Spannung (zervikale Flexion)+distale Entlastung (Hüftadduktion mit Lösen der Knieflexion).

Tensioner

Um den N. obturatorius in seinem Verlauf zu spannen (Tensioner), kann folgendes Vorgehen eingesetzt werden:

In der Endstellung des Spannungstests wird eine zervikale Flexion zur Steigerung der Spannung durchgeführt. Der Nerv muss sich verlängern. Der Nerv wird nun alternierend gespannt und mit einer Gegenbewegung (zervikale Extension+Hüftadduktion) wieder entspannt.

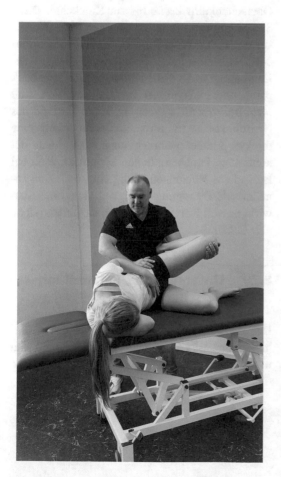

Abb. Rx30   N. obturatorius – Tensioner-Technik

Dazu sind folgende Komponenten möglich (siehe Abb. Rx30):

- Distaler Tensioner: Die Spannung wird proximal (zervikale Flexion) aufgenommen und dann distal verstärkt (Hüftabduktion bei Knieflexion) – Entlastung über zervikale Extension+Hüftadduktion.
- Proximaler Tensioner: Die Spannung wird distal eingenommen (Hüftabduktion bei Knieflexion) und dann proximal verstärkt (zervikale Flexion) – Entlastung über Hüftadduktion+zervikale Extension.

Eigenbeübung

Die Patientin kann dieselben Bewegungsmuster in Seitlage selbstständig durchführen.

Slider:

Hinweg:	HWS Extension+Hüftabduktion bei Knieflexion
Rückweg:	HWS Flexion+Hüftadduktion

Tensioner:

Spannung:	HWS Flexion+Hüftabduktion bei Knieflexion
Entlastung:	HWS Extension+Hüftadduktion

Je 3-mal 20 Wiederholungen.

8.25   Der N. ischiadicus

Anatomische Situation – Verlauf des N. ischiadicus

Aus den spinalen Segmenthöhen L4–S. 3 erhält der N. ischiadicus seine Faserzuläufe. In seinem peripheren Verlauf durchzieht er zunächst die Hüftmuskeln. Wobei er auf diesem Weg den M. piriformis, je nach anatomischer Spielart, durchstößt oder unterläuft. Durch das Foramen infrapiriforme verlässt der Ischiasnerv das Becken und zieht in den dorsalen Oberschenkel bis kurz vor die Kniekehle. Dort gehen die beiden peripheren Äste N. peroneus communis und N. tibialis ab und verlassen die gemeinsame bindegewebige Nervenhülle. Die separaten Strukturen seiner peripheren Äste

(N. peroneus communis und N. tibialis) führt der N. ischiadicus allerdings bereits im Becken und auf dem gemeinsamen Weg in die Peripherie der unteren Extremität in der gemeinsamen faszialen Hülle mit sich. Erst etwa eine Handbreite vor der Kniekehle (Fossa poplitea) kommt es dann zur strukturellen Entkoppelung und Teilung der peripheren Äste und jeder zieht für sich weiter in die Unterschenkel- und Fußregion. Daher ist der N. ischiadicus immer gemeinsam mit seinen peripheren Ästen zu betrachten, sowohl unter anatomischen als auch unter pathologischen Gesichtspunkten. Der besseren Übersicht halber werden die Oberschenkelversorgungen dem gemeinsamen Verlauf als N. ischiadicus zugeschrieben. Der Unterschenkel- und Fußbereich wird danach den einzelnen peripheren Ästen zugeschrieben und erarbeitet (Tillmann 2020; Zilles 2010; Huggenberger 2019; Schünke 2018; Hacke 2019; Antoniades 2015).

Mechanische Engstellen – Prädilektionsstellen für Kompressionsproblematiken

Die erste Engstelle als potenzielle Kompressionsmöglichkeit für die spinalen Fasern des N. ischiadicus besteht bereits an den segmentalen Austrittsbereichen (intervertebrale Foramina). Anschließend können sich auch im Bereich der Hüftmuskeln symptomhafte Drucksituationen für den peripheren Nerv ergeben. Vor allem an der M.-piriformis-Engstelle ist der Nerv komprimierenden Situationen eher ausgesetzt als an anderen Stellen seines peripheren Verlaufs. Tonusveränderungen des Muskels können sich hier ungünstig auf die Fähigkeiten des Ischiasnervs auswirken (Deformationstoleranz, Sensitivität, Durchblutung) (Tillmann 2020; Zilles 2010; Huggenberger 2019; Schünke 2018; Hacke 2019; Antoniades 2015).

> **Mechanische Engstellen auf einen Blick**
>
> 1. Intervertebrale Foramina L4–bis S. 3
> 2. Dorsale Hüftmuskulatur (vor allem M. piriformis)
> 3. Foramen infrapiriforme
>   (Tillmann 2020; Zilles 2010; Huggenberger 2019; Schünke 2018; Hacke 2019; Antoniades 2015).

N.-ischiadicus-assoziierte Beschwerden/Symptome

Typische Symptome, die häufig mit dem Ischiasnerv in Verbindung gebracht werden, sind sicherlich ausstrahlende Beschwerden (wie z. B. Schmerzen, Taubheitsgefühle, Kribbeln oder ein einfaches Spannungsgefühl) entlang der Oberschenkelrückseite bis zur Kniekehle. Diese Symptomgruppe stellt sozusagen den Klassiker der Ischiasbeschwerden dar. Aber auch ein- oder beidseitige lokale Schmerzen in der unteren Lumbalregion (NSLBP: non-specific low back pain) oder Schmerzen im Gesäßbereich sind nicht untypisch für einen irritierten Zustand des N. ischiadicus. Es muss auch nicht immer eine direkte Schmerzwahrnehmung sein. Auch ein konstantes Druckempfinden kommt klinisch bei Ischiadicus-Reizungen häufig vor. Auch eine zunehmende Bewegungssteifigkeit kann eine Auswirkung von Nervenirritationen darstellen (siehe Tab. 8.33).

8.26 Untersuchung/Behandlung – N. ischiadicus

Der Verlauf einer Untersuchungs- und Behandlungskaskade ist sicherlich individuell und immer auch abhängig von den bestehenden

Tab. 8.33 Vom N. ischiadicus innervierte Strukturen

Innervationsbereiche des N. ischiadicus	
Motorisch	Sensibel
• M. biceps femoris (Caput breve mehr durch N. peroneus – Caput longum mehr durch N. tibialis) • M. adductor magnus • M. semimembranosus • M. semitendinosus	• Lateraler Unterschenkel • Distale Hälfte des dorsalen Unterschenkels

Symptomen und der täglichen Betroffenheit des Patienten. Bei typischen NSLBP-Symptomen liegt ein gewichtiger Fokus auch auf der muskuloskelettalen Untersuchung der lumbalen Wirbelsäule und der angrenzenden Funktionskomplexe. Vor der neurodynamischen Testung des N. ischiadicus sollte auch die Konduktionsfähigkeit des Plexus lumbosacralis und der großen peripheren Nerven der unteren Extremität überprüft werden. Anschließend kann die spezifische Untersuchung des N. ischiadicus mit dem NDT 11 zur Prüfung der mechanischen Komponenten (Deformations- und Spannungstoleranz) von Nerv und umliegendem Gewebe durchgeführt werden.

Indikationen zur neurodynamischen Untersuchung

Bei Patienten mit sensibel auffälligen Beschwerden, wie kribbeliges Empfinden, Taubheitsgefühl vom Gesäß, im dorsalen Oberschenkelbereich bis zur Kniekehle oder in den Fußbereich oder ausstrahlenden Schmerzen, kann ein durchgeführter NDT 11 nützliche Informationen bezüglich beteiligter Strukturen und damit auch zu erweiterten Behandlungsstrategien liefern.

Palpationsmöglichkeiten des N. ischiadicus im Verlauf

Eine direkte Palpation des N. ischiadicus ist häufig zwischen Tuber ossis ischii und dem Trochanter major möglich. Gegebenenfalls kann der N. ischiadicus durch einen leicht voreingestellten NDT 11 (SLR) etwas vorgespannt werden, wodurch er evtl. leichter lokalisiert werden kann. Im peripheren Verlauf zwischen seinen muskulären Schutzwällen, dem M. semitendinosus und dem M. biceps femoris, ist der N. ischiadicus ebenfalls oft zugänglich und tastbar.

Eine manuelle Reizinduktion kann an den segmentalen Austrittsbereichen (Querfortsätze – intervertebrale Foramina) und im Hüftmuskelbereich (M. piriformis) erfolgen.

8.26.1 NDT 11 – N. ischiadicus – Standardisierter neurodynamischer Test

Der NDT 11 wird als Spannungstest für den N. ischiadicus (aus dem Plexus sacralis L4–S. 3) eingesetzt und er untersucht die segmentalen Nervenwurzeln (L4–S. 3), die Spinalnerven und den peripheren Verlauf des Nervs und seiner peripheren Äste auf Spannungstoleranz. Dieser Test ist in der Literatur unterschiedlich benannt. Einmal als SLR (Straight leg raise), als Lasègue-Test und mit Einbezug von Bewegungskomponenten aus dem Fußkomplex (Dorsalextension/Plantarflexion) als Bragard-Test (vgl. Shacklock 1995/2008).

Indikationen:

Zur Beurteilung der Beteiligung von neuraler Spannung in der unteren Extremität (im dorsalen Oberschenkel, Unterschenkel und den Fußgelenken) kann der SLR wichtige Erkenntnisse beisteuern. Weiterhin lässt sich auch die Sensitivität der LBH-Region (Lende-Becken-Hüft-Region) bei bestehendem NSLBP (unspezifischem unterem Rückenschmerz) beurteilen (siehe Tab. 8.34).

Tab. 8.34 Peripherer Verlauf des N. ischiadicus mit Bewegungskomponenten zur Spannungsprovokation

Peripherer Verlauf des N. ischiadicus	Neurobiomechanische Spannungskomponenten	Hauptsächlich belastete Struktur
Faserzuflüsse aus den Segmenten L4–S. 3	Slump-Position Lumbale Lateralflexion zur Gegenseite	Spinalnerven L4–S. 3 Plexus sacralis
Der N. ischiadicus verlässt das Becken auf der Dorsalseite und zieht über den rückseitigen Oberschenkel nach distal	Hüftflexion (zur Modulation Hüftabduktion/Hüftadduktion)	Proximale Anteile des N. ischiadicus
Vor der Kniekehle teilt er sich in den N. tibialis und den N. peroneus communis	Knieextension	Distale Anteile des N. ischiadicus

Für den NDT 11 sind die nachfolgend aufgelisteten Bewegungskomponenten relevant. Sie werden schrittweise, unter Beachtung der auftretenden Symptome, aufeinandergesetzt. Individuelle Abweichungen von der Reihenfolge sollten, für bestmögliche klinische Transparenz, stets dokumentiert werden.

1. Knieextension (Rotation von Hüfte und Kniegelenk neutral)
2. Hüftflexion (bis zur ersten Symptomreproduktion)
3. Bei proximaler Symptomreproduktion kann eine Dorsalextension im OSG als zusätzliche Komponente oder zur Differenzierung eingesetzt werden

4. Modulation über Abduktion/Adduktion im Hüftgelenk
5. Optional: zusätzliche Einstellung in lumbale Lateralflexion zur Differenzierung
6. Optional: Zusätzliche Einstellung in eine Slump Position zur Differenzierung

Distale Sensibilisierung: Modulation zwischen Abduktion/Adduktion des Hüftgelenks (evtl. auch über Dorsalextension/Plantarflexion des OSG).

Proximale Sensibilisierung: Lagerung in lumbaler Lateralflexion oder über eine zervikale Flexion/Extension zur Modulation des neurodynamischen Spannungsstresses. Im Sitz oder in der Seitlage kann auch eine Slump-Position zur Differenzierung eingesetzt werden.

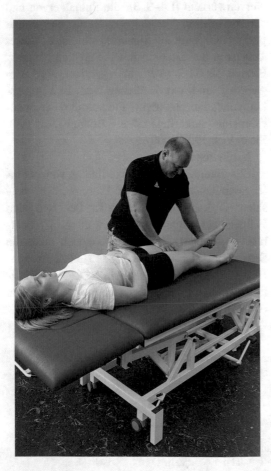

Abb. 8.59 NDT 11 – Startposition in Rückenlage mit Knieextension

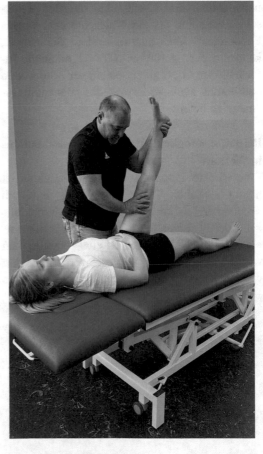

Abb. 8.60 Testposition SLR

Die standardisierte Ausgangsstellung des Patienten für den NDT 11 ist die Rückenlage. Der Patient liegt flach (ohne Kissen) dicht an der therapeutenseitigen Bankkante und die Hände liegen auf dem Bauch. Im besten Fall sind die Fersen des Patienten an der Bankkante gelagert, um von dort den Abstand der abgehobenen Ferse bis zur Bankkante beurteilen oder mit einem Maßband messen zu können. Dies ermöglicht eine Quantifizierung der Testergebnisse und macht einen späteren Vergleich und damit auch die Beurteilung der erreichten Veränderungen (Verbesserung oder Verschlechterung der Symptomatik) einfacher und vor allem nachvollziehbar.

Der Therapeut greift das Bein unter der Ferse und am ventralen Oberschenkel proximal der Patella. So können alle Bewegungskomponenten kontrolliert und nach Bedarf auch variiert werden. Ohne Rotation in der Hüfte wird das Bein im Kniegelenk extendiert. Unter Beibehaltung der Knieextension wird die Hüfte bis zum ersten Symptom flektiert (siehe Abb. 8.59 und 8.60).

In der symptomatischen Position können nun sensibilisierende Bewegungen (je nach Lokalisation der Symptome) über das Hüftgelenk (z. B. mit einer Hüftgelenksabduktion oder eine Hüftgelenksadduktion) oder auch über das Sprunggelenk (z. B. mit einer Dorsalextension bzw. Plantarflexion) durchgeführt werden. Auch hierbei ist es wiederum das erklärte Ziel, mit diesen Bewegungen eine Beteiligung des Nervensystems an der Symptomatik zu belegen und somit eine neurodynamische Funktionsstörung als Quelle der Symptome zu beweisen (siehe Abb. 8.61 und 8.62).

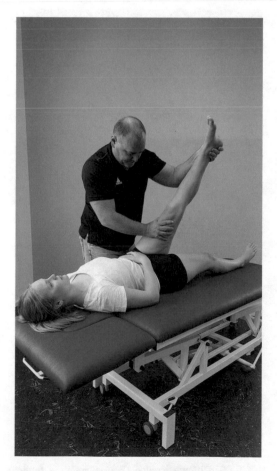

Abb. 8.61 Sensibilisierende Bewegungen – Hüfte: Adduktion

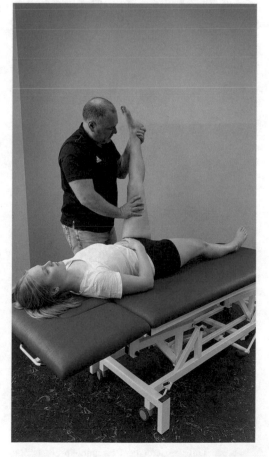

Abb. 8.62 Sensibilisierende Bewegungen – Hüfte: Abduktion

Eine zusätzliche Möglichkeit, den neuromeningealen Stress zu modulieren, besteht in der lumbalen Lateralflexion. Dabei werden die Bein-/Hüftkomponenten beibehalten und die Patientin führt die Lateralflexion aus. Eine Lateralflexion moduliert die Drucksituation im intervertebralen Foramen, am Spinalnerv und am Plexus. Daher kann es dabei zu Veränderungen der Symptome kommen (siehe Abb. 8.63 und 8.64).

Alternativ kann der neuromeningeale Stress auch noch über die zervikale Flexion und eine additiv eingenommene Slump-Position verstärkt werden. Eine Slump-Position kann durch Lagerungsmaterial unter dem Oberkörper und Kopf oder durch das Hochstellen des Kopfteils der Therapieliege eingestellt werden. Die passive Nackenflexion kann ebenfalls durch

Lagerungsmaterial (Kissen) eingestellt werden – oder man bedient sich der kollegialen Hilfe. Diese Manöver eignen sich sowohl für die Diagnostik neurodynamischer Störungen als auch für die Behandlung. Mit diesen Komponenten können Slider- und Tensioner-Techniken erweitert werden (siehe Abb. 8.65).

Eine bilaterale Durchführung des SLR ist ebenfalls eine gute Option, um den neuromeningealen Spannungsstress in der Untersuchung nochmals zu steigern. Als Behandlungstechnik stellt die bilaterale Variante ebenfalls eine zusätzliche Option dar, um damit Slider- oder Tensioner-Techniken in der Progression zu intensivieren (siehe Abb. 8.66).

In manchen Fällen, wenn die Rückenlage vom Patienten nicht toleriert wird oder wenn zur

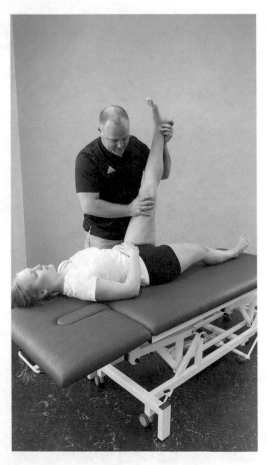

Abb. 8.63 Differenzierende Bewegungen – lumbale Lateralflexion zur Testseite

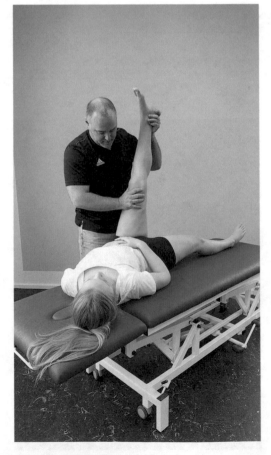

Abb. 8.64 Differenzierende Bewegungen – lumbale Lateralflexion zur Gegenseite

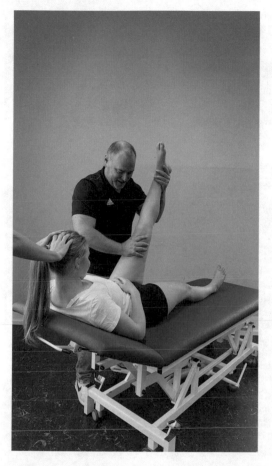

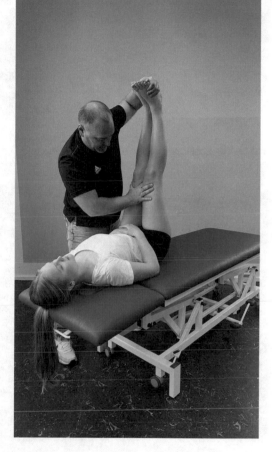

Abb. 8.65 Differenzierende Bewegungen über zusätzlichen Slump-Stress und passive Nackenflexion

Abb. 8.66 Bilateraler SLR

Differenzierung eine andere Ausgangsposition erforderlich wird, kann der NDT 11 auch in Seitlage oder im Sitzen durchgeführt werden.

In Seitlage und im Sitzen kann eine Slump-Position mit zervikaler Modulation zur Spannungsverstärkung oder -reduktion eingesetzt werden. Diese Abweichungen sollten dann auch dokumentiert und in der Patientenakte vermerkt werden.

SLR – **Straight leg raise**
Spinalnerven L4–S. 3; Plexus lumbosacralis; N. ischiadicus; N. peroneus; N. tibialis; N. suralis.
Spezifische Tests (NDTs) mit distaler Betonung aus dem gemeinsamen Ast N. ischiadicus (siehe Tab. 8.35).

8.26.2 Behandlungsstrategien bei N.-ischiadicus-assoziierten Störungen der Neurodynamik

Wichtige Kontaktgewebe – Mechanical Interface
Die folgenden Strukturen sind bei neurodynamischen Störungen des N. ischiadicus als Berührungsflächen zu betrachten und eignen sich in der Therapie besonders für Mechanical-Interface-Behandlungen: siehe Tab. 8.36.

Die in der Tabelle dargestellten Techniken können individuell an die Patientensituation angepasst werden. Das heißt, bei jedem Patienten entscheidet die Symptomatik, der individuelle Be-

Tab. 8.35 NDTs für den N. ischiadicus und seine peripheren Äste

Peripherer Nerv	Position	Sensibilisierung
N. peroneus communis	SLR Fuß: Inversion + Supination	Hüfte Flexion/Extension
N. tibialis	SLR Fuß: Dorsalextension + Rückfuß Abduktion	Hüfte Flexion/Extension
N. suralis	SLR Fuß: Dorsalextension + Rückfuß Adduktion	Hüfte Flexion/Extension

Tab. 8.36 Berührungsflächen des N. ischiadicus und Behandlungsoptionen

Betroffenes Kontaktgewebe	Mögliche Behandlungstechniken
Knöchern: • Lumbale Wirbelgelenke • Becken • Hüftgelenk • Kniegelenk	• Mobilisation der lumbalen Segmente (multidirektional) • Gleitmobilisationen • Traktionstechniken
Muskulär: • M. iliopsoas • M. piriformis • M. semimembranosus • M. semitendinosus • M. biceps femoris • M. gastrocnemius • Mm. peronei	• Training/Übungen • Postisometrische Relaxation (PIR) • Antagonistische Hemmung • Massagetechniken • Querfriktion • Trigger-Techniken • Fasziendistorsionsmodell (FDM-Techniken) • Dehntechniken
Faszial: • Rückenfaszie (Backline) • Zwerchfell • Gelenkkapsel Hüfte und Knie • Beckenboden • Dorsale Beinfaszie	• Aktive Übungen • FDM-Techniken • Übungen mit Faszienrolle • Dynamische Dehnungen • Cupping

fund und das klinische Bild über Intensität, Dauer oder lokalen Einsatz der Behandlungstechniken.

Slider

Um den N. ischiadicus ohne größere Spannung durch sein Gleitlager zu bewegen (Slider), kann folgendes Vorgehen eingesetzt werden:

In der Endstellung des Spannungstests wird eine lumbale Lateralflexion zur Testseite hin durchgeführt. So kommt zur distalen Spannung eine proximale Entlastung. Danach erfolgt der Wechsel zur lumbalen Lateralflexion zur Gegenseite mit reduzierter Hüftflexion. Mit diesen Komponenten im Wechsel wird in einer Behandlungseinheit gearbeitet (siehe Abb. Rx31):

Dazu sind folgende Komponenten möglich:

• Distaler Slider: Kombination von lumbaler Lateralflexion zur Testseite und Hüftflexion.

• Proximaler Slider: Lumbale Lateralflexion zur Gegenseite mit reduzierter Hüftflexion.

Tensioner

Um den N. ischiadicus in seinem Verlauf zu spannen (Tensioner), wird folgendes Vorgehen eingesetzt: In der Endstellung des Spannungstests wird eine lumbale Lateralflexion zur Gegenseite durchgeführt. Somit wird die distal aufgebaute Spannung noch zusätzlich vergrößert und der Nerv muss sich verlängern. Der Nerv wird nun alternierend gespannt und mit einer Gegenbewegung (lumbale Lateralflexion zur Testseite hin mit Knieflexion) wieder entspannt.

Dazu sind folgende Komponenten erforderlich (siehe Abb. Rx32):

• Distaler Tensioner: Die Spannung wird proximal (lumbale Lateralflexion zur Gegen-

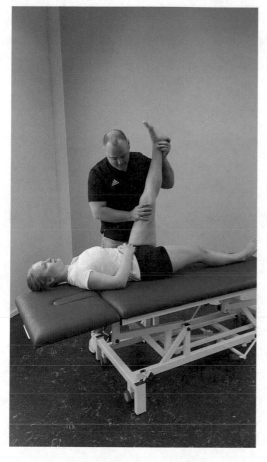

Abb. Rx31 N. ischiadicus – Slider-Technik

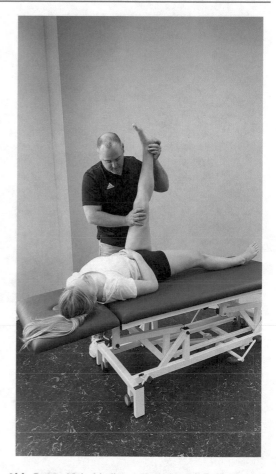

Abb. Rx32 N. ischiadicus – Tensioner-Technik

seite) aufgenommen und dann distal verstärkt (Hüftflexion bei Knieextension).

- Proximaler Tensioner: Die Spannung wird distal eingenommen (Hüftflexion bei Knieextension) und dann proximal verstärkt (lumbale Lateralflexion zur Gegenseite hin).

Durch eine Vorlagerung in die Slump-Position (Oberkörper unterlagert oder mit dem Kopfteil der Therapieliege gestützt) und das Hinzufügen einer passiven Nackenflexion (PNF) zur Verstärkung der neuromeningealen Spannung, kann der SLR mit einer Hüftadduktionskomponente auf maximale Spannung gebracht werden. Dies stellt eine progressive Technik zur Untersuchung oder zur Behandlung dar (siehe Abb. Rx33).

Eigenbeübung

Eigenübungen unterstützen die Therapie dann am besten, wenn sie dieselben oder ähnliche Reize auf den Organismus des Patienten ausüben wie die Behandlungstechniken in der Therapie. In Rückenlage, mit an der Wand abgelegten Beinen kann eine sanfte Mobilisation der neuralen Hüllen durch alternierende Beinbewegungen („Fahrradfahren") erfolgen (siehe Abb. Rx34).

Eine bilaterale Version des SLR-Tests kann die Ausgangsposition für vielfältige Bewegungsübungen mit kontrollierter neuraler Spannung oder neuraler Mobilisation sein (siehe Abb. Rx35). Mögliche Übungsvarianten:

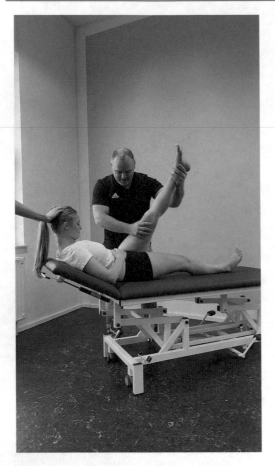

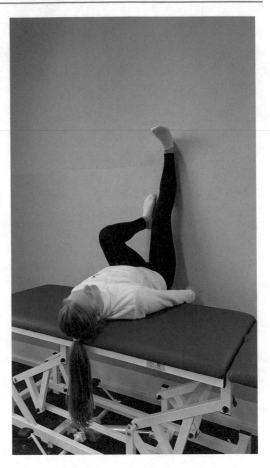

Abb. Rx33 N. ischiadicus – Tensioner-Technik – Progression

Abb. Rx34 N. ischiadicus – Eigenübung 1

- Kopf-, Nackenbewegungen
- Beinbewegungen („Radfahren")
- Bilateraler Wechsel: Dorsalextension rechts + Knieflexion links (und umgekehrt)
- Zusätzliche NDT-Positionen der oberen Extremität
- Rumpf: Lateralflexion
- Rumpf: Rotation
- Becken: Flexion/Extension
- Becken: Laterales Anheben

Eine zusätzliche Progression kann durch eine verstärkende Slump-Position erreicht werden (siehe Abb. Rx36). Diese kann anfangs auch unterlagert werden.

8.27 Der N. peroneus (communis, superficialis und profundus)

Anatomische Situation – Verlauf des N. peroneus

Nach dem gemeinsamen Verlauf mit dem N. tibialis am dorsalen Oberschenkel zweigt der N. peroneus communis noch vor der Kniekehle nach lateral ab. Er zieht eng nach außen um das Fibulaköpfchen herum an die ventrale Unterschenkelseite. Dort durchstößt er den M. fibularis longus und teilt sich dann in den N. peroneus profundus und den N. peroneus superficialis auf. Der Ramus communicans fibularis bildet mit einem Ast des N. tibialis den sensiblen N. suralis.

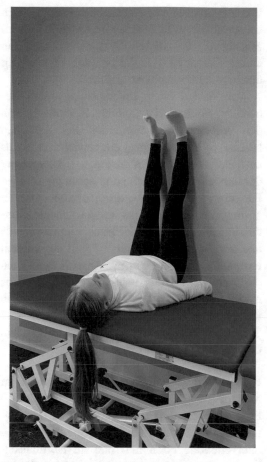

Abb. Rx35 N. ischiadicus – Eigenübung 2

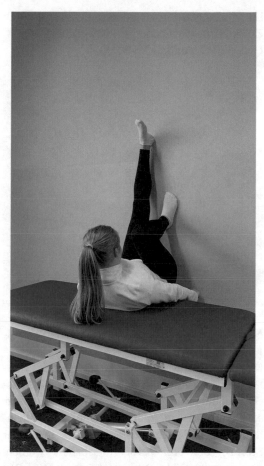

Abb. Rx36 N. ischiadicus – Eigenübung 3

Der superfiziale Anteil verläuft zwischen den Mm. peronei longus et brevis zum Fußrücken. Dort gehen die sensiblen Hautäste N. cutaneus dorsalis und N. cutaneus dorsalis intermedius hervor und ziehen in ihre Versorgungsgebiete: Fußrücken und lateraler Fußrand.

Der profunde Ast tritt in die Extensorenloge des Unterschenkels ein, durchläuft dabei das Septum intermusculare und verläuft zwischen M. tibialis anterior und M. extensor hallucis longus zum Fußrücken. Mit einer sensiblen Versorgung der Zehengrundgelenke und des ersten Zwischenzehenraums endet der Nervenverlauf (siehe Tab. 8.37) (Tillmann 2020; Zilles 2010; Huggenberger 2019; Schünke 2018; Hacke 2019; Antoniades 2015).

Mechanische Engstellen – Prädilektionsstellen für Kompressionsproblematiken

Tab. 8.37 Vom N. peroneus innervierte Strukturen

Innervationsbereiche des N. peroneus	
Motorisch	Sensibel
• Mm. fibularis longus et brevis • M. tibialis anterior • Mm. extensor digitorum longus et brevis • Mm. extensor hallucis longus et brevis	• Lateraler Fußrand • Fußrücken • Interdigitalraum I

Die Engstellen des beginnenden Verlaufs nach den segmentalen Zuflüssen sind dieselben wie beim N. ischiadicus. Nach der Teilungsstelle in der Fossa poplitea schlingt sich der N. peroneus communis sehr eng um das Fibulaköpfchen und verläuft zwischen Muskeln am Unterschenkel. Somit ergeben sich eine knöcherne Kontaktstelle und mehrere muskuläre, die bei entsprechenden Veränderungen Beiträge zu symptomatischen

Entwicklungen leisten können (Tillmann 2020; Zilles 2010; Huggenberger 2019; Schünke 2018; Hacke 2019; Antoniades 2015).

Mechanische Engstellen auf einen Blick

1. Intervertebrale Foramina L4–S. 3
2. Dorsale Hüftmuskulatur (vor allem M. piriformis)
3. Foramen infrapiriforme
4. Intermuskulärer Verlauf an der Oberschenkelrückseite
5. Teilungsstelle Kniekehle
6. Fibulaköpfchen
7. Intermuskulärer Verlauf am Unterschenkel

N.-peroneus-assoziierte Beschwerden/Symptome

Muskuläre Schwächen der Extensoren der Fußregion und ausstrahlende Schmerzen oder Missempfindungen bis in den ventrolateralen Unterschenkel und den Fußrücken sind wahrscheinlich die häufigsten Symptome, die mit einer Störung der Nn. peronei assoziiert werden. Auch unspezifische Rückenschmerzen (NSLBP) mit ausstrahlendem Charakter bis in die Kleinzehenregion können auf eine Störung neurodynamischer Fähigkeiten hinweisen.

Bei einer weitreichenden Läsion des N. peroneus fällt vor allem eine Fußheberschwäche mit Veränderung des Gangbildes auf. Bei Ödembildung oder Einblutungen in die Extensorenloge, z. B. nach Unfall oder OP, kann es durch die folgende Druckerhöhung zu einem sogenannten Kompartmentsyndrom kommen. Kennzeichen dafür ist unter anderem die Sensibilität im ersten Zwischenzehenraum. Ist sie normal, kann eine Läsion des N. peroneus profundus nahezu ausgeschlossen werden.

8.28 Untersuchung/Behandlung – N. peroneus

Eine Indikation zur neurodynamischen Untersuchung besteht vor allem bei Patienten mit Fußheberschwäche oder ausstrahlenden Beschwerden

in den Fußrücken oder den lateralen Fußrand, auch bei sensiblen Auffälligkeiten im ersten Zwischenzehenraum. Bei diesen Symptomen kann ein durchgeführter NDT 12 die Behandlungsstrategien durch neue Informationen ergänzen.

Der Verlauf einer Untersuchungs- und Behandlungskaskade ist individuell abhängig von den bestehenden Symptomen. Bei typischen NSLBP-Symptomen liegt ein gewichtiger Fokus auch auf der muskuloskelettalen Untersuchung der lumbalen Wirbelsäule und der angrenzenden Funktionskomplexe. Vor der neurodynamischen Testung des N. peroneus sollte auch die Konduktionsfähigkeit des Plexus lumbosacralis und der großen peripheren Nerven der unteren Extremität überprüft werden. Anschließend kann die spezifische Untersuchung des N. peroneus mit dem NDT 12 zur Prüfung der mechanischen Komponenten (Sensitivität, Deformations- und Spannungstoleranz) von Nerv und umliegendem Gewebe durchgeführt werden.

Palpationsmöglichkeiten des N. peroneus im Verlauf

Eine manuelle Reizinduktion kann an den segmentalen Austrittsbereichen (Querfortsätze – intervertebrale Foramina) und im Hüftmuskelbereich (M. piriformis) erfolgen. Eine direkte Palpation des N. peroneus communis kann meist in der Kniekehle, medial der Sehne des M. biceps femoris und direkt hinter dem Fibulaköpfchen erfolgen. Posterior des Fibulaköpfchens beginnt der N. peroneus superficialis. Der N. peroneus profundus hingegen kann direkt zwischen Metatarsale I + II palpiert werden. Zumindest kann eine manuelle Reizinduktion im ersten Zwischenzehenraum und in der Extensorenloge (zwischen M. tibialis anterior und M. extensor hallucis longus) ausgeübt werden.

8.28.1 NDT 12 – N. peroneus – Standardisierter neurodynamischer Test

Mit dem NDT 12 kann die Sensitivität des Plexus lumbosacralis, der Nervenwurzeln L4–S. 3 und des peripheren Verlaufs des N. peroneus beurteilt werden (vgl. Shacklock 1995/2008).

Betont werden dabei auch die Bewegungsfähig-keiten von Hüftflexion, Knieextension und der Plantarflexion mit Inversion und Supination des Fußes untersucht (siehe Tab. 8.38).

Für den NDT 12 sind die nachfolgend auf-gelisteten Bewegungskomponenten relevant. Der Spannungsaufbau erfolgt von distal nach proximal, das heißt, es werden zuerst die Fuß-komponenten, dann Knie und zum Schluss die Hüfte eingestellt. Die einzelnen Komponenten werden schrittweise, unter Beachtung von auf-tretenden Symptomen, aufeinandergesetzt. In-dividuelle Abweichungen von der Reihenfolge sollten, für bestmögliche klinische Transparenz, stets dokumentiert werden.

1. Plantarflexion OSG
2. Inversion (Rückfußadduktion) mit Supination des Vorfußes
3. Knieextension (Rotation von Hüfte und Knie-gelenk neutral)
4. Hüftflexion (bis zur ersten Symptom-reproduktion)

Distale Sensibilisierung: Modulation zwischen Abduktion/Adduktion des Hüftgelenks, evtl. auch über Flexion/Extension des Hüftgelenks.

Proximale Sensibilisierung: Lagerung in lum-baler Lateralflexion oder über eine zervikale Flexion/Extension zur Modulation des neuro-dynamischen Spannungsstresses. Im Sitz oder in der Seitlage kann auch eine Slump-Position zur Differenzierung eingesetzt werden.

Für den NDT 12 wird der Patient an der the-rapeutenseitigen Bankkante in Rückenlage, möglichst ohne Lagerungsmaterial, positioniert. Der Patient legt seine Hände auf dem Bauch

ab. Begonnen wird mit der Einstellung der Fuß-komponenten. Die Plantarflexion ist die erste Komponente, die mit einer Inversion (Rückfuß-adduktion) und einer Supination (Vorfußver-wringung) eingestellt und gehalten wird (siehe Abb. 8.67).

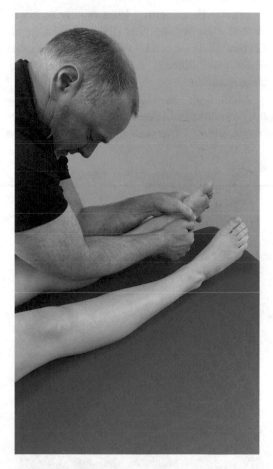

Abb. 8.67 NDT 12-1: Fußkomponenten des neuralen Spannungstest für den N. peroneus

Tab. 8.38 Peripherer Verlauf des N. peroneus mit Bewegungskomponenten zur Spannungsprovokation

Peripherer Verlauf des N. peroneus	Neurobiomechanische Spannungskomponenten	Hauptsächlich belastete Struktur
Faserzuflüsse aus den Segmenten L4–S. 3	Slump-Position Lumbale Lateralflexion zur Gegen-seite	Spinalnerven L4–S. 3 Plexus sacralis
Der N. ischiadicus verlässt das Becken auf der Dorsalseite und zieht über den rückseitigen Ober-schenkel nach distal	Hüftflexion (zur Modulation Hüft-abduktion/Hüftadduktion)	Proximale Anteile des N. ischiadicus
Vor der Kniekehle teilt er sich in den N. tibialis und den N. peroneus communis	Knieextension	Distale Anteile des N. ischiadicus
Verlauf in der Extensorenloge bis zum Fußrücken und lateralem Fußrand	Plantarflexion (mit Inversion und Supination) Fußkomplex	Distale Anteile N. pero-neus

Mit den gehaltenen Fußkomponenten wird das Kniegelenk im nächsten Schritt extendiert und in der Hüfte eine Flexion durchgeführt (bis zur Symptomreproduktion – treten Symptome auf, wird die Testbewegung gestoppt). In der Endstellung sind die distalen Fußkomponenten also an die Komponenten des NDT 11 angefügt (siehe Abb. 8.68).

Eine Differenzierung kann mittels sensibilisierender Bewegung über die lumbale Lateralflexion (siehe Abb. 8.69 und 8.70) erfolgen, bei deren Durchführung sich die Symptome verändern sollten.

Auch über die Hüftbewegungen in Richtung Abduktion/Adduktion kann eine differenzierende Untersuchung erfolgen (siehe Abb. 8.71 und 8.72). Bei der Modulation zwischen Abduktion und Adduktion ist ebenfalls mit einer Veränderung der Symptomatik zu rechnen.

8.28.2 Behandlungsstrategien bei N.-peroneus-assoziierten Störungen der Neurodynamik

Wichtige Kontaktgewebe – Mechanical Interface

Folgende Strukturen sind bei neurodynamischen Störungen des N. peroneus als Berührungsflächen zu betrachten und eignen sich in der

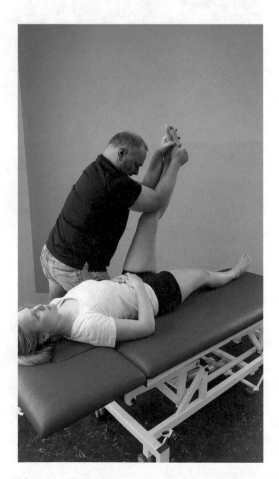

Abb. 8.68 NDT 12-2: Spannungskomponenten aus dem NDT 11

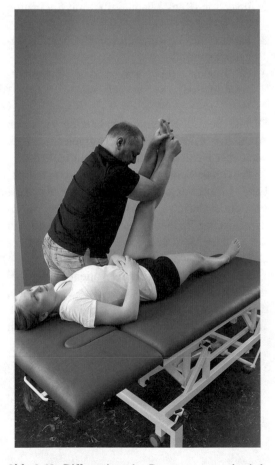

Abb. 8.69 Differenzierende Bewegungen – lumbale Lateralflexion zur Testseite

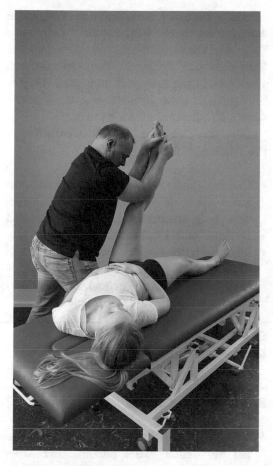

Abb. 8.70 Differenzierende Bewegungen – lumbale Lateralflexion zur Gegenseite

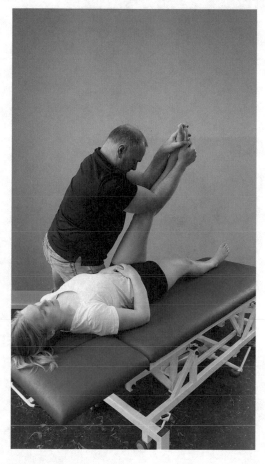

Abb. 8.71 Differenzierende Bewegungen – Hüftadduktion

Therapie besonders für Mechanical-Interface-Behandlungen: siehe Tab. 8.39.

Die in der Tabelle dargestellten Techniken können individuell an die Patientensituation angepasst werden. Das heißt, bei jedem Patienten entscheidet die Symptomatik, der individuelle Befund und das klinische Bild über Intensität, Dauer oder lokalen Einsatz der Behandlungstechniken.

Slider

Um den N. peroneus ohne größere Spannung durch sein Gleitlager zu bewegen (Slider), kann folgendes Vorgehen eingesetzt werden:

In der Endstellung des Spannungstests wird eine lumbale Lateralflexion zur Testseite hin durchgeführt. So kommt zur distalen Span-

nung eine proximale Entlastung. Danach erfolgt der Wechsel zur lumbalen Lateralflexion zur Gegenseite mit reduzierter Hüftflexion. Mit diesen Komponenten im Wechsel wird in einer Behandlungseinheit gearbeitet (siehe Abb. Rx37):

Dazu sind folgende Komponenten möglich:

- Distaler Slider: Kombination von lumbaler Lateralflexion zur Testseite und Hüftflexion.
- Proximaler Slider: Lumbale Lateralflexion zur Gegenseite mit reduzierter Hüftflexion.

Tensioner

Um den N. peroneus in seinem Verlauf zu spannen (Tensioner), wird folgendes Vorgehen eingesetzt: In der Endstellung des Spannungstests

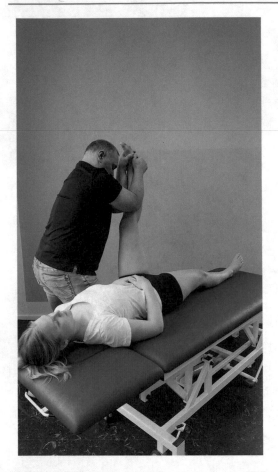

Abb. 8.72 Differenzierende Bewegungen – Hüftabduktion

wird eine lumbale Lateralflexion zur Gegenseite durchgeführt. Somit wird die distal aufgebaute Spannung noch zusätzlich vergrößert und der Nerv muss sich verlängern. Der Nerv wird nun alternierend gespannt und mit einer Gegenbewegung (lumbale Lateralflexion zur Testseite hin mit Knieflexion) wieder entspannt.

Dazu sind folgende Komponenten erforderlich (siehe Abb. Rx38):

- Distaler Tensioner: Die Spannung wird proximal (lumbale Lateralflexion zur Gegenseite) aufgenommen und dann distal verstärkt (Hüftflexion bei Knieextension).
- Proximaler Tensioner: Die Spannung wird distal eingenommen (Hüftflexion bei Knieextension) und dann proximal verstärkt (lumbale Lateralflexion zur Gegenseite hin).

Eigenbeübung
Siehe N. ischiadicus (+ Fußkomponenten).

8.29   Der N. tibialis

Anatomische Situation – Verlauf des N. tibialis
Bis zur Teilungsstelle proximal der Kniekehle verläuft der N. tibialis mit dem N. peroneus communis in einer gemeinsamen binde-

Tab. 8.39 Berührungsflächen des N. peroneus und Behandlungsoptionen

Betroffenes Kontaktgewebe	Mögliche Behandlungstechniken
Knöchern: • Lumbale Wirbelgelenke • Becken • Hüftgelenk • Kniegelenk • Fußgelenke	• Mobilisation der lumbalen Segmente (multidirektional) • Gleitmobilisationen • Traktionstechniken
Muskulär: • M. iliopsoas • M. piriformis • M. semimembranosus • M. semitendinosus • M. biceps femoris • M. gastrocnemius • Mm. peronei • Fußmuskeln	• Training/Übungen • Postisometrische Relaxation (PIR) • Antagonistische Hemmung • Massagetechniken • Querfriktion • Trigger-Techniken • Fasziendistorsionsmodell (FDM-Techniken) • Dehntechniken
Faszial: • Rückenfaszie (Backline) • Zwerchfell • Gelenkkapsel Hüfte und Knie • Beckenboden • Dorsale Beinfaszie • Plantarfaszie	• Aktive Übungen • FDM-Techniken • Übungen mit Faszienrolle • Dynamische Dehnungen • Cupping

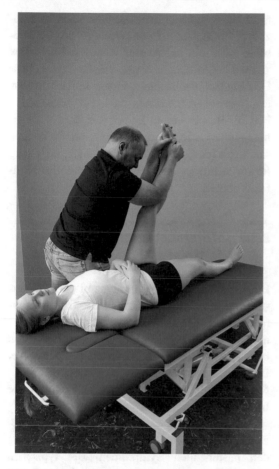

Abb. Rx37 N. peroneus – Slider-Technik

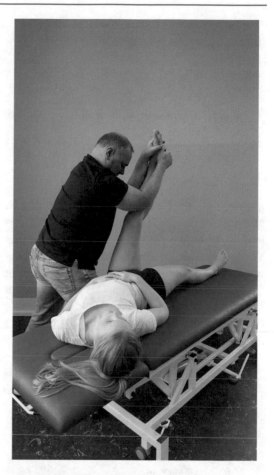

Abb. Rx38 N. peroneus – Tensioner-Technik

gewebigen Hülle (N. ischiadicus) den dorsalen Oberschenkel hinab. Nach der Teilungsstelle verläuft er zwischen den beiden Gastrocnemiusköpfen nach caudal weiter zwischen den tief gelegenen Unterschenkelflexoren und dem M. soleus. Etwa auf der Höhe der Gastrocnemiusköpfe verbindet sich der N. cutaneus surae medialis mit dem vom N. peroneus communis kommenden Ramus communicans und vereinigt sich hier zum N. suralis. Der N. tibialis verläuft unter dem Malleolus medialis hindurch und zieht durch die Plantarfaszie, wo er sich in seine Endäste verzweigt (N. plantaris medialis und N. plantaris lateralis) (Tillmann 2020; Zilles 2010; Huggenberger 2019; Schünke 2018; Hacke 2019; Antoniades 2015) (Tab. 8.40).

Mechanische Engstellen – Prädilektionsstellen für Kompressionsproblematiken

Nach den proximal gelegenen mechanischen Engstellen (intervertebrale Foramina, Plexus sacralis, Hüftmuskulatur und dorsale Oberschenkelmuskulatur) bildet die Trennungsstelle oberhalb der Kniekehle den ersten mechanischen Belastung- und Spannungspunkt für den peripheren Verlauf des N. tibialis. Direkt danach folgt der Verbindungsbereich, in dem der N. suralis auf den Weg gebracht wird. Wenn sich Nerven teilen oder zu neuen gemeinsamen Ästen verbinden, entstehen in diesen Bereichen mechanisch sensitive Regionen, die auf direkten Druck oder auf Spannungszunahme durch Bewegung reagieren können. Die Muskulatur des Unterschenkels stellte ebenfalls eine großflächige mechanische Kontaktregion im Verlauf des N. tibialis dar. Entlang dieser Kontaktfläche können sich muskuläre Tonusveränderungen un-

Tab. 8.40 Vom N. tibialis innervierte Strukturen

Innervationsbereiche des N. tibialis	
Motorisch	Sensibel

• M. gastrocnemius
• M. soleus
• M. plantaris
• M. tibialis posterior
• M. flexor digitorum longus
• M. flexor hallucis longus
• Alle plantaren Muskeln
	• Distale Hälfte des
	  dorsalen Unter-
	  schenkels
	• Fußsohle

günstig auf die Neurodynamik des peripheren Nervs auswirken und symptomhaft werden. Als letzten neurodynamischen Engpass kann der Verlauf um den Malleolus medialis bezeichnet werden. Die lokale Nähe zu den Sehnen der Unterschenkelflexoren kann zu mechanischer Irritation führen (Tillmann 2020; Zilles 2010; Huggenberger 2019; Schünke 2018; Hacke 2019; Antoniades 2015).

Mechanische Engstellen auf einen Blick

1. Intervertebrale Foramina L4–S. 3
2. Dorsale Hüftmuskulatur (vor allem M. piriformis)
3. Foramen infrapiriforme
4. Intermuskulärer Verlauf an der Oberschenkelrückseite
5. Teilungsstelle Kniekehle
6. Verbindungsbereich zum gemeinsamen N. suralis
7. Intermuskulärer Verlauf am Unterschenkel
8. Malleolus medialis

N.-tibialis-assoziierte   Beschwerden/Symptome

Eine typische motorische Problematik bei Läsionen oder Störungen der N.-tibialis-Funktionen besteht in einem funktionellen Übergewicht der Fußextensoren, aufgrund der reduzierten Aktivierungsfähigkeit der Fußflexoren. So werden die Zehen beim Gehen tendenziell vermehrt angehoben. Ein Zehengang ist damit funktionell

nicht mehr gut möglich, oder nur noch in reduzierter Form. Sensibilitätsstörungen an der Fußsohle oder ein reduzierter Achillessehnenreflex können bei Störungen im N.-tibialis-Gebiet ebenfalls klinisch beobachtet werden. Je nach irritierten Nervenfasern können auch bei bestehenden NSLBP-Beschwerden Symptome in den N.-tibialis-innervierten Gebieten auftreten. So können sich auch lumbale Funktionsstörungen ungünstig für die neurodynamischen Fähigkeiten des N. tibialis äußern.

8.30   Untersuchung/Behandlung – N. tibialis

Eine Indikation zur neurodynamischen Untersuchung des N. tibialis besteht vor allem bei Patienten mit Zehenstandschwächen oder Unvermögen, den Zehenstand durchzuführen, auch bei sensiblen Auffälligkeiten an der Fußsohle. Bei diesen Symptomen kann ein durchgeführter NDT 13 die Behandlungsstrategien durch neue Informationen ergänzen.

Der Verlauf einer Untersuchungs- und Behandlungskaskade ist individuell abhängig von den bestehenden Symptomen. Bei typischen NSLBP-Symptomen liegt ein gewichtiger Fokus auch auf der muskuloskelettalen Untersuchung der lumbalen Wirbelsäule und der angrenzenden Funktionskomplexe. Vor der neurodynamischen Testung des N. tibialis sollte auch die Konduktionsfähigkeit des Plexus lumbosacralis und der großen peripheren Nerven der unteren Extremität überprüft werden. Anschließend kann die spezifische Untersuchung des N. tibialis zur Prüfung der mechanischen Komponenten (Sensitivität, Deformations- und Spannungstoleranz) von Nerv und umliegendem Gewebe, klinisch begründet, durchgeführt werden.

Palpationsmöglichkeiten des N. tibialis im Verlauf

Der N. tibialis ist in der Kniekehle zwischen den Gastrocnemiusköpfen palpabel. Eine Modulation der neuralen Vorspannung kann über eine zusätzlich eingestellte Hüftflexion oder eine Dorsalextension im OSG die Palpation erleichtern. In der Peripherie kann der N. tibialis zwischen der Achillessehne und dem Malleolus medialis (medial der Achillessehne und posterior des Malleolus medialis) getastet werden. Eine manuelle Reizinduktion kann bereits im Lumbalbereich an den segmentalen Austrittsbereichen (Querfortsätze – intervertebrale Foramina) und im Hüftmuskelbereich (M. piriformis) erfolgen.

8.30.1 NDT 13 – N. tibialis – Standardisierter neurodynamischer Test

Mit dem neurodynamischen Test des N. tibialis (NDT 13) kann die Sensitivität des Plexus lumbosacralis, der Nervenwurzeln L4–S. 3 und des peripheren Verlaufs des N. tibialis mit seinem umgebenden Kontaktgewebe beurteilt werden (vgl. Shacklock 1995/2008). Betont werden dabei auch die Bewegungsfähigkeiten von Hüftflexion, Knieextension und die Dorsalextension mit Eversion (einer Rückfußabduktion) und einer Pronation des Fußes (siehe Tab. 8.41).

Für den NDT 13 sind die nachfolgend aufgelisteten Bewegungskomponenten relevant. Der Spannungsaufbau erfolgt von distal nach proximal, das heißt, es werden zuerst die Fußkomponenten, dann Knie und zum Schluss die Hüfte in die neurale Spannungsposition eingestellt. Die einzelnen Komponenten werden schrittweise, unter Beachtung von auftretenden Symptomen, aufeinandergesetzt. Individuelle Abweichungen von der Reihenfolge sollten, für bestmögliche klinische Transparenz, stets dokumentiert werden.

1. Dorsalextension OSG
2. Eversion (Rückfußabduktion) mit Pronation des Vorfußes
3. Knieextension (Rotation von Hüfte und Kniegelenk neutral)
4. Hüftflexion (bis zur ersten Symptomreproduktion)

Distale Sensibilisierung: Modulation zwischen Abduktion/Adduktion des Hüftgelenks, evtl. auch über Flexion/Extension des Hüftgelenks.

Proximale Sensibilisierung: Lagerung in lumbaler Lateralflexion oder über eine zervikale Flexion/Extension zur Modulation des neurodynamischen Spannungsstresses. Im Sitz oder in der Seitlage kann auch eine Slump-Position zur Differenzierung eingesetzt werden.

Da es sich beim NDT für den N. tibialis ebenfalls um einen SLR-basierten Test handelt, ist die Ausgangsposition identisch wie beim NDT für den N. ischiadicus. Der Patient wird in Rückenlage, möglichst flach, an der therapeutenseitigen Bankkante gelagert und der Patient legt seine Hände auf dem Bauch ab. Die ersten Testkomponenten werden am Fuß eingestellt. Auf die Dorsalextension werden nacheinander eine Pronation (Verwringung des Vorfußes zur Kleinzehenseite hin) und eine Eversion (Rückfußabduktion) hinzugefügt (siehe Abb. 8.73).

Tab. 8.41 Peripherer Verlauf des N. tibialis mit Bewegungskomponenten zur Spannungsprovokation

Peripherer Verlauf des N. tibialis	Neurobiomechanische Spannungskomponenten	Hauptsächlich belastete Struktur
Faserzuflüsse aus den Segmenten L4–S. 3	Slump-Position Lumbale Lateralflexion zur Gegenseite	Spinalnerven L4–S. 3 Plexus sacralis
Der N. ischiadicus verlässt das Becken auf der Dorsalseite und zieht den rückseitigen Oberschenkel nach distal	Hüftflexion (zur Modulation Hüftabduktion/Hüftadduktion)	Proximale Anteile des N. ischiadicus
Vor der Kniekehle teilt er sich in den N. tibialis und den N. peroneus communis	Knieextension	Distale Anteile des N. ischiadicus
Der N. tibialis zieht mit den tiefen Unterschenkelflexoren unter dem Malleolus medialis vorbei in die Plantarfläche des Fußes	Dorsalextension + Eversion (vor allem Rückfußabduktion) + Pronation	N. tibialis

Nun folgen die Spannungskomponenten aus dem SLR (NDT 11 für den N. ischiadicus) in Form einer Knieextension und einer anschließenden Hüftflexion. Dabei ist zu beachten, die Fußkomponenten nicht zu lösen oder komplett zu verlieren (siehe Abb. 8.74).

Die ausgelösten Symptome können über sensibilisierende Bewegungen der Hüfte, in einer Modulation zwischen Adduktion und Abduktion (siehe Abb. 8.75 und 8.76) oder auch direkt über eine Modulation der lumbalen Wirbelsäule über eine Lateralflexion (siehe Abb. 8.77 und 8.78) weiter auf eine neurale Beteiligung hin untersucht werden.

8.30.2 Behandlungsstrategien bei N.-tibialis-assoziierten Störungen der Neurodynamik

Wichtige Kontaktgewebe – Mechanical Interface

Folgende Strukturen sind bei neurodynamischen Störungen des N. tibialis als Berührungsflächen zu betrachten und eignen sich in der Therapie besonders für Mechanical-Interface-Behandlungen: siehe Tab. 8.42.

Die in der Tabelle dargestellten Techniken können individuell an die Patientensituation angepasst werden. das heißt, bei jedem Patienten

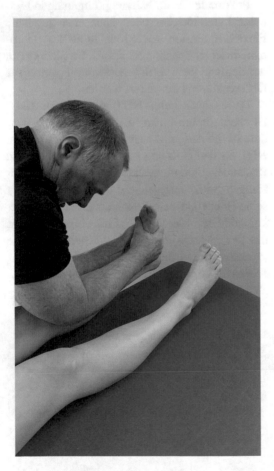

Abb. 8.73   NDT 13-1

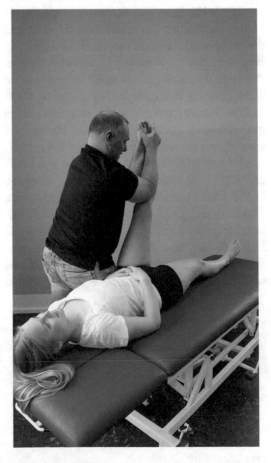

Abb. 8.74   NDT 13-2

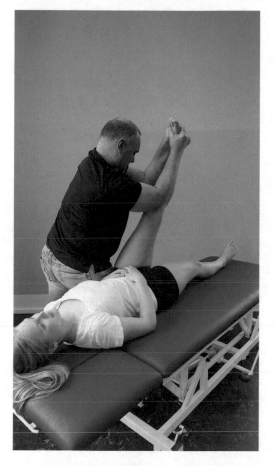

Abb. 8.75 Differenzierung über Adduktion der Hüfte

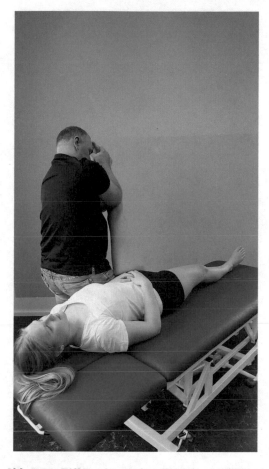

Abb. 8.76 Differenzierung über Abduktion der Hüfte

entscheidet die Symptomatik, der individuelle Befund und das klinische Bild über Intensität, Dauer oder lokalen Einsatz der Behandlungstechniken.

Slider

Um den N. tibialis ohne größere Spannung durch sein Gleitlager zu bewegen (Slider), kann folgendes Vorgehen eingesetzt werden:

In der Endstellung des Spannungstests wird eine lumbale Lateralflexion zur Testseite hin durchgeführt. So kommt zur distalen Spannung eine proximale Entlastung. Danach erfolgt der Wechsel zur lumbalen Lateralflexion zur Gegenseite mit reduzierter Hüftflexion. Mit die-

sen Komponenten im Wechsel wird in einer Behandlungseinheit gearbeitet (siehe Abb. Rx39):

Dazu sind folgende Komponenten möglich:

- Distaler Slider: Kombination von lumbaler Lateralflexion zur Testseite und Hüftflexion.
- Proximaler Slider: Lumbale Lateralflexion zur Gegenseite mit reduzierter Hüftflexion.

Tensioner

Um den N. tibialis in seinem Verlauf zu spannen (Tensioner), wird folgendes Vorgehen eingesetzt: In der Endstellung des Spannungstests wird eine lumbale Lateralflexion zur Gegenseite durchgeführt. Somit wird die distal aufgebaute

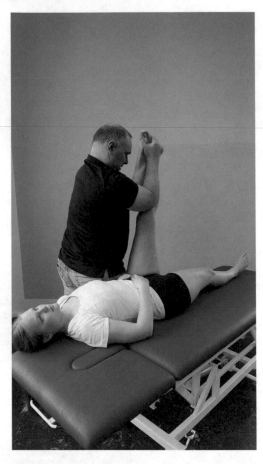

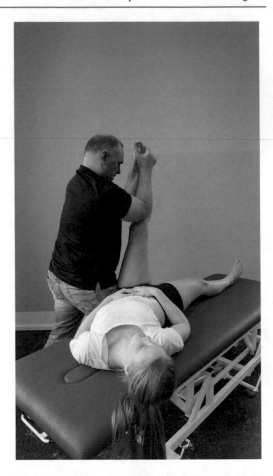

Abb. 8.77 Differenzierung über lumbale Lateralflexion zur Testseite

Abb. 8.78 Differenzierung über lumbale Lateralflexion zur Gegenseite

Tab. 8.42 Berührungsflächen des N. tibialis und Behandlungsoptionen

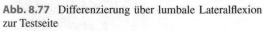

Betroffenes Kontaktgewebe	Mögliche Behandlungstechniken
Knöchern: • Lumbale Wirbelgelenke • Becken • Hüftgelenk • Kniegelenk • Fußgelenke	• Mobilisation der lumbalen Segmente (multidirektional) • Gleitmobilisationen • Traktionstechniken
Muskulär: • M. iliopsoas • M. piriformis • M. semimembranosus • M. semitendinosus • M. biceps femoris • M. gastrocnemius • Mm. peronei • Fußmuskeln	• Training/Übungen • Postisometrische Relaxation (PIR) • Antagonistische Hemmung • Massagetechniken • Querfriktion • Trigger-Techniken • Fasziendistorsionsmodell (FDM-Techniken) • Dehntechniken
Faszial: • Rückenfaszie (Backline) • Zwerchfell • Gelenkkapsel Hüfte und Knie • Beckenboden • Dorsale Beinfaszie • Plantarfaszie	• Aktive Übungen • FDM-Techniken • Übungen mit Faszienrolle • Dynamische Dehnungen • Cupping

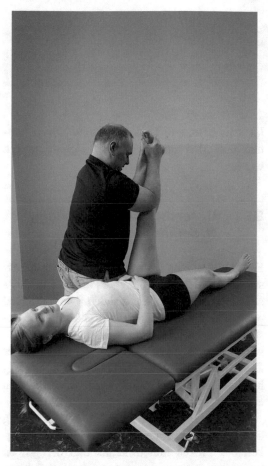

Abb. Rx39   N. tibialis – Slider-Technik

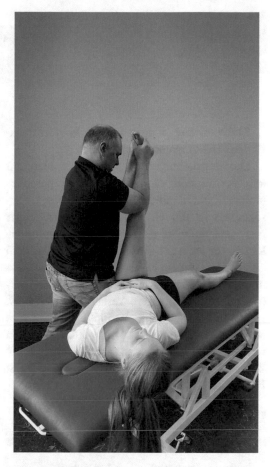

Abb. Rx40   N. tibialis – Slider-Technik

Spannung noch zusätzlich vergrößert und der Nerv muss sich verlängern. Der Nerv wird nun alternierend gespannt und mit einer Gegenbewegung (lumbale Lateralflexion zur Testseite hin mit Knieflexion) wieder entspannt.

Dazu sind folgende Komponenten erforderlich (siehe Abb. Rx40):

- Distaler Tensioner: Die Spannung wird proximal (lumbale Lateralflexion zur Gegenseite) aufgenommen und dann distal verstärkt (Hüftflexion bei Knieextension).
- Proximaler Tensioner: Die Spannung wird distal eingenommen (Hüftflexion bei Knieextension) und dann proximal verstärkt (lumbale Lateralflexion zur Gegenseite hin).

Eigenbeübung
Siehe N. ischiadicus (+ Fußkomponenten).

8.31   Der N. suralis

Anatomische Situation – Verlauf des N. suralis
Der N. suralis entsteht erst etwa in der Mitte des Unterschenkels. Dort wird er durch den Zusammenfluss des N. cutaneus surae medialis und des Ramus communicans peroneus auf den Weg gebracht und nimmt einen dorsolateralen Verlauf zwischen den Gastrocnemiusköpfen bis zum Malleolus lateralis und der lateralen Seite der hinteren Fußhälfte (siehe Tab. 8.43) (Tillmann 2020; Zilles 2010; Huggenberger 2019; Schünke 2018; Hacke 2019; Antoniades 2015).

Tab. 8.43 Vom N. suralis innervierte Strukturen

Innervationsbereiche des N. suralis	
Motorisch	Sensibel
Keine motorischen Anteile	• Lateralseite des distalen Drittels des Unterschenkels • Lateralseite des Calcaneus

Mechanische Engstellen – Prädilektionsstellen für Kompressionsproblematiken

Die Engstellen seiner proximalen Herkunft teilt er mit dem N. ischiadicus, N. peroneus und dem N. tibialis. Ab der Mitte des Unterschenkels ist der N. suralis ein eigenständiger Nerv und die erste direkte Engpasssituation erlebt dieser nach der Zusammenführung aus dem N. tibialis und dem N. peroneus in seinem intermuskulären Verlauf zwischen den Gastrocnemiusköpfen. Der periphere Verlauf bringt den N. suralis in eine sehr enge Kontaktbeziehung zum Malleolus lateralis, wo er auch öfters stärkeren Drucksituationen ausgesetzt ist (Tillmann 2020; Zilles 2010; Huggenberger 2019; Schünke 2018; Hacke 2019; Antoniades 2015).

> Mechanische Engstellen auf einen Blick
>
> 1. Intervertebrale Foramina L4–S. 3
> 2. Dorsale Hüftmuskulatur (vor allem M. piriformis)
> 3. Foramen infrapiriforme
> 4. Intermuskulärer Verlauf an der Oberschenkelrückseite
> 5. Teilungsstelle Kniekehle
> 6. Verbindungsbereich zum gemeinsamen N. suralis
> 7. Intermuskulärer Verlauf am Unterschenkel
> 8. Malleolus lateralis

N.-suralis-assoziierte Beschwerden/Symptome

Hier sind vor allem sensible Auffälligkeiten anzuführen, die sich im Bereich des distalen lateralen Drittels des Unterschenkels und der lateralen Calcaneusseite dorsal des Malleolus lateralis befinden. Diese sensiblen Zonen können auch bei einem NSLBP symptomatisch werden.

8.32   Untersuchung/Behandlung – N. suralis

Eine Indikationen zur neurodynamischen Untersuchung besteht vor allem bei Patienten mit sensiblen Symptomen im distalen Unterschenkel oder dem lateralen Calcaneusrand und bei bestehendem NSLBP mit ausstrahlenden Beschwerden in diese Gebiete. Bei diesen oder ähnlichen Symptomen kann ein NDT 14 die Behandlungsstrategien durch neue Informationen ergänzen.

Vor der neurodynamischen Untersuchung des N. suralis sollte auch die Konduktionsfähigkeit des Plexus lumbosacralis und der großen peripheren Nerven der unteren Extremität überprüft werden. Anschließend kann die spezifische Untersuchung des N. suralis mit dem NDT 14 zur Prüfung der mechanischen Komponenten (Sensitivität, Deformations- und Spannungstoleranz) von Nerv und umliegendem Gewebe, klinisch begründet, durchgeführt werden.

Palpationsmöglichkeiten des N. suralis im Verlauf

Der N. suralis ist häufig in seinem Verlauf intermuskulär zwischen den Gastrocnemiusköpfen auf der Unterschenkelrückseite palpabel. An der lateralen Fußseite, posterior des Malleolus lateralis und lateral der Achillessehne, ist er ebenfalls für eine Palpation zugänglich. Eine Reizinduktion kann entlang des gesamten Nervenstrangs, vom N. ischiadicus über den N. peroneus bis zum N. tibialis, erfolgen.

8.32.1 NDT 14 – N. suralis – Standardisierter neurodynamischer Test

Mit dem neurodynamischen Test des N. suralis (NDT 14) kann die Sensitivität des Plexus lumbosacralis, der Nervenwurzeln L4–S. 3 und im Besonderen des peripheren Verlaufs des N. suralis mit seinem umgebenden Kontaktgewebe beurteilt werden (vgl. Shacklock 1995/2008). Betont werden dabei auch die Bewegungsfähigkeiten von Dorsalextension in Kombination mit einer Inversion des Fußkomplexes (siehe Tab. 8.44).

Für den NDT 14 sind die nachfolgend aufgelisteten Bewegungskomponenten relevant. Der Spannungsaufbau erfolgt von distal nach proximal, das heißt, es werden zuerst die Fußkomponenten, dann Knie und zum Schluss die Hüfte eingestellt. Die einzelnen Komponenten werden schrittweise, unter Beachtung von auftretenden Symptomen, aufeinandergesetzt. Individuelle Abweichungen von der Reihenfolge sollten, für bestmögliche klinische Transparenz, stets dokumentiert werden.

1. Dorsalextension OSG
2. Inversion (Rückfußadduktion)
3. Knieextension
4. Hüftflexion (bis zur ersten Symptomreproduktion)

Distale Sensibilisierung: Modulation zwischen Abduktion/Adduktion des Hüftgelenks, evtl. auch über Flexion/Extension des Hüftgelenks.

Proximale Sensibilisierung: Lagerung in lumbaler Lateralflexion oder über eine zervikale Flexion/Extension zur Modulation des neurodynamischen Spannungsstresses. Im Sitz oder in der Seitlage kann auch eine Slump-Position zur Differenzierung eingesetzt werden.

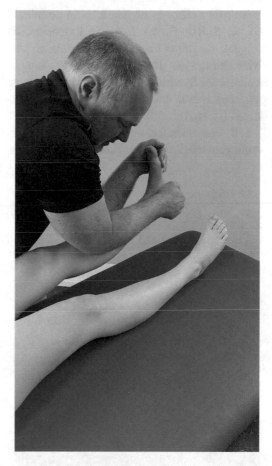

Abb. 8.79 NDT 14 – Fußkomponenten

Tab. 8.44 Peripherer Verlauf des N. suralis mit Bewegungskomponenten zur Spannungsprovokation

Peripherer Verlauf des N. suralis	Neurobiomechanische Spannungskomponenten	Hauptsächlich belastete Struktur
Faserzuflüsse aus den Segmenten L4–S. 3	Slump-Position Lumbale Lateralflexion zur Gegenseite	Spinalnerven L4–S. 3 Plexus sacralis
Der N. ischiadicus verlässt das Becken auf der Dorsalseite und zieht über den rückseitigen Oberschenkel nach distal	Hüftflexion (zur Modulation Hüftabduktion/Hüftadduktion)	Proximale Anteile des N. ischiadicus
Vor der Kniekehle teilt er sich in den N. tibialis und den N. peroneus communis – beide bilden den N. suralis	Knieextension	Distale Anteile des N. ischiadicus
Intermuskulärer Verlauf dorsolateral am Unterschenkel bis zum Malleolus lateralis und zum lateralen Calcaneus	Dorsalextension + Inversion (vor allem Rückfußadduktion)	N. suralis

Die Ausgangsposition gleicht der des NDT 11 für den N. ischiadicus (SLR-basierter NDT). Die distalen Komponenten des Fußkomplexes werden eingestellt und gehalten. Dies ist nach der Dorsalextension im OSG die Inversion mit Fokus auf die Adduktionskomponente des Rückfußes (Calcaneus) (siehe Abb. 8.79).

Auf die Fußkomponenten folgt in gewohnter Art bei SLR-basierten Tests die Extension des Kniegelenks mit der darauf durchgeführten passiven Hüftflexion. Bei jeder einzelnen Komponente ist auf Symptomreproduktionen zu achten, ggf. auch durch direktes Nachfragen beim Patienten (siehe Abb. 8.80).

Mit sogenannten sensibilisierenden Bewegungen der Hüfte, einer Modulation zwischen Adduktion und Abduktion (siehe Abb. 8.81 und 8.82) oder wieder über eine Modulation der lumbalen Lateralflexion (siehe Abb. 8.83 und 8.84) kann auf eine neurale Beteiligung hin untersucht werden.

8.32.2 Behandlungsstrategien bei N.-suralis-assoziierten Störungen der Neurodynamik

Wichtige Kontaktgewebe – Mechanical Interface

Folgende Strukturen sind bei neurodynamischen Störungen des N. suralis als Berührungsflächen zu betrachten und eignen sich

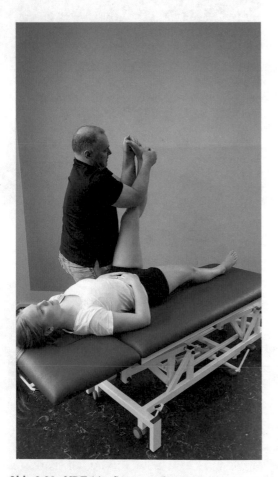

Abb. 8.80 NDT 14 – Spannungskomponenten

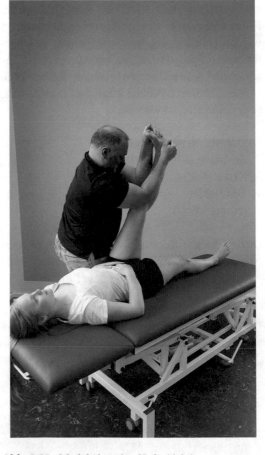

Abb. 8.81 Modulation über Hüftadduktion

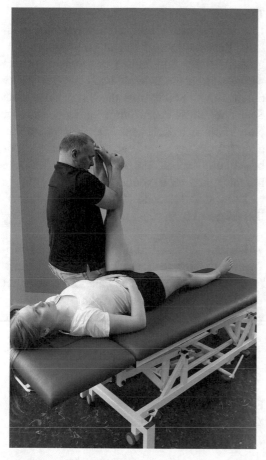

Abb. 8.82 Modulation über Hüftabduktion

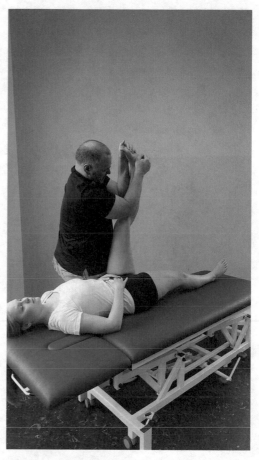

Abb. 8.83 Modulation über lumbale Lateralflexion zur Testseite

in der Therapie besonders für Mechanical-Interface-Behandlungen: siehe Tab. 8.45.

Die in der Tabelle dargestellten Techniken können individuell an die Patientensituation angepasst werden. Das heißt, bei jedem Patienten entscheidet die Symptomatik, der individuelle Befund und das klinische Bild über Intensität, Dauer oder lokalen Einsatz der Behandlungstechniken.

Slider

Um den N. suralis ohne größere Spannung durch sein Gleitlager zu bewegen (Slider), kann folgendes Vorgehen eingesetzt werden:

In der Endstellung des Spannungstests wird eine lumbale Lateralflexion zur Testseite hin durchgeführt. So kommt zur distalen Spannung eine proximale Entlastung. Danach erfolgt der Wechsel zur lumbalen Lateralflexion zur Gegenseite mit reduzierter Hüftflexion. Mit diesen Komponenten im Wechsel wird in einer Behandlungseinheit gearbeitet (siehe Abb. Rx41).

Dazu sind folgende Komponenten möglich:

- Distaler Slider: Kombination von lumbaler Lateralflexion zur Testseite und Hüftflexion.
- Proximaler Slider: Lumbale Lateralflexion zur Gegenseite mit reduzierter Hüftflexion.

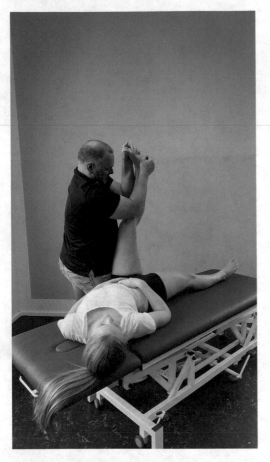

Tensioner
Um den N. suralis in seinem Verlauf zu spannen (Tensioner), wird folgendes Vorgehen eingesetzt: In der Endstellung des Spannungstests
wird eine lumbale Lateralflexion zur Gegenseite
durchgeführt. Somit wird die distal aufgebaute
Spannung noch zusätzlich vergrößert und der
Nerv muss sich verlängern. Der Nerv wird nun
alternierend gespannt und mit einer Gegenbewegung (lumbale Lateralflexion zur Testseite
hin mit Knieflexion) wieder entspannt.

Dazu sind folgende Komponenten erforderlich (siehe Abb. Rx42):

- Distaler Tensioner: Die Spannung wird proximal (lumbale Lateralflexion zur Gegenseite) aufgenommen und dann distal verstärkt
  (Hüftflexion bei Knieextension).
- Proximaler Tensioner: Die Spannung wird
  distal eingenommen (Hüftflexion bei Knieextension) und dann proximal verstärkt (lumbale Lateralflexion zur Gegenseite hin).

Eigenbeübung
Siehe N. ischiadicus + Fußkomponenten.

Abb. 8.84 Modulation über lumbale Lateralflexion zur
Gegenseite

Tab. 8.45 Berührungsflächen des N. suralis und Behandlungsoptionen

Betroffenes Kontaktgewebe	Mögliche Behandlungstechniken
Knöchern: • Lumbale Wirbelgelenke • Becken • Hüftgelenk • Kniegelenk • Fußgelenke	• Mobilisation der lumbalen Segmente (multidirektional) • Gleitmobilisationen • Traktionstechniken
Muskulär: • M. iliopsoas • M. piriformis • M. semimembranosus • M. semitendinosus • M. biceps femoris • M. gastrocnemius • Mm. peronei • Fußmuskeln	• Training/Übungen • Postisometrische Relaxation (PIR) • Antagonistische Hemmung • Massagetechniken • Querfriktion • Trigger-Techniken • Fasziendistorsionsmodell (FDM-Techniken) • Dehntechniken
Faszial: • Rückenfaszie (Backline) • Zwerchfell • Gelenkkapsel Hüfte und Knie • Beckenboden • Dorsale Beinfaszie • Plantarfaszie	• Aktive Übungen • FDM-Techniken • Übungen mit Faszienrolle • Dynamische Dehnungen • Cupping

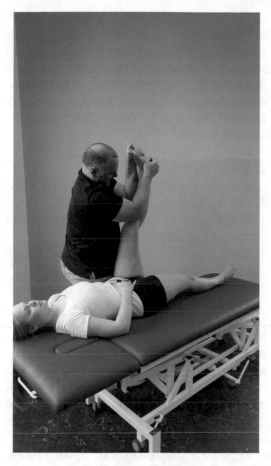

Abb. Rx41   N. suralis – Slider-Technik

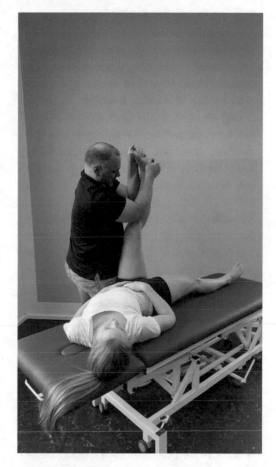

Abb. Rx42   N. suralis – Slider-Technik

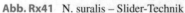

8.33   Der Slump-Test in der mechanischen Untersuchung der neuromeningealen Strukturen

8.33.1   NDT 15: Der Slump-Test

Der Slump-Test wird weit verbreitet als Basistest für die Beurteilung der neuromeningealen Mobilität angesehen und verbindet in der praktischen Durchführung den SLR (Straight leg raise) mit einem PNF (passive Nackenflexion). Da das Nervensystem ein kontinuierliches System darstellt, ist der Slump-Test eine Spannung provozierende Bewegung für das gesamte Kontinuum des Nervensystems. Es wird von beiden Körperenden, vom Kopf und über die Beine als Hebel, eine Spannung auf die im Rumpf

vorgespannte Situation der neuralen Strukturen gebracht. Dabei wird das Ziel verfolgt, eine vergleichbare Reaktion oder eine Veränderung der Symptome durch den Spannungstest zu erreichen. Der Slump-Test wird auch häufig als „Kanal-Test" oder als „neuromeningealer Test" bezeichnet. Damit wird verdeutlicht, dass der Slump-Test vor allem Spannung auf die duralen/meningealen Strukturen bringt, die den knöchernen Schädel und den Wirbelkanal auskleiden (Shacklock 2008; Butler 1998).

▶ Klinische Gedanken: Dem Sprachgebrauch nach bedeutet „slump" in etwa „einbrechen" oder „zusammensinken". Dabei kann es sich sowohl um ein Substantiv (slump = Einbruch) als auch um ein Verb (to slump = einbrechen) handeln. Bei einer Version des

Wortgebrauchs handelt es sich dann eher um eine dauerhaft bestehende Situation. Es gibt Menschen mit einer auffällig eingesunkenen oder eingebrochenen Körperhaltung. Diese Menschen sind in einer chronischen Slump-Position begriffen. Dabei ist häufig ein nach vorne eingesunkener Oberkörper mit resultierender zervikaler Zwangsposition, also eine Rumpfflexion im Sinne einer sternosymphysalen Belastungshaltung mit einer reaktiven zervikalen Extension zu erkennen. Diese Haltung kann als neurodynamisch wirksame „In-tension"-Haltung bezeichnet werden, da sie einen permanenten Spannungszug auf die neuralen Strukturen induzieren und damit Symptome dauerhaft unterhalten oder verstärken kann. Solche Körperhaltungen sind weit verbreitet und können manchmal klinisch mit den Symptomen in Verbindung gebracht werden (etwa durch Symptomreduktion bei Veränderung der Körperhaltung). Bei der verbalisierten Form ist der neurodynamische Test als aktive Tat im Vordergrund zu sehen und Symptome können durch den durchgeführten Slump-Test direkt beeinflusst werden. Dann gibt der Patient vielleicht auch symptomhafte Erfahrungen bei bestimmten ADLs an, wenn die Körperhaltung dabei in eine Slump-Position kommt.

Indikationen:

Der Slump-Test kann bei Patienten mit unspezifischen Rückenschmerzen, ausstrahlenden neurodynamischen Beschwerden im Alltag (z. B. wenn eine Symptomverstärkung in neurodynamischen Spannungspositionen, wie z. B. beim Autofahren oder beim Bücken vorliegt) oder zur Differenzialdiagnostik eingesetzt werden. Als Test für die neuromeningeale Bewegungsanpassungsfähigkeit und zur Beurteilung einer eventuellen Reproduktion von Symptomen kann der Slump-Test sowohl bei bestehenden lumbalen Symptomen (die untere Extremität betreffend) als auch bei zervikalen Symptomen (die obere Extremität betreffend) eingesetzt werden.

Für den NDT 15 sind die nachfolgend aufgelisteten Bewegungskomponenten standardisiert. Die einzelnen Komponenten werden schrittweise, unter Beachtung von auftretenden Symptomen, aufeinander gesetzt. Individuelle Abweichungen von der Reihenfolge sollten, für bestmögliche klinische Transparenz, stets dokumentiert werden.

1. Sitz an der Bankkante
2. Den Oberkörper „einbrechen" lassen (Slump)
3. Das Sakrum wird vertikal eingestellt – Oberkörper wird soweit nach vorne bewegt, bis das Sakrum vertikal steht
4. Druck über Schultergürtel auf den Rumpf (Spannen des neuromeningealen Systems)
5. Knieextension + Dorsalextension des Fußes

Eine Differenzierung kann über eine passive Nackenflexion durchgeführt werden, wenn die Symptome im Knie, Unterschenkel oder Fußkomplex ausgelöst werden. Sind die Symptome in der LBH-Region lokalisiert, eignen sich vielmehr die Fußkomponenten (Dorsalextension/Plantarflexion) für eine differenzierende Untersuchung der neuromeningealen Beteiligung.

Für die Ausgangsposition ist der Sitz des Patienten an der Bankkante als Standard definiert. Die schmale Seite der Therapieliege eignet sich besonders, da hier von beiden Seiten der Zugriff auf die untere Extremität zur Einstellung der distalen Spannungskomponenten erfolgen kann. Im Sitzen können die Unterschenkel frei hängen (Füße haben keinen Bodenkontakt – dies ermöglicht mehr Bewegungskontrolle für die Einstellung der distalen Komponenten) und der Patient legt die Hände hinter dem Oberkörper auf der Bank ab (siehe Abb. 8.86). Diese Ausgangsposition sollte möglichst symptomfrei oder zumindest sehr symptomarm sein, um durch den Slump-Test gute Aussagen bezüglich beteiligter mechanischer Komponenten des Nervensystems machen zu können (Abb. 8.85).

Der Therapeut nimmt den Oberkörper des Patienten so weit nach vorne, bis das Sakrum senkrecht steht. Der erste Schritt des Testprocede-

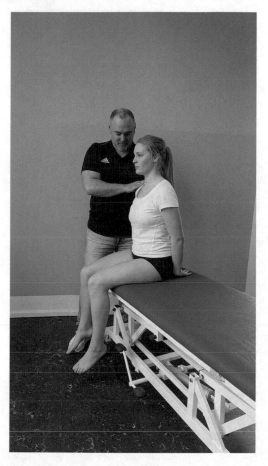

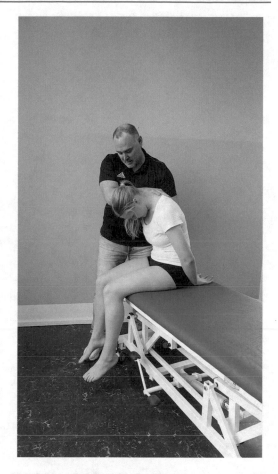

Abb. 8.85   Slump – Startposition

Abb. 8.86   Slump – einsinken lassen

res besteht zunächst darin, dass der Patient den Oberköper „zusammensacken" lässt. Wichtig ist dabei, dass das Sakrum senkrecht zur Bankfläche stehen bleibt. Treten allein durch das „Slumpen" bereits Symptome auf, können diese in der aktuellen Position durch eine Modulation von Bewegungen der angrenzenden Körperregionen genauer untersucht werden (z. B. zervikale Flexion/Extensionsbewegungen oder auch Kniestreckung). Werden hier bereits ausreichende Informationen gewonnen, mit denen sich eine neurodynamische Hypothese bezüglich der aktuellen Pathogenese bestätigen lässt, kann der Slump-Test abgebrochen werden (siehe Abb. 8.86).

Die nächste Testkomponente besteht in einer Druckbelastung des Oberkörpers. Dazu gibt

der Therapeut eine axiale Druck- und Biegebelastung an die Wirbelsäule, indem über den Schultergürtel gedrückt wird. Ähnlich dem Spannen eines Bogens wird die Wirbelsäule dabei gestaucht und flektiert. Dabei übt der Druck auch einen Spannungsreiz auf die neuromeningealen Strukturen aus. Wichtig ist dabei vor allem, dass die vorher eingestellten Komponenten Sakrumaufrichtung und Slump-Position nicht nachlassen oder verloren gehen. Auch auf etwaige Ausweichbewegungen oder Schutzmechanismen sollte geachtet werden (siehe Abb. 8.87).

Die letzte Testkomponente im Slump ist die passive Knieextension. Der Therapeut streckt dabei das Knie des Patienten, ohne die Rumpfkomponenten zu lockern. Dies kann mit einer

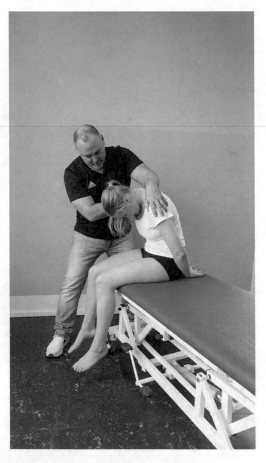

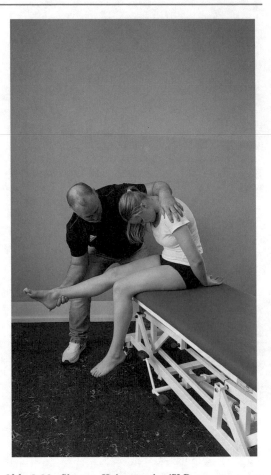

Abb. 8.87 Slump – Druck über Schultergürtel auf-
bauen/Bogen spannen

Abb. 8.88 Slump – Knieextension/SLR

Dorsalextension des OSG, zur Verstärkung
der neuromechanischen Spannung, verbunden
werden. Die Knieextension wird bis zur ersten Symptomreproduktion durchgeführt (siehe
Abb. 8.88).

Eine sensibilisierende Bewegung kann dann
durch Bewegungen der zervikalen Wirbelsäule
in eine Flexion, zur Verstärkung der neuromechanischen Spannungskomponente, bzw. eine
zervikale Extension, die häufig zu einer Reduktion der neuromechanischen Spannung führt,
durchgeführt werden (siehe Abb. 8.89 und 8.90).

In besonderen Fällen, wenn die Symptome
des Patienten beispielsweise im Sitzen zu stark
sind, kann der Slump auch in einer symptom-

reduzierenden Ausgangsposition, z. B. in
Rückenlage oder in Seitlage, durchgeführt werden. Gegebenenfalls sollte das Taillendreieck
in Seitlage etwas unterlagert werden, um keine
zu große Lateralflexion der lumbalen Wirbelsäule zuzulassen. Es genügt, wenn die LWS
durch die Unterlagerung wieder in eine neutrale
Mittelstellung kommt. Auch rotatorische Ausweichmechanismen der Wirbelsäule oder Reaktionen anderer Gelenkregionen (z. B. Hüfte,
BWS, HWS etc.) sollten registriert werden. Im
Zuge der weiteren Untersuchung können die
Auswirkungen einer Korrektur (Reduktion) oder
auch einer Steigerung oder Übertreibung von
Schutz- oder Schonhaltungen untersucht werden.

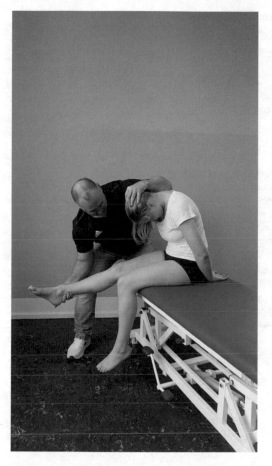

Abb. 8.89 Modulation über zervikale Flexion

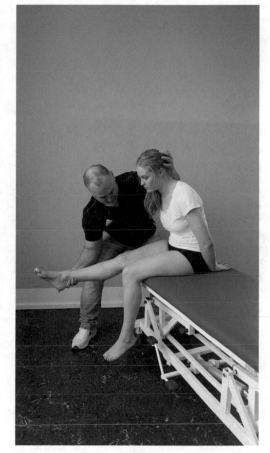

Abb. 8.90 Modulation über zervikale Extension

8.33.2 Behandlungsstrategien Slump

Wichtige Kontaktgewebe – Mechanical Interface

Folgende Strukturen sind bei neurodynamischen Störungen der neuromeningealen Strukturen als Berührungsflächen zu betrachten und eignen sich in der Therapie besonders für Mechanical-Interface-Behandlungen: siehe Tab. 8.46.

Die in der Tabelle dargestellten Techniken können individuell an die Patientensituation angepasst werden. Das heißt, bei jedem Patienten entscheidet die Symptomatik, der individuelle Befund und das klinische Bild über Intensität, Dauer oder lokalen Einsatz der Behandlungstechniken.

Slider

Um die neuromeningealen Strukturen ohne Spannung durch das Gleitlager (Rückenmarkskanal) zu bewegen (Slider), kann folgendes Vorgehen eingesetzt werden:

In der Endstellung des Spannungstests wird eine zervikale Extension durchgeführt. So kommt zur distalen Spannung eine proximale Entlastung. Danach erfolgt der Wechsel zur zervikalen Flexion mit reduzierter Knieextension. Mit diesen Komponenten im Wechsel wird in einer Behandlungseinheit gearbeitet (siehe Abb. Rx43).

Dazu sind folgende Komponenten möglich:

- Distaler Slider: Kombination von zervikaler Extension und Knieextension.

Tab. 8.46 Berührungsflächen für den Slump-Test und Behandlungsoptionen

Betroffenes Kontaktgewebe	Mögliche Behandlungstechniken
Knöchern: • Alle Wirbelgelenke • Becken • Hüftgelenk • Kniegelenk • Fußgelenke • Obere Extremität	• Mobilisation der lumbalen Segmente (multidirektional) • Gleitmobilisationen • Traktionstechniken
Muskulär: • M. iliopsoas • M. piriformis • M. semimembranosus • M. semitendinosus • M. biceps femoris • M. gastrocnemius • Mm. peronei • Fußmuskeln	• Training/Übungen • Postisometrische Relaxation (PIR) • Antagonistische Hemmung • Massagetechniken • Querfriktion • Trigger-Techniken • Fasziendistorsionsmodell (FDM-Techniken) • Dehntechniken
Faszial: • Rückenfaszie (Backline) • Obere Thoraxappertur • Zwerchfell • Leistenkanal • Gelenkkapsel Hüfte und Knie • Beckenboden • Alle Beinfaszien • Alle Fußfaszien	• Aktive Übungen • FDM-Techniken • Übungen mit Faszienrolle • Dynamische Dehnungen • Cupping

- Proximaler Slider: zervikale Flexion mit Knieflexion.

Tensioner

Um die neuromeningealen Strukturen in ihrem Verlauf im Kanal zu spannen (Tensioner), wird folgendes Vorgehen eingesetzt. In der Endstellung des Slump-Tests wird eine zervikale Flexion durchgeführt. Somit wird die distal aufgebaute Spannung noch zusätzlich vergrößert und die neuromeningealen Strukturen müssen sich verlängern. Die Dura wird nun alternierend gespannt und mit einer Gegenbewegung (zervikale Extension mit Knieflexion) wieder entspannt.

Dazu sind folgende Komponenten erforderlich (siehe Abb. Rx44):

- Distaler Tensioner: Die Spannung wird proximal (zervikale Flexion) aufgenommen und dann distal verstärkt (Knieextension).
- Proximaler Tensioner: Die Spannung wird distal eingenommen (Knieextension bei Hüft-

flexion) und dann proximal verstärkt (zervikale Flexion).

Eigenbeübung

Auch für die Slump-Position können vielfältige Eigenmobilisationen aus den beteiligten Testkomponenten erarbeitet werden.

Aus dem Langsitz heraus können die auf den Unterschenkel abgelegten Hände nach distal zu den Füßen geschoben werden. Dies ist auch unilateral möglich (siehe Abb. Rx45).

Mit einer Dorsalextension und einer gleichzeitig durchgeführten Knieflexion kann die neuromeningeale Spannung im Sinne einer Slider-Mobilisation verändert werden (siehe Abb. Rx46).

Auch die Einbeziehung von Plantarflexion der Sprunggelenke in Kombination mit einer Rumpfbeugung variiert die neurale Spannung (siehe Abb. Rx47).

Für eine unilaterale Mobilisation der neuromeningealen Strukturen kann auch ein Hürden-

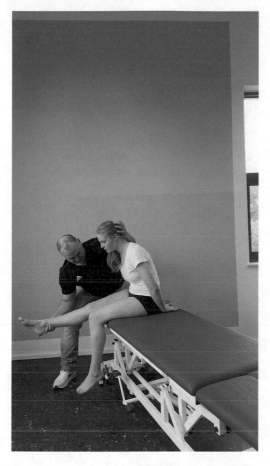

Abb. Rx43   Slump – Slider-Technik

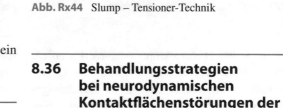

Abb. Rx44   Slump – Tensioner-Technik

sitz oder eine Annäherung daran hilfreich sein (siehe Abb. Rx48).

8.34   Übersicht: Periphere Nerven des unteren Körperabschnitts und ihre häufigsten Symptome

(Seihe Tab. 8.47).

8.35   Die 15 klinisch wichtigsten NDTs im Überblick

Die nachfolgenden Tab. 8.48 und 8.49 zeigen die 15 vorgestellten NDTs im Überblick und ermöglichen einen schnellen Zugriff.

8.36   Behandlungsstrategien bei neurodynamischen Kontaktflächenstörungen der oberen Extremität

Multimodale Behandlungstechniken können besonders effektiv bei Störungen an den Berührungsflächen peripherer Nerven eingesetzt werden. Die nachfolgend vorgestellten Mechanical-Interface-Techniken sind exemplarisch zu betrachten und geben einen Einblick in die vielfältigen Behandlungsmöglichkeiten.

Cupping-Techniken
Mit therapeutischen Interventionen sollen die Kontaktflächen der umliegenden Gewebe mit

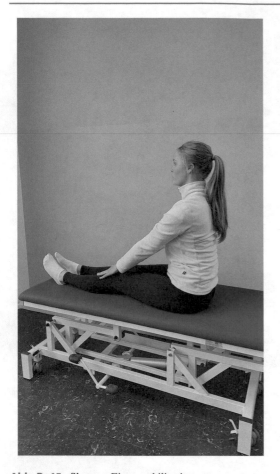

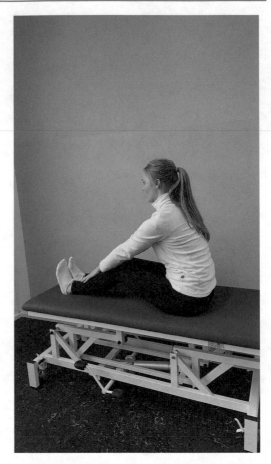

Abb. Rx45 Slump – Eigenmobilisation

Abb. Rx46 Slump – Eigenmobilisation 1

den neuralen Hüllstrukturen verändert werden, um somit auch vorhandene Symptome zu beeinflussen. Um die mechanischen Berührungsflächen mit äußeren Reizen zu verändern, gibt es unzählige Möglichkeiten. Nachfolgend werden Cupping-Techniken für die neuralen Strukturen der Kieferregion, Flossing-Anlagen für die obere Extremität und ein Trainingsprogramm vorgestellt.

Mit der Anlage am Kinn (Menton) kann der M. mentalis und der darunter verlaufende sensible N. mentalis bearbeitet werden (siehe Abb. Rx49).

Neben der Nase, unterhalb der Orbita, liegt das Foramen infraorbitale. Hier tritt der N. infraorbitalis aus dem knöchernen Schädel und kann unter anderem mit Cupping-Techniken behandelt werden (siehe Abb. Rx50).

Am Foramen supraorbitale kann der Cup die Region um den N. supraorbitalis mechanisch beeinflussen (siehe Abb. Rx51).

Diese drei Anlagepunkte im Gesicht sind besonders geeignet bei Kopf- oder Kieferbeschwerden (Kopf- und Gesichtsschmerzen) und bei Veränderungen der lokalen Nerven.

Flossing-Techniken

Flossing kann durch seine kompressiven Effekte auf mechanische Kontaktflächen einwirken, die Kontaktbeziehung Nerv/Bindegewebe verändern und somit auch neurodynamische Symptome

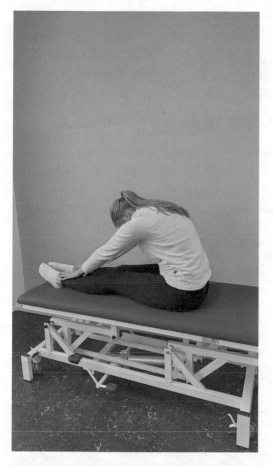

Abb. Rx47   Slump – Eigenmobilisation 2

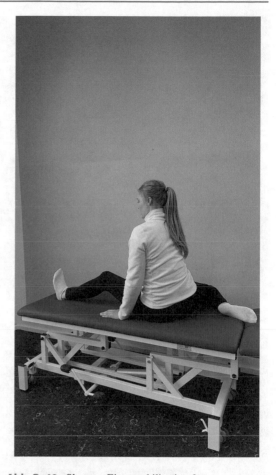

Abb. Rx48   Slump – Eigenmobilisation 3

verändern. Je nach hauptsächlich betroffenem Kontaktgewebe wird der entsprechende Körperbereich gewickelt und kann danach mobilisiert werden. Flossing-Anlagen können, je nach Patient und klinischem Bild, für 2–4 min zur Mobilisation genutzt werden.

Das Wichtigste zur Flossing-Technik in Kürze:

- Die Wickelung erfolgt immer von distal nach proximal.
- Überlappung des Bandes bei den Wickelungen etwa zur Hälfte.
- Moderater Zug am Anfang – in weiteren Behandlungen progredient.

Mit Flossing-Anlage kann:

- das gewickelte Gelenk mobilisiert werden,
- der gewickelte Muskel bewegt werden (Training),
- das gewickelte Bindegewebe mobilisiert werden (Querdehnungseffekte),
- neurales Hüllgewebe mobilisiert werden.

Da bei der zirkulären Anlage des Flossing-Bandes alles komprimiert wird, was sich unter dem Band befindet, sind auch alle Nerven unter der Anlage involviert und können mit einer Anlage mobilisiert werden.

Tab. 8.47   Periphere Nerven des unteren Körperabschnitts und ihre häufigsten Symptome

Nerv	Häufige klinische Symptome
N. femoralis	Kraftverlust der Hüftbeuger und/oder Kniestrecker, ausstrahlende Beschwerden am ventralen Oberschenkel oder im Verlauf der Dermatome L2–L4
N. saphenus	Parästhesien am Kniegelenk oder der ventromedialen Tibia (Dermatom L4)
N. cutaneus femoris lateralis	Parästhesien am lateralen Oberschenkel – vom Trochanter major bis oberhalb des lateralen Kniegelenkspaltes
N. obturatorius	Parästhesien am medialen Oberschenkel, Kraftverlust der Adduktoren, Stand- und/oder Gangunsicherheit
N. ischiadicus	Ausstrahlende Beschwerden an der Oberschenkelrückseite bis zur Kniekehle oder zum Fuß (Schmerzen, Taubheit, Kribbeln, pelziges Gefühl, Druckempfinden), lokale lumbale Schmerzen (NSLBP)
N. peroneus	Kraftverlust der Unterschenkelextensoren (Fußheberschwäche), Parästhesien am lateralen Fußrand, sensible Auffälligkeiten im ersten Zehenzwischenraum (Kompartmentsyndrom)
N. tibialis	Zehenstand reduziert möglich, Schwäche der Flexoren (Fußsenkerschwäche), Achillessehnenreflex verändert, Parästhesien dorsaler Unterschenkel (distale Hälfte) bis zur Fußsohle
N. suralis	Parästhesien an der Lateralseite des distalen Unterschenkels und am lateralen Calcaneus

Tab. 8.48   Neurodynamische Tests der oberen Extremitäten in der schnellen Übersicht

Neurodynamischer Test (NDT) – Oberer Abschnitt	Durchführung und Differenzierungsbewegungen
NDT 1a: N. medianus	Schulterdepression + Abduktion + Außenrotation + Unterarmsupination + Hand-/Fingerextension + Ellbogenextension Sensibilisierende Bewegung: zervikale Lateralflexion
NDT 1b: N. medianus	Schulterdepression + 10° Abduktion + Unterarmsupination + Schulteraußenrotation + Ellbogenextension + Hand-/Fingerextension Sensibilisierende Bewegung: zervikale Lateralflexion
NDT 2: N. radialis	Schulterdepression + Außenrotation + Unterarmpronation + Ellbogenextension + Hand-/Fingerflexion + Ulnarabduktion + Schulterabduktion Sensibilisierende Bewegung: zervikale Lateralflexion oder Handflexion/-extension (evtl. Schulterabduktion/-adduktion)
NDT 3: N. ulnaris	Schulterdepression + Hand-/Fingerextension + Ellbogenflexion + Unterarmpronation + Schulteraußenrotation + Schulterabduktion Sensibilisierende Bewegung: zervikale Lateralflexion oder Handflexion/-extension
NDT 4: N. axillaris	Schulterdepression + Innenrotation + Abduktion Sensibilisierende Bewegung: zervikale Lateralflexion
NDT 5: N. musculocutaneus	Schulterdepression + Außenrotation + Ellbogenextension + Schulterabduktion Sensibilisierende Bewegung: zervikale Lateralflexion
NDT 6: N. trigeminus – N. mandibularis	Zervikale Flexion + zervikale Lateralflexion zur Gegenseite + Mundöffnung + Laterotrusion zur Gegenseite Sensibilisierende Bewegung: Modulation der zervikalen Flexion

Tab. 8.49 Neurodynamische Tests der unteren Extremitäten in der schnellen Übersicht

Neurodynamischer Test (NDT) – Unterer Abschnitt	Durchführung und Differenzierungsbewegungen
NDT 7: N. femoralis	PKB: Hüftextension + Knieflexion in Bauchlage Sensibilisierende Bewegung: lumbale Lateralflexion, Slump-Position oder Fußdorsalextension/Plantarflexion
NDT 8: N. saphenus	Seitlage: Oberkörper in Slump-Position Hüfte in Extension + Knieextension + Dorsalextension OSG + Eversion Rückfuß Sensibilisierende Bewegung: Abduktion/Adduktion der Hüfte oder zervikale Flexion/Extension (Slump)
NDT 9: N. cutaneus femoris lateralis	PKB-basiert: Hüftextension + Knieflexion in Seitlage Adduktion der Hüfte Sensibilisierende Bewegung: Abduktion/Adduktion Hüftgelenk oder lumbale Lateralflexion
NDT 10: N. obturatorius	Slump-Position in Seitlage + Hüftextension + Knieflexion + Abduktion der Hüfte Sensibilisierende Bewegung: Adduktion/Abduktion der Hüfte oder lumbale Lateralflexion
NDT 11: N. ischiadicus	SLR: Knieextension + Hüftflexion in Rückenlage Sensibilisierende Bewegung: Hüfte Flexion/Extension oder Abduktion/Adduktion
NDT 12: N. peroneus communis	SLR-basiert Fuß: Plantarflexion + Inversion (Rückfußadduktion) + Supination Sensibilisierende Bewegungen: Hüfte Flexion/Extension oder Abduktion/Adduktion
NDT 13: N. tibialis	SLR-basiert Fuß: Dorsalextension + Eversion (Rückfußabduktion) + Pronation Sensibilisierende Bewegungen: Hüfte Flexion/Extension oder Abduktion/Adduktion
NDT 14: N. suralis	SLR-basiert Fuß: Dorsalextension + Inversion (Rückfußadduktion) Sensibilisierende Bewegungen: Hüfte Flexion/Extension oder Adduktion/Abduktion
NDT 15: Slump	Standard: Kniekehle an Bankkante (im Sitz); Hände nach hinten; Oberkörper nach vorne holen, Sakrum senkrecht positionieren, Oberkörper „sacken" lassen; Kompression („Bogen spannen"); Extension im Kniegelenk Sensibilisierende Bewegung: zervikale Flexion/Extension

Mit der Flossing-Anlage an der Schulter sind auch viele neurale Kontaktgewebe des N. medianus, N. radialis und N. ulnaris involviert. Durch die spezifische Mobilisation für einen Nerv kann ein Fokus gelegt werden (siehe Abb. Rx52).

Auch am Ellbogen kann das Flossing-Band für die Nerven der oberen Extremität eingesetzt werden (siehe Abb. Rx53).

Trainingsübungen zur Mobilisation neuraler Strukturen

Training ist meist die beste Form von Therapie, da sie vom Patienten selbst gemacht werden kann. Bei allen Übungen wird auch das Nervensystem bewegt und mobilisiert. Deshalb sind Trainingsübungen immer das Ziel der Therapie. Sobald die Symptome wieder vom Patienten selbst toleriert und kontrolliert werden können, ist ein umfassendes Übungsprogramm anzustreben, das der Patient zu Hause durchführen kann.

Nachfolgend ein Trainingsvorschlag mit einem Trainingsband (Tube). Für den Anfang sind 3-mal 20 Wiederholungen pro Übung ausreichend.

Mit Bizepscurls werden vor allem die ventromedialen Kontaktflächen der Nerven der oberen Extremität verändert (siehe Abb. Rx54).

Mit der Übung Schulterdrücken wird die gesamte Kette eingesetzt, die zervikale Region muss sich stabilisieren und die Nerven müs-

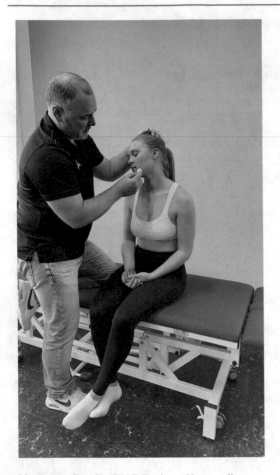

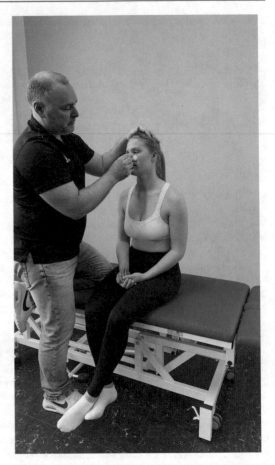

Abb. Rx49 Cupping TMG-Region – N. mentalis

Abb. Rx50 Cupping TMG-Region – N. infraorbitalis

sen dieser Bewegungsanforderung folgen (siehe Abb. Rx55).

Ruderbewegungen fordern vor allem den zervikothorakalen Übergang, die obere Thoraxapertur und natürlich die Nerven der oberen Extremität (siehe Abb. Rx56).

Seitheben fordert vor allem die faszialen Verbindungen zwischen Rumpf und Armen. Damit ist es eine hervorragende Übung für die Nerven der oberen Extremität (siehe Abb. Rx57).

Für den Frontzug wird das Band vor dem Oberkörper bis unter das Kinn gezogen (siehe Abb. Rx58).

8.37 Allgemeine Behandlungsstrategien bei neurodynamischen Störungen der unteren Extremität

Multimodale Behandlungstechniken können besonders effektiv bei Störungen an den Berührungsflächen peripherer Nerven eingesetzt werden. Die nachfolgend vorgestellten Mechanical-Interface-Techniken sind exemplarisch zu betrachten.

Mit verschiedenen Cupping-Techniken kann das Kontaktgewebe des N. peroneus am Fibulaköpfchen bearbeitet und bewegt werden (siehe Abb. Rx59).

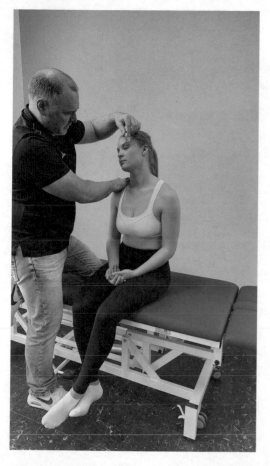

Abb. Rx51   Cupping TMG-Region – N. infraorbitalis

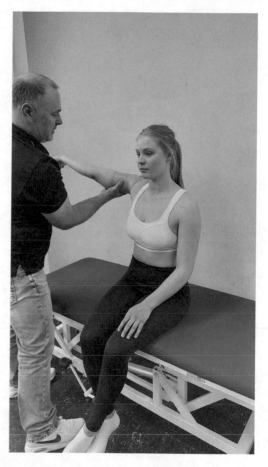

Abb. Rx52   N. medianus – Flossing-Anlage Schulter

Cupping-Techniken können auch im gesamten Verlauf eines Nervs angewandt werden (siehe Abb. Rx60).

Ein fasziales Rollout der Gesäßregion verändert die Kontaktbeziehung des N. ischiadicus zu seinem umliegenden Kontaktgewebe (siehe Abb. Rx61).

Auch die Wade kann bei neurofaszialen Störungen der Backline oder der Nn. peronei et tibialis mit einer Faszienrolle bearbeitet werden (siehe Abb. Rx62).

Ein Rollout in der Region des Leistenkanals kann die mechanischen Berührungsflächen des N. femoralis verändern und therapeutisch positiv beeinflussen (siehe Abb. Rx63).

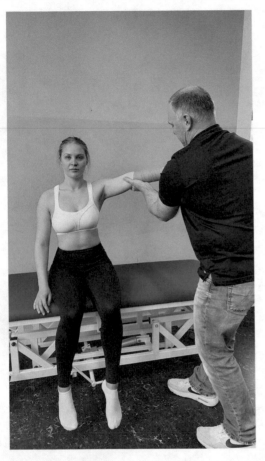

Abb. Rx53   N. medianus – Flossing-Anlage Ellbogen

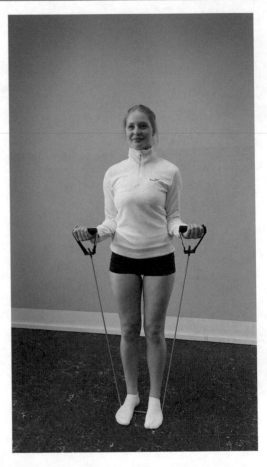

Abb. Rx54   Training: Bizepscurls

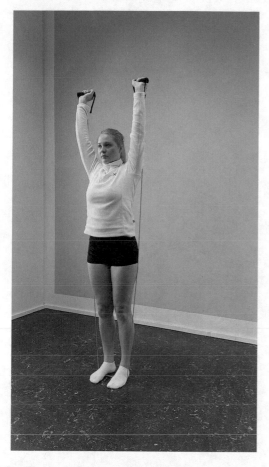

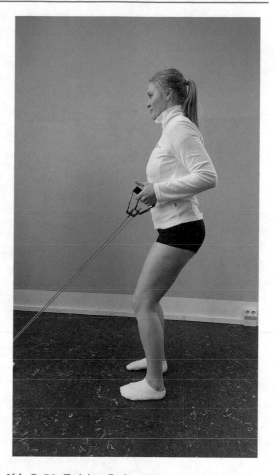

Abb. Rx55 Training: Schulterdrücken

Abb. Rx56 Training: Rudern

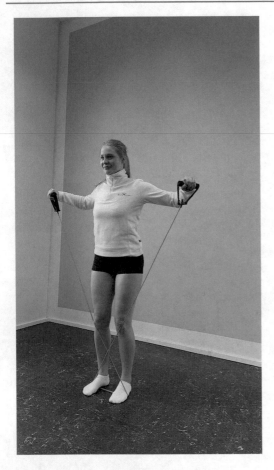

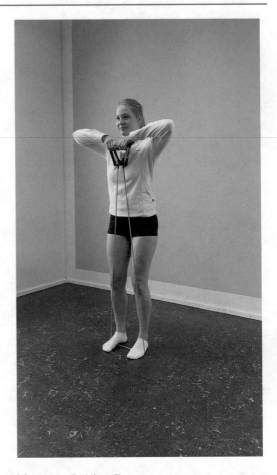

Abb. Rx57 Training: Seitheben

Abb. Rx58 Training: Frontzug

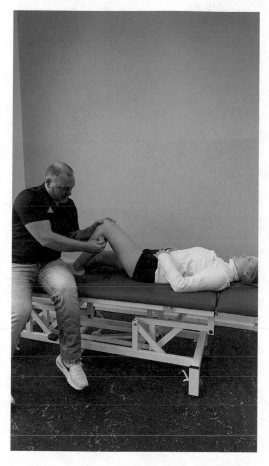

Abb. Rx59   Cupping – N. peroneus lokal

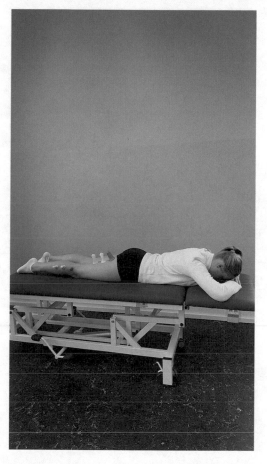

Abb. Rx60   Cupping – N. ischiadicus – N.-peroneus-Verlauf

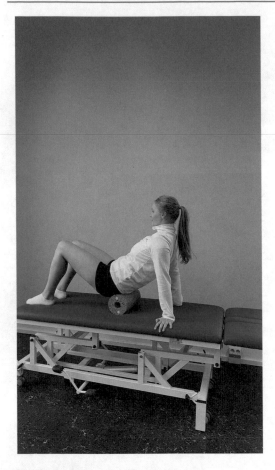

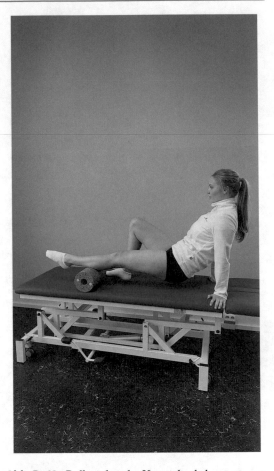

Abb. Rx61 Rollout Gesäßregion

Abb. Rx62 Rollout dorsaler Unterschenkel

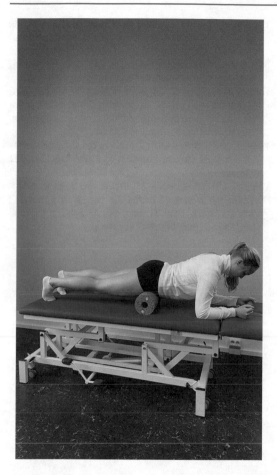

Abb. Rx63 Rollout Leiste

Literatur

Antoniades A., Nervenkompressionssyndrome, 3. Aufl., Springer Verlag Heidelberg, (2015)

Butler D. S., Mobilisation des Nervensystems, 2. korr. Nachdruck., Springer Verlag Heidelberg (1998)

Hacke W., Neurologie, Springer Verlag Heidelberg, 14. Aufl. (2019)

Huggenberger S., Neuroanatomie des Menschen, Springer Verlag Heidelberg, (2019)

Schünke, Schulte, Schumacher. Prometheus – Allgemeine Anatomie und Bewegungssystem. Thieme Verlag Stuttgart, (2018)

Shacklock M. (2008). Angewandte Neurodynamik. Muskuloskeletale Strukturen verstehen und behandeln. Elsevier-Verlag, München; 1. Auflage.

Tillmann B.N., Atlas der Anatomie, 3. Aufl., Springer Verlag Heidelberg (2020)

Zilles K., Anatomie, Springer Verlag Heidelberg, (2010)

Weiterführende Literatur

Andrade RJ, Freitas SR, Hug F, LeSant G, Lacourpaille L, Gross R, McNair P, Nordez A, The potential role of sciatic nerve stiffness in the limitation of maximal ankle range of motion. Scientific Reports 8, 14532. https://doi.org/10.1038/s41598-018-32873-6 (2018)

Andrade RJ, Freitas SR, Hug F, LeSant G, Lacourpaille L, Gross R, Quillard JB, McNair P, Nordez A, Chronic effects of muscle and nerve-directed stretching on tissue mechanics. Journal of applied physiology 129, 1011–1023. https://doi.org/10.1152/japplphysiol.00239.2019 (2020)

Bartrow K., Untersuchen und Befunden in der Physiotherapie, 3. Aufl. 2019, Springer Verlag Heidelberg

Behm D, The science and physiology of flexibility and stretching: Implications and applications in sport performance and health. 1st edition. Routledge. https://doi.org/10.4324/9781315110745 (2018)

Behm DG, Blazvich AJ, Kay AD, McHugh M, Acute effects of muscle stretching on physical performance, range of motion and injury incidence in healthy active individuals: a systematic review. Applied Physiology, Nutrition and Metabolism 41,1–11. https://doi.org/10.1139/apnm-2015-0235 (2016)

Behm DG, Kay AD, Trajano GS, Blazevich AJ, Mechanisms underlying performance impairments following prolonged static stretching without a comprehensive warm-up. European Journal of Applied Physiology 121,67–94. https://doi.org/10.1007/s00421-020-04538-8 (2021)

Beltran-Alacreu H, Jimenez-Sanz L, Fernandez Carnero J, La Touche R, Comparison of hypoalgesic effects of neural stretching vs neural gliding: a randomized controlled trial. Journal of Manipulative & Physiological Therapeutics 38, 644–652. https://doi.org/10.1016/j.jmpt.2015.09.002 (2015)

Coppieters M, Kurz K, Mortensen T, Richards N, Skaret I, et al. 2005. The impact of neurodynamic testing on the perception of experimentally induced muscle pain. Man. Ther. 10, 1: 52–60

Elvey L.R. Physical evaluation of the peripheral nervous system in disorders of pain and dysfunction. *J. Hand Ther.* 1997; 10: 122–129

Elvey RL. "Adverse neural tension" reconsidered. Australian Journal of Physiotherapy 1998;3:13–18.

Franze K, The mechanical control of nervous system development. Development 140, 3069–3077 (2013)

Lee JH, Kim TH, The treatment effect of hamstring stretching and nerve mobilization for patients with radicular lower back pain. The Journal of Physical Therapy Science 29,1578–1582. https://doi.org/10.1589/jpts.29.1578 (2017)

Lizis P, Kobza W, Manko G, Jaszczur-Nowicki J, Perlinski J, Para B, Cryotherapy with mobilization versus cryotherapy with mobilization reinforced with home stretching exercises intreatment of chronic neck pain: a randomized trial. Journal of Manipulative and Physiological Therapeutics 43, https://doi.org/10.1016/j.jmpt.2018.11.030 (2020)

Martinez-Paya JJ, Rios-Diaz J, Del Bano-Aledo ME, Garcia-Martinez D, de Groot-Ferrando A, Merono-Gallut J, Biomechanics of median nerve during stretching assessing by ultrasonography. Journal of Applied Biomechanics 31(6), 439–444. https://doi.org/10.1123/jab.2015-0026 (2015)

Purslow PP, The structure and role of intramuscular connective tissue inmuscle function. Frontiers in Physiology 11,495. https://doi.org/10.3389/fphys.220.00495 (2020)

Schmid AB, Hailey L, Tampin B, Entrapment neuropathies: challenging common beliefs with novel evidence. Orthopaedic & Sports Physical Therapy 48(2), 58–62 (2018)

Thomas E, Bianco A, Paoli A, Palma A, The relation between stretching typology and stretching duration: the effects on range of motion. International Journal of Sports Medicine 39, 243–254. https://doi.org/10.1055/s-0044-101146 (2018)

Warner WS, Yeoh S, Light A, Zhang J, Mahan MA, Rapid stretch injury to peripheral nerves: histologic results. Neurosurgery 86,437–445. https://doi.org/10.1093/neuros/nyz194 (2020)

Weatley BB, Investigating passive muscle mechanics with biaxial stretch. Frontiers in Physiology 11,1021 (2020)

Weppler CH, Magnusson SP, Increasing muscle extensibility: a matter of increasing lenght or modifying sensation? Physical Therapy 90, 438–49. https://doi.org/10.2522/ptj.20090012 (2010)

Im Folgenden finden Sie eine Liste von Literaturempfehlungen zum Vertiefen des Themas.

Abbott JH, Schmitt J. Minimum important differences for the Patient-Specific Functional Scale, 4 region-specific outcome measures, and the numeric pain rating scale. *J Orthop Sports Phys Ther*. 2014;44:560–564. https://doi.org/10.2519/jospt.2014.5248.

Ahmed N, Tufel S, Khan MH, Khan PB. Effectiveness of neural mobilization in the management of sciatica. *J Musculoskelet Res*. 2013;16:1.350.012. https://doi.org/10.1142/S0218957713500127.

Akalin E, El Ö, Peker Ö, et al. Treatment of carpal tunnel syndrome with nerve and tendon gliding exercises. *Am J Phys Med Rehabil*. 2002;81:108–113.

Ali M, Rehman SS, Ahmad S, Farooq MN. Effectiveness of slump neural mobilization technique for the management of chronic radicular low back pain. *Rawal Med J*. 2015;40:41–43.

Allison GT, Nagy BM, Hall T. A randomized clinical trial of manual therapy for cervicobrachial pain syndrome – a pilot study. *Man Ther*. 2002;7:95–102. https://doi.org/10.1054/math.2002.0453.

Alshami AM, Souvlis T, Coppieters MW. A review of plantar heel pain of neural origin: differential diagnosis and management. *Man Ther*. 2008;13:103–111. https://doi.org/10.1016/j.math.2007.01.014.

Andrade RJ, Freitas SR, Hug F, LeSant G, Lacourpaille L, Gross R, McNair P, Nordez A, The potential role of sciatic nerve stiffness in the limitation of maximal ankle range of motion. *Scientific Reports* 8, 14532. https://doi.org/10.1038/s41598-018-32873-6 (2018).

Andrade RJ, Freitas SR, Hug F, LeSant G, Lacourpaille L, Gross R, Quillard JB, McNair P, Nordez A, Chronic effects of muscle and nerve-directed stretching on tissue mechanics. Journal of applied physiology 129, 1011–1023. https://doi.org/10.1152/japplphysiol.00239.2019 (2020).

Antoniades A., Nervenkompressionssyndrome, 3. Aufl., Springer Verlag Heidelberg, 2015.

Anwar S, Malik AN, Amjad I. Effectiveness of neuromobilization in patients with cervical radiculopathy. *Rawal Med J*. 2015;40:34–36.

Anzures-Cabrera J, Higgins JP. Graphical displays for meta-analysis: an overview with suggestions for practice. *Res Synth Methods*. 2010;1:66–80. https://doi.org/10.1002/jrsm.6.

Bahrami MH, Raygani SM, Baghbani M, Barzegari Bafghi MR. The role of nerve and tendon gliding exercises in the conservative treatment of carpal tunnel syndrome. *J Med Council IRI*. 2006;24:5–12.

Ballestero-Pérez R, Plaza-Manzano G, Urraca- Gesto A, et al. Effectiveness of nerve gliding exercises on carpal tunnel syndrome: a

© Der/die Autor(en), exklusiv lizenziert an Springer-Verlag GmbH, DE, ein Teil von Springer Nature 2023
K. Bartrow, *Nervenmobilisation*, https://doi.org/10.1007/978-3-662-67229-7_9

systematic review. *J Manipulative Physiol Ther*. 2017;40:50- 59. https://doi.org/10.1016/j.jmpt.2016.10.004.

Bardak AN, Alp M, Erhan B, Paker N, Kaya B, Önal AE. Evaluation of the clinical efficacy of conservative treatment in the management of carpal tunnel syndrome. *Adv Ther*. 2009;26:107–116.   https://doi.org/10.1007/s12325-008-0134-7.

Bartrow K., Physiotherapie am Kiefergelenk, Thieme Verlag Stuttgart, 2018.

Bartrow K., Untersuchen und Befunden in der Physiotherapie, 3. Aufl. 2019, Springer Verlag Heidelberg.

Baselgia L, Bennett D, Silbiger R, Schmid A. 2016. Negative neurodynamic tests do not exclude neural dysfunction in patients with entrapment neuropathies. Arch Phys Med Rehabil. 98, 3: 480–6.

Basson A, Olivier B, Ellis R, Coppieters M, Stewart A, Mudzi W. The effectiveness of neural mobilizations in the treatment of musculoskeletal conditions: a systematic review protocol. *JBI Database Syst Rev Implement Rep*. 2015;13:65–75. https://doi.org/10.11124/jbisrir-2015-1401.

Baysal O, Altay Z, Ozcan C, Ertem K, Yologlu S, Kayhan A. Comparison of three conservative treatment protocols in carpal tunnel syndrome. *Int J Clin Pract*. 2006;60:820–828. https://doi.org/10.1111/j.1742–1241.2006.00867.x.

Bauer/Wolfram, Palpationsatlas, Springer Verlag 2022.

Behm DG, Blazvich AJ, Kay AD, McHugh M, Acute effects of muscle stretching on physical performance, range of motion and injury incidence in healthy active individuals: a systematic review. Applied Physiology, Nutrition and Metabolism 41,1–11. https://doi.org/10.1139/apnm-2015-0235 (2016).

Behm DG, Kay AD, Trajano GS, Blazevich AJ, Mechanisms underlying performance impairments following prolonged static stretching without a comprehensive warm-up. European Journal of Applied Physiology 121,67–94. https://doi.org/10.1007/s00421-020-04538-8 (2021).

Behm, D. (2018) The Science and physiology of flexibility and stretching: implications and applications in sport performance and health. 1st edition. Routledge. https://doi.org/10.4324/9781315110745.

Burchiel K. 1984. Effects of electrical and mechanical stimulation on two foci of spontaneous activity which develop in primary afferent neurons after peripheral axotomy. Pain 18: 249–265.

Beltran-Alacreu H, Jimenez-Sanz L, Fernandez Carnero J, La Touche R, Comparison of hypoalgesic effects of neural stretching vs. neural gliding: a randomized controlled trial. Journal of Manipulative & Physiological Therapeutics 38, 644–652. https://doi.org/10.1016/j.jmpt.2015.09.002 (2015).

Behm D, The science and physiology of flexibility and stretching: implications and applications in sport performance and health. 1st edition. Routledge. https://doi.org/10.4324/9781315110745 (2018).

Bora FW,Richardson S, Black J, The biomechanical responses to tension in a peripheral nerve. Journal of Hand Surgery 5,21–25. https://doi.org/10.1016/S0363-5023(80)80037-2 (1980).

Beneciuk JM, Bishop MD, George SZ. Pain catastrophizing predicts pain intensity during a neurodynamic test for the median nerve in healthy participants. *Man Ther*. 2010;15:370–375. https://doi.org/10.1016/j.math.2010.02.008.

Bertolini F.R.G., Silva S.T., Trindade L.D., et al. Neural mobilization and static stretching in an experimental sciatic model – an experimental study. *Braz J Phys Ther.* 2009; 13: 493–498.

Bialosky JE, Bishop MD, Price DD, Robinson ME, Vincent KR, George SZ. A randomized sham-controlled trial of a neurodynamic technique in the treatment of carpal tunnel syndrome. *J Orthop Sports Phys Ther*. 2009;39:709–723. https://doi.org/10.2519/jospt.2009.3117.

Bland JD. Carpal tunnel syndrome. *Curr Opin Neurol*. 2005;18:581–585.

Bono CM, Ghiselli G, Gilbert TJ, et al. An evidence-based clinical guideline for the diagnosis and treatment of cervical radiculopathy from degenerative disorders. *Spine J*. 2011;11:64–72.   https://doi.org/10.1016/j.spinee.2010.10.023.

Boyles R, Toy P, Mellon J, Hayes M, Hammer B. Effectiveness of manual physical therapy in the treatment of cervical radiculopathy: a systematic review. *J Man Manip Ther.* 2011;19:135- 142. https://doi.org/10.1179/2042 618611Y.0000000011.

Brininger TL, Rogers JC, Holm MB, Baker NA, Li ZM, Goitz RJ. Efficacy of a fabricated customized splint and tendon and nerve gliding exercises for the treatment of carpal tunnel syndrome: a randomized controlled trial. *Arch Phys Med Rehabil.* 2007;88:1429–1435. https://doi. org/10.1016/j.apmr.2007.07.019.

Brown CL, Gilbert KK, Brismee JM, Sizer PS, James CR, Smith MP. The effects of neurodynamic mobilization on fluid dispersion within the tibial nerve at the ankle: an unembalmed cadaveric study. *J Man Manip Ther.* 2011;19:26–34. https://doi.org/10.1179/2042618 610Y.0000000003.

Butler DS, Jones MA. *Mobilisation of the nervous system*. London, UK: Churchill Livingstone; 1991.

Byron PM. Upper extremity nerve gliding: programs used at the Philadelphia Hand Center. In: Hunter JM, Mackin EJ, Callahan AD, eds. *Rehabilitation of the Hand: Surgery and Therapy*. 4th ed. St Louis, MO: Mosby; 1995:951–956.

Beneciuk M.J., Bishop D.M., George Z.S. Effects of upper extremity neural mobilization on thermal pain sensitivity: a sham-controlled study in asymptomatic participants. *J Orthop Sports Phys Ther.* 2009; 39: 428–438.

Bogduk N. On the definition and physiology of back pain, referred pain, and radicular pain. *Pain.* 2009; 147: 17–19.

Bove M.G. Epi-perineurial anatomy, innervation, and axonal nociceptive mechanisms. *J Bodyw Mov Ther.* 2008; 12: 185–190.

Bove M.G., Ransil J.B., Lin C.H., et al. Inflammation induces ectopic mechanical sensitivity in axons of nociceptors innervating deep tissues. *J. Neurophysiol.* 2003; 90: 1949–1955.

Bove, G.M. and Light, A.R. (1997) The nervi nervorum: missing link for neuropathic pain? Pain Forum 6, 181–190. https://doi.org/10.1016/ S1082-3174(97)70011-4.

Boyles R., Toy P., Mellon J., et al. Effectiveness of manual physical therapy in the treatment of cervical radiculopathy: a systematic review. *J Man Manip Ther.* 2011; 19: 135–142.

Brisby H., Byrod G., Olmarker K., et al. Nitric oxide as a mediator of nucleus pulposus-induced effects of spinal nerve roots. *J Orthop Res* 2000; 18: 815–820.

Brown L.C., Gilbert K.K., Brismee M.J., et al. The effects of neurodynamic mobilization on fluid dispersion within the tibial nerve at the ankle: an unembalmed cadaveric study. *J. Man. Manip. Ther.* 2011; 19: 26–34.

Butler D. S., Mobilisation des Nervensystems, 2. korr. Nachdruck., Springer Verlag Heidelberg 1998.

Capra F, Vanti C, Donati R, Tombetti S, O'Reilly C, Pillastrini P (2011). Validity of the straight-leg raise test for patients with sciatic pain with or without lumbar pain using MIR. Results as a reference standard. J Manipulative Physiol Ther 2011;34:231–238.

Chaitow L., Comeaux Z., Dommerholt J., et al. Efficacy of manipulation in low back pain treatment: the validity of meta-analysis conclusions. *J. Bodyw. Mov. Ther.* 2004; 8: 25–31.

Chen C., Cavanaugh M.J., Song J., et al. Effects of nucleus pulposus on nerve root neural activity, mechanosensitivity, axonal morphology, and sodium channel expression. *Spine.* 2003; 29: 17–25.

Clarke J.A., van Tulder M.W., Blomberg S.E.I., et al. Traction for low back pain with or without sciatica. *Cochrane Database Syst. Rev.* 2010; (CD003010).

Cleland A.J., Childs D.J., Palmer A.J., et al. Slump stretching in the management of non-radicular low back pain: a pilot clinical trial. *Man. Ther.* 2006; 11: 279–286.

Cleland A.J., Hunt C.G., Palmer J. Effectiveness of neural mobilization in the treatment of a patient with lower extremity neurogenic pain: a single-case design. *J. Man. Manip. Ther.* 2004; 12: 143–152.

Cleland A.J., Whitman M.J., Fritz M.J., et al. Manual physical therapy, cervical traction, and strengthening exercises in patients with cervical radiculopathy: a case series. *J. Orthop. Sports Phys. Ther.* 2005; 35: 802–811.

Coppieters MW, Hough AD, Dilley A, Different nervegliding exercises induce different magnitudes of median nerve longitudenal excurion: an in vivo study using dynamic ultrasound imaging. Journal of Orthopaedic & Sports Physical Therapy 39, 164–171. https://doi.org/10.2519/jospt.2009.2913 (2009).

Coppieters W.M., Alshami A.M., Barbi A.S. Strain and excursion of the sciatic, tibial, and plantar nerves during a modified straight leg raising test. *J. Orthop. Res.* 2006; 24: 1883–1889.

Coppieters W.M., Butler S.D. Do ‚sliders‘ slide and ‚tensioners‘ tension? An analysis of neurodynamic techniques and considerations regarding their application. *Man. Ther.* 2008; 13: 213–221.

Coppieters W.M.,, Stappaerts H.K., Wouters L.L., et al. The immediate effects of a cervical lateral glide treatment technique in patients with neurogenic cervicobrachial pain. *J. Orthop. Sports Phys. Ther.* 2003; 33: 369–378.

Coppieters W.M., Bartholomeeusen E.K., Stappaerts H.K. Incorporating nerve-gliding techniques in the conservative treatment of cubital tunnel syndrome. *J. Manip. Physiol. Ther.* 2003; 27: 560–568.

Calvin W, Devor M, Howe J. 1982. Can neuralgias arise from minor demyelination? Spontaneous firing, mechanosensitivity, and afterdischarge from conducting axons. Experiment. Neurol. 75: 755–763.

Coppieters M, Kurz K, Mortensen T, Richards N, Skaret I, et al. 2005. The impact of neurodynamic testing on the perception of experimentally induced muscle pain. Man. Ther. 10, 1: 52–60.

Castellote-Caballero Y, Valenza MC, Martín- Martín L, Cabrera-Martos I, Puentedura EJ, Fernández-de-las-Peñas C. Effects of a neurodynamic sliding technique on hamstring flexibility in healthy male soccer players. A pilot study. *Phys Ther Sport.* 2013;14:156–162. https://doi.org/10.1016/j.ptsp.2012.07.004.

Childs JD, Fritz JM, Flynn TW, et al. Summaries for patients: identifying patients with low back pain who are likely to benefit from spinal manipulation. *Ann Intern Med.* 2004;141:I-39. https://doi.org/10.7326/0003–4819-141–12-200.412.210-00.003.

Cleland JA, Childs JD, Palmer JA, Eberhart S. Slump stretching in the management of non-radicular low back pain: a pilot clinical trial. *Man Ther.* 2006;11:279–286. https://doi.org/10.1016/j.math.2005.07.002.

Cleland JA, Childs JD, Whitman JM. Psychometric properties of the Neck Disability Index and numeric pain rating scale in patients with mechanical neck pain. *Arch Phys Med Rehabil.* 2008;89:69–74. https://doi.org/10.1016/j.apmr.2007.08.126.

Coombes BK, Bisset L, Vicenzino B. Bilateral cervical dysfunction in patients with unilateral lateral epicondylalgia without concomitant cervical or upper limb symptoms: a cross-sectional case-control study. *J Manipulative Physiol Ther.* 2014;37:79–86. https://doi.org/10.1016/j.jmpt.2013.12.005.

Coveney B, Trott P, Grimmer K, Bell A, Hall R, Shacklock M. 1997. The upper limb tension test in a group of subjects with a clinical presentation of carpal tunnel syndrome. Proceedings of the Manipulative Physiotherapists' Association of Australia, Melbourne: 31–3.

Dahlin L.B., Kanje M. Conditioning effect induced by chronic nerve compression. An experimental study of the sciatic and tibial nerves of rats. *Scand. J. Plastic Reconstr. Surg. Hand Surg.* 1992; 26: 37–41.

Devillé WL, van der Windt DA, Dzaferagić A, Bezemer PD, Bouter LM (2000). The test of Lasuège. Systematic review of the accuracy in diagnosing herniated discs. Spine. Volume 25, Number 9, pp 1140–1147.

Driscoll J.P., Glasby A.M., Lawson M.G. An in vivo study of peripheral nerves in continuity: biomechanical and physiological responses to elongation. *J. Orthop. Res.* 2002; 20: 370–375.

Dyck P.J., Lais A.C., Giannini C., et al. Structural alterations of nerve during cuff compression. *Proc. Natl. Acad. Sci. U. S. A.* 1990; 87: 9828–9832.

Dabholkar AS, Kalbande VM, Yardi S. Neural tissue mobilisation using ULTT2b and radial head mobilisation v/s exercise programme in lateral epicondylitis. *Indian J Physiother Occup Ther*. 2013;7:247–252. https://doi.org/10.595 8/j.0973–5674.7.4.157.

Daffner SD, Hilibrand AS, Hanscom BS, Brislin BT, Vaccaro AR, Albert TJ. Impact of neck and arm pain on overall health status. *Spine (Phila Pa 1976)*. 2003;28:2030–2035. https://doi.org/10.1097/01.BRS.0000083325.27357.39.

Day JM, Willoughby J, Pitts DG, McCallum M, Foister R, Uhl TL. Outcomes following the conservative management of patients with non-radicular peripheral neuropathic pain. *J Hand Ther*. 2014;27:192–199; quiz 200. https://doi.org/10.1016/j.jht.2014.02.003.

De-la-Llave-Rincon AI, Ortega-Santiago R, Ambite-Quesada S, et al. Response of pain intensity to soft tissue mobilization and neurodynamic technique: a series of 18 patients with chronic carpal tunnel syndrome. *J Manipulative Physiol Ther*. 2012;35:420–427. https://doi.org/10.1016/j.jmpt.2012.06.002.

Dilley A, Lynn B, Pang SJ. Pressure and stretch mechanosensitivity of peripheral nerve fibres following local inflammation of the nerve trunk. *Pain*. 2005;117:462–472. https://doi.org/10.1016/j.pain.2005.08.018.

Dilley, A., Summerhayes, C. and Lynn, B. (2007) An in vivo investigation of ulnar nerve sliding during upper limb movements. Clin Biomech 22, 774–779. https://doi.org/10.1016/j.clinbiomech.2007.04.004.

Drechsler WI, Knarr JF, Snyder-Mackler L. A comparison of two treatment regimens for lateral epicondylitis: a randomized trial of clinical interventions. *J Sport Rehabil*. 1997;6:226–234. https://doi.org/10.1123/jsr.6.3.226.

Dwornik M, Kujawa J, Białoszewski D, Slupik A, Kiebzak W. Electromyographic and clinical evaluation of the efficacy of neuromobilization in patients with low back pain. *Ortop Traumatol Rehabil*. 2009;11:164–176.

Efstathiou MA, Stefanakis M, Savva C, Giakas G. Effectiveness of neural mobilization in patients with spinal radiculopathy: a critical review. *J Bodyw Mov Ther*. 2015;19:205–212. https://doi.org/10.1016/j.jbmt.2014.08.006.

Ellis RF, Hing WA. Neural mobilization: a systematic review of randomized controlled trials with an analysis of therapeutic efficacy. *J Man Manip Ther*. 2008;16:8–22. https://doi.org/10.1179/106.698.108.790.818.594.

Ellis RF, Hing WA, McNair PJ. Comparison of longitudinal sciatic nerve movement with different mobilization exercises: an in vivo study utilizing ultrasound imaging. *J Orthop Sports Phys Ther*. 2012;42:667–675. https://doi.org/10.2519/jospt.2012.3854.

Elnaggar IM, Nordin M, Sheikhzadeh A, Parnianpour M, Kahanovitz N. Effects of spinal flexion and extension exercises on low-back pain and spinal mobility in chronic mechanical low-back pain patients. *Spine (Phila Pa 1976)*. 1991;16:967–972.

Elvey RL. Treatment of arm pain associated with abnormal brachial plexus tension. *Aust J Physiother*. 1986;32:225–230. https://doi.org/10.1016/ S. 0004–9514(14)60.655–3.

Eva KW. What every teacher needs to know about clinical reasoning. *Med Educ*. 2005;39:98–106. https://doi.org/10.1111/j.1365-2929.2004.01972.x.

Farrar JT, Young JP, Jr., LaMoreaux L, Werth JL, Poole RM. Clinical importance of changes in chronic pain intensity measured on an 11-point numerical pain rating scale. *Pain*. 2001;94:149–158. https://doi.org/10.1016/ S0304-3959(01)00349-9.

Ellis F.R., Hing A.W. Neural mobilization: a systematic review of randomized controlled trials with an analysis of therapeutic efficacy. *J. Man. Manip. Ther.* 2008; 16: 8–22.

Eliav E, Benoliel R, Tal M. 2001. Inflammation with no axonal damage of the rat saphenous nerve trunk induces ectopic discharge and mechanosensitivity in myelinated axons. Neurosci. Let. 311, 1: 49–52.

Elvey L.R. Physical evaluation of the peripheral nervous system in disorders of pain and dysfunction. *J. Hand Ther.* 1997; 10: 122–129.

Elvey L.R. Treatment of arm pain associated with abnormal brachial plexus tension. *Aust. J. Physiother.* 1986; 32: 225–230.

Elvey RL. "Adverse neural tension" reconsidered. Australian Journal of Physiotherapy 1998;3:13–18.

Ellis R, Hing W, Dilley A, McNair P, Reliability of measuring sciatic and tibial nerve movement with diagnostic ultrasound during neural mobilisation technique. Ultrasound in Medicine & Biology 34, 1209–1216. https://doi.org/10.1016/j.ultrasmedbio.2008.01.003 (2008).

Echigo A, Aoki M, Ishiai S, Yamaguchi M, Nakamura M, Sawada Y, The excursion of the median nerve during nerve gliding exercise: an observation with high-resolution ultrasonography. Journal of Hand Therapy 21, 221–227. https://doi.org/10.1197/j.jht.2007.11.001 (2008).

Flynn T., Fritz J., Whitman J., et al. A clinical prediction rule for classifying patients with low back pain who demonstrate short-term improvement with spinal manipulation. Spine. 2002; 27: 2835–2843.

Friede, R.L. (2017) The significance of internode length for saltatory conduction: looking back at the age of 90. Journal of Neuropathology & Experimental Neurology 76, 258–259. https://doi.org/10.1093/jnen/nlx014.

Franze K, The mechanical control of nervous system development. Development 140, 3069–3077 (2013).

Fernández-de-las-Peñas C, de la Llave-Rincón AI, Fernández-Carnero J, Cuadrado ML, Arendt- Nielsen L, Pareja JA. Bilateral widespread mechanical pain sensitivity in carpal tunnel syndrome: evidence of central processing in unilateral neuropathy. Brain. 2009;132:1472–1479. https://doi.org/10.1093/brain/awp050.

Ferreira GE, Stieven FF, Araújo FX, et al. Neurodynamic treatment for patients with nerve-related leg pain: protocol for a randomized controlled trial. J Bodyw Mov Ther. 2016;20:870–878. https://doi.org/10.1016/j.jbmt.2016.02.012.

Gilbert KK, James CR, Apte G, et al. Effects of simulated neural mobilization on fluid movement in cadaveric peripheral nerve sections: implications for the treatment of neuropathic pain and dysfunction. J Man Manip Ther. 2015;23:219–225. https://doi.org/10.1179/204261861 .4Y.0000000094.

Grotle M, Brox JI, Glomsrød B, Lønn JH, Vøllestad NK. Prognostic factors in first-time care seekers due to acute low back pain. Eur J Pain. 2007;11:290–298. https://doi.org/10.1016/j.ejpain.2006.03.004.

Gupta R, Sharma S. Effectiveness of median nerve slider's neurodynamics for managing pain and disability in cervicobrachial pain syndrome. Indian J Physiother Occup Ther. 2012;6:127–132.

Guyatt GH, Oxman AD, Vist G, et al. GRADE guidelines: 4. Rating the quality of evidence – study limitations (risk of bias). J Clin Epidemiol. 2011;64:407–415. https://doi.org/10.1016/j.jclinepi.2010.07.017.

Gamelas T, Fernandes A, Magalhaes I, Ferreira M, Machado S, Silva AG, Neural gliding versus neural tensioning: Effects on heat and cold thresholds, pain thresholds and hand grip strength in asymptomatic individuals. Journal of Bodywork and Movement Therapies. https://doi.org/10.1016/j.jbmt.2019.04.011 (2019).

George Z.S. Characteristics of patients with lower extremity symptoms treated with slump stretching: a case series. J. Orthop. Sports Phys. Ther. 2002; 32: 391–398.

George Z.S. Differential diagnosis and treatment for a patient with lower extremity symptoms. J. Orthop. Sports Phys. Ther. 2000; 30: 468–472.

Greathouse G.D., Joshi A. Radiculopathy of the eighth cervical nerve. J. Orthop. Sports Phys. Ther. 2010; 40: 811–817.

Greening J. How inflammation and minor nerve injury contribute to pain in nerve root and peripheral neuropathies.

Grieve's Modern Manual Therapy: the Vertebral Column. Churchill Livingstone, Edinburgh, New York 2004.

Guissard N, Duchateau J, Hainaut K, Mechanisms of decreased motoneurone excitation during passive muscle stretching. Experimental Brain Research 137, 163–169. https://doi.org/10.1007/s002210000648 (2001).

Hacke W., Neurologie, Springer Verlag Heidelberg, 14.Aufl. 2019.

Ha M., Son Y., Han D. Effect of median nerve mobilization and median nerve self-mobilization on median motor nerve conduction velocity. *J. Phys. Ther. Sci.* 2012; 24: 801–804.

Hahne J.A., Ford J.J., McMeeken M.J. Conservative management of lumbar disc herniation with associated radiculopathy. *Spine.* 2010; 35: 488–504.

Hall M.T., Elvey L.R. Management of mechanosensitivity of the nervous system in spinal pain syndromes.

Howe J, Calvin W, Loeser J. 1976. Impulses reflected form dorsal root ganglia and from focal nerve injuries. Brain Res. 116: 139–144.

Grieve's Modern Manual Therapy: the Vertebral Column. Churchill Livingstone, Edinburgh, New York 2004.

Hall T, Hardt S, Schäfer A, Wallin L. Mulligan bent leg raise technique – a preliminary randomized trial of immediate effects after a single intervention. *Man Ther.* 2006;11:130–135. https://doi.org/10.1016/j.math.2005.04.009.

Han SE, Boland RA, Krishnan AV, Vucic S, Lin CS, Kiernan MC. Ischaemic sensitivity of axons in carpal tunnel syndrome. *J Peripher Nerv Syst.* 2009;14:190–200. https://doi.org/10.1111/j.1529–8027.2009.00231.x.

Heebner ML, Roddey TS. The effects of neural mobilization in addition to standard care in persons with carpal tunnel syndrome from a community hospital. *J Hand Ther.* 2008;21:229–240; quiz 241. https://doi.org/10.1197/j.jht.2007.12.001.

Horng YS, Hsieh SF, Tu YK, Lin MC, Horng YS, Wang JD. The comparative effectiveness of tendon and nerve gliding exercises in patients with carpal tunnel syndrome: a randomized trial. *Am J Phys Med Rehabil.* 2011;90:435–442. https://doi.org/10.1097/PHM.0b013e318214eaaf..

Herrington L. Effect of different neurodynamic mobilization techniques on knee extension range of motion in the slump position. *J. Man. Manip. Ther.* 2006; 14: 101–107.

Hill C.J., Whitehurst D.G.T., Lewis M., et al. Comparison of stratified primary care management for low back pain with current best practice (STarT Back): a randomised controlled trial. *Lancet.* 2011; 378: 1560–1571.

Huggenberger S., Neuroanatomie des Menschen, Springer Verlag Heidelberg, 2019).

Hunt DG, Zuberbier OA, Kozlowski AJ, Robinson J, Berkowitz J, Schultz IZ, Milner RA, Crook JM, Turk DC (2001). Reliability of the lumbar flexion, lumbar extension, and passive straight leg raise test in normal populations embedded within a complete physical examination. Spine. Volume 26, Number 24, pp 2714–2718.

Jaberzadeh S, Scutter S, Nazeran H, Mechanosensitivity of the median nerve and mechanically produced motor responses during upper limb neurodynamic test 1. Physiotherapy 91, 94–100. https://doi.org/10.1016/jphysio.2004.09.021 (2005).

Jespen R.J., Laursen H.L., Hagert G.C., et al. Diagnostic accuracy of the neurological upper limb examination I: inter-rater reproducibility of selected findings and patterns. *BMC Neurol.* 2006; 6: 1–11.

Jain R, Hameed UA, Tuteja R. Effectiveness of slump stretching in comparison to conventional physiotherapy in treatment of subacute nonradicular low back pain. *Indian J Physiother Occup Ther.* 2012;6:123–126.

Jette AM. Toward a common language for function, disability, and health. *Phys Ther.* 2006;86:726–734. https://doi.org/10.1093/ptj/86.5.726.

Joanna Briggs Institute. *Reviewers' Manual: 2014 Edition.* Adelaide, Australia: Joanna Briggs Institute; 2014.

Joanna Briggs Institute Levels of Evidence and Grades of Recommendation Working Party. Supporting document for the Joanna Briggs Institute Levels of Evidence and Grades of Recommendation. Adelaide, Australia: Joanna Briggs Institute; 2014.

Ji R.R., Kohno T., Moore A.K., et al. Central sensitization and LTP: do pain and memory share similar mechanisms?. *Trends Neurosci.* 2003; 26: 696–705.

Joghataei T.M., Massoud A., Khaksar H. The effect of cervical traction combined with conventional therapy on grip strength on patients with cervical radiculopathy. *Clin. Rehabil.* 2004; 18: 879–887.

Jou M.I., Lai A.K., Shen L.C., et al. Changes in conduction, blood flow, histology, and neurological status following acute nerve-stretch injury induced by femoral lengthening. *J. Orthop. Res.* 2000; 18: 149–155.

Kruse, N.T. and Scheuermann, B.W. (2017) Cardiovascular responses to skeletal muscle stretching: „stretching" the truth or a new exercise paradigm for cardiovascular medicine? Sports Medicine 47(12), 2507–2520. https://doi.org/10.1007/s40279-017-0768-1.

Kato K., Kikuchi S., Konno S., et al. Participation of 5-hydroxytryptamine in pain-related behavior induced by nucleus pulposus applied on the nerve root in rats. *Spine.* 2008; 33: 1330–1336.

Kayama S., Konno S., Olmarker K., et al. Incision of the anulus fibrosus induces nerve root morphologic, vascular, and functional changes. *Spine.* 1996; 21: 2539–2543.

Kaur G, Sharma S. Effect of passive straight leg raise sciatic nerve mobilization on low back pain of neurogenic origin. *Indian J Physiother Occup Ther.* 2011;5:179–184.

Kavlak Y, Uygur F. Effects of nerve mobilization exercise as an adjunct to the conservative treatment for patients with tarsal tunnel syndrome. *J Manipulative Physiol Ther.* 2011;34:441–448.   https://doi.org/10.1016/j.jmpt.2011.05.017.

Kermer P., Die neurologische Untersuchung, Springer Verlag 2021.

Kobayashi S., Shizu N., Suzuki Y., et al. Changes in nerve root motion and intraradicular blood flow during an intraoperative straight-leg-raising test. *Spine.* 2003; 28: 1427–1434.

Kobayashi S., Yoshizawa H., Yamada S. Pathology of lumbar nerve root compression part 2: morphological and immunohistochemical changes of dorsal root ganglion. *J. Orthop. Res.* 2004; 22: 180–188.

Kobayashi S., Meir A., Kokubo Y., et al. Ultrastructural analysis on lumbar disc herniation using surgical specimens. Role of neovascularization and macrophages in hernias. *Spine.* 2009; 34: 655–662.

Konstantinou K., Dunn M.K. Review of epidemiological studies and prevalence estimates. *Spine.* 2008; 33: 2464–2472.

Koulidis K, Veremis Y, Anderson C, Heneghan N. 2019. Diagnostic accuracy of upper limb neurodynamic tests for the assessment of peripheral neuropathic pain: a systematic review. Musculoskel. Sci. Pract. 40: 21–33.

Kuijper B., Tans J.J., Schimsheimer R.J., et al. Degenerative cervical radiculopathy: diagnosis and conservative treatment. A review. *Eur. J. Neurol.* 2009; 16: 15–20.

Kumar S. A prospective randomized controlled trial of neural mobilization and Mackenzie [sic] manipulation in cervical radiculopathy. *Indian J Physiother Occup Ther.* 2010;4:69–75.

Laekeman/Kreuzer, Großer Bildatlas der Palpation, Springer Verlag Heidelberg, 2009.

Leaver AM, Maher CG, McAuley JH, Jull GA, Refshauge KM. Characteristics of a new episode of neck pain. *Man Ther.* 2013;18:254–257. https://doi.org/10.1016/j.math.2012.05.008.

Lee J, Gupta S, Price C, Baranowski AP. Low back and radicular pain: a pathway for care developed by the British Pain Society. *Br J Anaesth.* 2013;111:112–120. https://doi.org/10.1093/bja/aet172.

Leonelli C, Zucchini E, Messora A, Sartini S, Fontana L, Parazza S. [Neurodynamic technique benefits in patients with chronic cervical radiculopathy: a pilot study]. *Sci Riabil.* 2013;15:19–28.

Liem T, Kraniosakrale Osteopathie, 5. Auflage, Hippocrates Verlag in MVS Stuttgart, 2010.

Lorentzen J, Nielsen D, Holm K, Baagøe S, Grey MJ, Nielsen JB. Neural tension technique is no different from random passive movements in reducing spasticity in patients with traumatic brain injury. *Disabil Rehabil.* 2012;34:1978–1985. https://doi.org/10.3109/09638288.2012.665132.

Luijsterburg PA, Verhagen AP, Ostelo RW, van Os TA, Peul WC, Koes BW. Effectiveness of conservative treatments for the lumbosacral radicular syndrome: a systematic review. *Eur Spine J.* 2007;16:881–899. https://doi.org/10.1007/s00586-007-0367-1.

Lebovits H.A. The psychological assessment of patients with chronic pain. *Curr. Rev. Pain.* 2000; 4: 122–126.

Lundborg G, Rydevik B, Effects of stretching the tibial nerve of the rabbit. A preliminary study of the intraneural circulation and the barrier function of the perineurium. The Journal of Bone and Joint Surgery 55,390–401. https://doi.org/10.1302/0301-620X.55B2.390. (1973).

Lizis P, Kobza W, Manko G, Jaszczur-Nowicki J, Perlinski J, Para B, Cryotherapy with mobilization versus cryotherapy with mobilization reinforced with home stretching exercises in treatment of chronic neck pain: a randomized trial. Journal of Manipulative and Physiological Therapeutics 43, https://doi.org/10.1016/j.jmpt.2018.11.030. (2020).

Lee S.J., Han T.R., Hyun J.K., et al. Electromyographic findings in nucleus polposus-induced radiculopathy in the rat. *Spine.* 2006; 31: 2053–2058.

Lee JH, Kim TH, The treatment effect of hamstring stretching and nerve mobilization for patients with radicular lower back pain. The Journal of Physical Therapy Science 29,1578–1582. https://doi.org/10.1589/jpts.29.1578 (2017).

Lindquist B, Nilsson B, Skoglund C. 1973. Observations on the mechanical sensitivity of sympathetic and other types of small-diameter nerve fibres. Brain Res. 49: 432–535.

Mahan, M.A., Warner, W.S., Yeoh, S. and Light, A. (2019) Rapid-stretch injury to peripheral nerves: implications from an animal model. Journal of Neurosurgery 4, 1–11. https://doi.org/10.3171/2019.6.JNS19511.

Mahan, M.A., Yeoh, S., Monson, K. and Light, A. (2020) Rapid stretch injury to peripheral nerves: biomechanical results. Neurosurgery 86(3), 437–445.

McLellan, D.L. and Swash, M. (1976) Longitudinal sliding of the median nerve during movements of the upper limb. Journal of Neurology, Neurosurgery and Psychiatry 39, 566–70. https://doi.org/10.1136/jnnp.39.6.566.

Moher, D., Liberati, A., Tetzlaff, J., Altman, D.G. and The, P.G. (2009) Preferred reporting items for systematic reviews and meta-analyses: the PRISMA statement. PLOS Medicine 6, e1000097. https://doi.org/10.1093/ptj/89.9.873.

Majlesi J, Togay H, Ünalan H & Toprak S (2008). The sensitivity and specificity of the slump and the straight leg raising tests in patients with lumbar disc herniation. J Clin Rheumatol; 14: 87–9.

Martinez-Paya JJ, Rios-Diaz J, Del Bano-Aledo ME, Garcia-Martinez D, de Groot-Ferrando A, Merono-Gallut J, Biomechanics of median nerve during stretching assessing by ultrasonography. Journal of Applied Biomechanics 31(6), 439–444. https://doi.org/10.1123/jab.2015-0026 (2015).

McKeon M.M.J., Yancosek E.K. Neural gliding techniques for the treatment of carpal tunnel syndrome: a systematic review. *J. Sport Rehabil.* 2008; 17: 324–341.

Mulleman D., Mammou S., Griffoul I., et al. Pathophysiology of disk-related sciatica. I – Evidence supporting a chemical component. *Jt. Bone Spine.* 2006; 73: 151–158.

Murphy R.D., Hurwitz L.E., Gregory A., et al. A nonsurgical approach to the management of patients with cervical radiculopathy: a prospective observational cohort study. *J. Manip. Physiol. Ther.* 2006; 29: 279–287.

Murphy R.D., Hurwitz L.E., McGovern E.E. A non-surgical approach to the management of patients with lumbar radiculopathy secondary to herniated disk: a prospective observational cohort study with follow-up. *J. Manip. Physiol. Ther.* 2009; 32: 723–733.

Madenci E, Altindag O, Koca I, Yilmaz M, Gur A. Reliability and efficacy of the new massage technique on the treatment in the patients with carpal tunnel syndrome. *Rheumatol Int.* 2012;32:3171–3179. https://doi.org/10.1007/s00296-011-2149-7.

Mahmoud WS. Effect of neural mobilization versus spinal manipulation in patients with radicular chronic low back pain. *Eur J Sci Res.* 2015;131:122–132.

Marks M, Schöttker-Königer T, Probst A. Efficacy of cervical spine mobilization versus peripheral nerve slider techniques in cervicobrachial pain syndrome – a randomized clinical trial. *J Phys Ther.* 2011;4:9–17.

Medina McKeon JM, Yancosek KE. Neural gliding techniques for the treatment of carpal tunnel syndrome: a systematic review. *J Sport Rehabil*. 2008;17:324–341. https://doi.org/10.1123/jsr.17.3.324.

Mehta A, Mhatre B, Mote N. Effects of Maitland's joint mobilization versus Shacklock's neurodynamic mobilization techniques in low back pain. *Indian J Physiother Occup Ther*. 2014;8:248–255. https://doi.org/10.5958/j.0973-5674.8.2.094.

Mehta CR, Pocock SJ. Adaptive increase in sample size when interim results are promising: a practical guide with examples. *Stat Med*. 2011;30:3267–3284. https://doi.org/10.1002/jsr.17.3.324.

Meyer J, Kulig K, Landel R. Differential diagnosis and treatment of subcalcaneal heel pain: a case report. *J Orthop Sports Phys Ther*. 2002;32:114–122; discussion 122–124. https://doi.org/10.2519/jospt.2002.32.3.114.

Nagrale AV, Patil SP, Gandhi RA, Learman K. Effect of slump stretching versus lumbar mobilization with exercise in subjects with non-radicular low back pain: a randomized clinical trial. *J Man Manip Ther*. 2012;20:35–42. https://doi.org/10.1179/2042618611Y.0000000015.

Nar NH. Effect of neural tissue mobilization on pain in cervical radiculopathy patients. *Indian J Physiother Occup Ther*. 2014;8:144–148. https://doi.org/10.5958/j.0973–5674.8.1.028.

Nee RJ, Butler D. Management of peripheral neuropathic pain: integrating neurobiology, neurodynamics, and clinical evidence. *Phys Ther Sport*. 2006;7:36–49.

Nee RJ, Vicenzino B, Jull GA, Cleland JA, Coppieters MW. Neural tissue management provides immediate clinically relevant benefits without harmful effects for patients with nerve-related neck and arm pain: a randomised trial. *J Physiother*. 2012;58:23–31. https://doi.org/10.1016/S.1836–9553(12)70.069–3.

Neto T, Freitas SR, Marques M, Gomes L, Andrade R, Oliveira R. Effects of lower body quadrant neural mobilization in healthy and low back pain populations: a systematic review and meta-analysis. *Musculoskelet Sci Pract*. 2017;27:14–22. https://doi.org/10.1016/j.msksp.2016.11.014.

Nagrale V.A., Patil P.S., Gandhi A.R., et al. Effect of slump stretching versus lumbar mobilization with exercise in subjects with non-radicular low back pain: a randomized clinical trial. *J. Man. Manip. Ther.* 2012; 20: 35–42.

Nee J.R., Butler D. Management of peripheral neuropathic pain: integrating neurobiology, neurodynamics, and clinical evidence. *Phys. Ther. Sport.* 2006; 7: 36–49.

Nee J.R., Vicenzino B., Jull A.G., et al. Neural tissue management provides immediate clinically relevant benefits without harmful effects for patients with nerve-related neck and arm pain: a randomised trial. *J. Physiother.* 2012; 58: 23–31.

Nijs J., Van Houdenhove B., Oostendorp A.B.R. Recognition of central sensitization in patients with musculoskeletal pain: application of pain neurophysiology in manual therapy practice. *Man. Ther.* 2010; 15: 135–141.

Nordez A, Gross R, Andrade R, Le Sant G, Freitas S, Ellis R, McNair PJ, Hug F, Non-muscular structures can limit the maximal joint range of motion during stretching, Sports Medicine 47(10), 1925–1929 (2017).

O'Connor C.R., Andary T.M., Russo B.R., et al. Thoracic radiculopathy. *Phys. Med. Rehabil. Clin. N. Am.* 2002; 13: 623–644.

O'Toole M, Miller KE, The role of stretching in a slow axonal transport. Biophysical Journal 100, 351–360. https://doi.org/10.1016/j.bpj.2010.12.2611 (2011).

Onda A., Murata Y., Rydevik B., et al. Nerve growth factor content in dorsal root ganglion as related to changes in pain behavior in a rat model of experimental lumbar disc herniation. *Spine*. 2005; 30: 188–193.

Ogata K, Naito M, Blood flow of peripheral nerve effects of dissection, stretching and compression. The Journal of Hand Surgery 11, 7681(86)90.003–3 (1986).

Ochs S, Pourmand R, Si K, Friedman RN, Stretch of mammalian nerve in vitro: effect on compound action potentials. Journal of the Peripheral Nervous System 5,227–235. https://doi.org/10.1046/j.1529-8027.2000.00025.x (2000).

Oskouei AE, Talebi GA, Shakouri SK, Ghabili K. Effects of neuromobilization maneuver on clinical and electrophysiological measures of patients with carpal tunnel syndrome. *J Phys Ther Sci*. 2014;26:1017–1022. https://doi.org/10.1589/jpts.26.1017.

Patel G. To compare the effectiveness of Mulligan bent leg raising and slump stretching in patient with low back pain. *Indian J Physiother Occup Ther*. 2014;8:24–28. https://doi.org/10.5958/0973–5674.2014.00350.5.

Pinar L, Enhos A, Ada S, Güngör N. Can we use nerve gliding exercises in women with carpal tunnel syndrome? *Adv Ther*. 2005;22:467–475. https://doi.org/10.1007/BF02849867.

Page P, Current concepts in muscle stretching for exercise and rehabilitation. International Journal of Sports Physical Therapy 7, 109–119 (2012).

Philip K, Lew P & Matyas TA (1989). The inter-therapist reliability of the slump test. Aust. J. of Physiother; Vol. 35, No. 2.

Purslow PP, The structure and role of intramuscular connective tissue in muscle function. Frontiers in Physiology 11,495. https://doi.org/10.3389/fphys.220.00495. (2020).

Quintner J. 1989. A study of upper limb pain and paraesthesiae following neck injury in motor vehicle accidents: assessment of the brachial plexus tension test of Elvey. Brit. J. Rheumatol. 28, 6: 528–533.

Rabin A, Gerszten PC, Karausky P, Bunker CH, Potter DM, Welch WC (2007). The sensitivity of the seated straight-leg raise test compared with the supine straight-leg raise test in patients presenting with magnetic resonance imaging evidence of lumba nerve root compression. Arch Phys Med Rehabil; 88: 840–3.

Radhakrishnan K., Litchy W.J., O'Fallon W.M., et al. Epidemiology of cervical radiculopathy. A population based study from Rochester, Minnesota, 1976 through 1990. *Brain*. 1994; 117: 325–335.

Ragonese J. A randomized trial comparing manual physical therapy to therapeutic exercises, to a combination of therapies, for the treatment of cervical radiculopathy. *Orthop. Phys. Ther. Pract*. 2009; 21: 71–76.

Rempel M.D., Dahlin L., Lundborg G. Pathophysiology of nerve compression syndromes: response of peripheral nerves to loading. *J. Bone Jt. Surg*. 1999; 81: 1600–1610.

Rempel M.D., Diao E. Entrapment neuropathies: pathophysiology and pathogenesis. *J. Electromyogr. Kinesiol*. 2004; 14: 71–75.

Rosenblueth A, Buylla A, Ramos G.1953. The responses of axons to mechanical stimuli. Acta Physiol. Latinoam. 3, 2: 204–215.

Ragonese J. A randomized trial comparing manual physical therapy to therapeutic exercises, to a combination of therapies, for the treatment of cervical radiculopathy. *Orthop Phys Ther Pract*. 2009;21:71–76.

Rezk-Allah SS, Shehata LA, Gharib NM. Slump stretching versus straight leg raising in the management of lumbar disc herniation. *Egypt J Neurol Psychiatr Neurosurg*. 2011;48:345–349.

Robinson, L.R. and Probyn, L. (2019) How much sciatic nerve does hip flexion require? Canadian Journal of Neurological Sciences 46, 248–250. https://doi.org/10.1017/cjn.2018.378.

Rugel, C.L., Franz, C.K. and Lee, S.S.M. (2020) Influence of limb position on assessment of nerve mechanical properties by using shear wave ultrasound elastography. Muscle Nerve 61, 616–622. https://doi.org/10.1002/mus.26842.

Rozmaryn LM, Dovelle S, Rothman ER, Gorman K, Olvey KM, Bartko JJ. Nerve and tendon gliding exercises and the conservative management of carpal tunnel syndrome. *J Hand Ther*. 1998;11:171–179.

Rubinstein SM, van Middelkoop M, Assendelft WJ, de Boer MR, van Tulder MW. Spinal manipulative therapy for chronic low-back pain. *Cochrane Database Syst Rev*. 2011:CD008112. https://doi.org/10.1002/14.651.858.CD008112.pub2.

Saban B, Deutscher D, Ziv T. Deep massage to posterior calf muscles in combination with neural mobilization exercises as a treatment for heel pain: a pilot randomized clinical trial. *Man Ther*. 2014;19:102–108. https://doi.org/10.1016/j.math.2013.08.001.

Salt E, Wright C, Kelly S, Dean A. A systematic literature review on the effectiveness of noninvasive therapy for cervicobrachial pain. *Man Ther*. 2011;16:53–65. https://doi.org/10.1016/j.math.2010.09.005.

Sansare PS, Mhatre BS, Mehta AA. Correlation of neurodynamics response of posterior tibial nerve (PTN) with ankle foot mechanics in young adults. *Indian J Physiother Occup Ther*. 2013;7:153–159. https://doi.org/10.5958/j.0973-5674.7.4.140.

Santos FM, Silva JT, Giardini AC, et al. Neural mobilization reverses behavioral and cellular changes that characterize neuropathic pain in rats. *Mol Pain*. 2012;8:57. https://doi.org/10.1186/1744-8069-8-57.

Saranga J, Green A, Lewis J, Worsfold C. Effect of a cervical lateral glide on the upper limb neurodynamic test 1. *Physiotherapy*. 2003;89:678–684. https://doi.org/10.1016/S0031-9406(05)60101-0.

Savva C, Giakas G. The effect of cervical traction combined with neural mobilization on pain and disability in cervical radiculopathy. A case report. *Man Ther*. 2013;18:443–446. https://doi.org/10.1016/j.math.2012.06.012.

Schäfer A, Hall T, Briffa K. Classification of low back-related leg pain – a proposed patho-mechanism-based approach. *Man Ther*. 2009;14:222–230. https://doi.org/10.1016/j.math.2007.10.003.

Schäfer A, Hall T, Müller G, Briffa K. Outcomes differ between subgroups of patients with low back and leg pain following neural manual therapy: a prospective cohort study. *Eur Spine J*. 2011;20:482–490. https://doi.org/10.1007/s00586-010-1632-2.

Schmid AB, Elliott JM, Strudwick MW, Little M, Coppieters MW. Effect of splinting and exercise on intraneural edema of the median nerve in carpal tunnel syndrome – an MRI study to reveal therapeutic mechanisms. *J Orthop Res*. 2012;30:1343–1350. https://doi.org/10.1002/jor.22064.

Schrier, V.J.M.M., Evers, S., Geske, J.R., Kremers, W.K., Villarraga, H.R., Kakar, S., Selles, R.W., Hovius, S.E.R., Gelfman, R. and Amadio, P.C. (2019) Median nerve transverse mobility and outcome after carpal tunnel release. Ultrasound in Medicine and Biology 45, 2887–2897. https://doi.org/10.1016/j.ultrasmedbio.2019.06.422.

Stajic, S., Vojvodic, A., Pérez-Carro, L., Gasic, M., Markovic, A. and Lukic, G. (2018) Nerve stiffness – a challenge for ultrasound elastography. International Journal of Current Advanced Research 7, 11.773–11.776. https://doi.org/10.24327/ijcar.2018.11776.2050.

Stecco, A., Pirri, C. and Stecco, C. (2019) Fascial entrapment neuropathy. Clinical Anatomy 32, 883–890. https://doi.org/10.1002/ca.23388.

Stolinski, C. (1995) Structure and composition of the outer connective tissue sheaths of peripheral nerve. Journal of Anatomy 186, 123–130.

Sunderland, S. (1978) Traumatized nerves, roots and ganglia: musculoskeletal factors and neuropathological consequences. In: The neurobiologic mechanisms in manipulative therapy. Ed: Korr, I.M. Boston, MA: Springer US. 137–166. https://doi.org/10.1007/978-1-4684-8902-6_7.

Scrimshaw SV, Maher CG. Randomized controlled trial of neural mobilization after spinal surgery. *Spine (Phila Pa 1976)*. 2001;26:2647–2652.

Sharma S, Balthillaya G, Rao R, Mani R. Short term effectiveness of neural sliders and neural tensioners as an adjunct to static stretching of hamstrings on knee extension angle in healthy individuals: a randomized controlled trial. *Phys Ther Sport*. 2016;17:30–37. https://doi.org/10.1016/j.ptsp.2015.03.003.

Sharma V, Sarkari E, Multani NK. Efficacy of neural mobilization in sciatica. *Indian J Physiother Occup Ther*. 2011;5:125–127.

Song XJ, Gan Q, Cao JL, Wang ZB, Rupert RL. Spinal manipulation reduces pain and hyperalgesia after lumbar intervertebral foramen inflammation in the rat. *J Manipulative Physiol Ther*. 2006;29:5–13. https://doi.org/10.1016/j.jmpt.2005.10.001.

Sterling M, Pedler A, Chan C, Puglisi M, Vuvan V, Vicenzino B. Cervical lateral glide increases nociceptive flexion reflex threshold but not pressure or thermal pain thresholds in chronic whiplash associated disorders: a pilot randomised controlled trial. *Man Ther*. 2010;15:149–153. https://doi.org/10.1016/j.math.2009.09.004.

Stineman MG, Henry-Sánchez JT, Kurichi JE, et al. Staging activity limitation and participation restriction in elderly community-dwelling persons according to difficulties in self-care and domestic life functioning. *Am J Phys Med Rehabil.* 2012;91:126–140. https://doi.org/10.1097/PHM.0b013e318241200d.

Su Y, Lim EC. Does evidence support the use of neural tissue management to reduce pain and disability in nerve-related chronic musculoskeletal pain?: A systematic review with meta-analysis. *Clin J Pain.* 2016;32:991–1004. https://doi.org/10.1097/AJP.0000000000000340..

Svernlöv B, Larsson M, Rehn K, Adolfsson L. Conservative treatment of the cubital tunnel syndrome. *J Hand Surg Eur Vol.* 2009;34:201–207. https://doi.org/10.1177/1753193408098480.

Szlezak AM, Georgilopoulos P, Bullock-Saxton JE, Steele MC. The immediate effect of unilateral lumbar Z-joint mobilisation on posterior chain neurodynamics: a randomised controlled study. *Man Ther.* 2011;16:609–613. https://doi.org/10.1016/j.math.2011.06.004.

Santos M.F., Silva T.J., Giardini C.A., et al. Neural mobilization reverses behavioral and cellular changes that characterize neuropathic pain in rats. *Mol. Pain.* 2012; 8: 1–9.

Savva C., Giakas G. The effect of cervical traction combined with neural mobilization on pain and disability in cervical radiculopathy. A case report. *Man. Ther.* 2013; 18: 443–446.

Schafer A., Hall T., Briffa K. Classification of low back-related leg pain. A proposed patho-mechanism-based approach. *Man. Ther.* 2009; 14: 222–230.

Schafer A., Hall T., Muller G., et al. Outcomes differ between subgroups of patients with low back and leg pain following neural manual therapy: a prospective cohort study. *Eur. Spine J.* 2011; 20: 482–490.

Schünke, Schulte, Schumacher. Prometheus – Allgemeine Anatomie und Bewegungssystem. Thieme Verlag Stuttgart, 2018.

Scrimshaw S., Maher C. Randomized controlled trial of neural mobilization after spinal surgery. *Spine.* 2001; 26: 2647–2652.

Shacklock M.O. Clinical neurodynamics: a new system of musculoskeletal treatment. Elsevier Health Sciences, Edinburg, UK 2005.

Shacklock M. (2008). Angewandte Neurodynamik. Muskuloskeletale Strukturen verstehen und behandeln. Elsevier-Verlag, München; 1. Auflage.

Schleich R., Lehrbuch Faszien, Urban&Fischer – Elsevier München, 2014.

Schmid A, Hailey L, Tampin B. 2018. Entrapment neuropathies: challenging common beliefs with novel evidence. J. Orthop. Sports Inj. 48, 2: 58–62.

Selvaratnam P, Cook S, Matyas T. 1997. Transmission of mechanical stimulation to the median nerve at the wrist during the upper limb tension test. Proceedings of the Manipulative Physiotherapists' Association of Australia, Melbourne: 182–8.

Selvaratnam P, Matyas T, Glasgow E. 1994 Noninvasive discrimination of brachial plexus involvement in upper limb pain. Spine 19, 1: 26–3.

Stafford A.M., Peng P., Hill A.D. Sciatica: a review of history, epidemiology, pathogenesis, and the role of epidural steroid injection in management. *Br. J. Anaesth.* 2007; 99: 461–473.

Stecco C., Atlas des menschlichen Fasziensystems, Elsevier (Urban&Fischer) Verlag München, 2016.

Smith K, McDonald W .1980. Spontaneous and mechanically evoked activity due to central demyelinating lesion. Nature 286: 154–155.

Stolinski C, Structure and composition of the outer connective tissue sheaths of peripheral nerve. Journal of Anatomy 186, 123–130 (1995).

Sunderland S. The anatomy and physiology of nerve injury. *Muscle Nerve.* 1990; 13: 771–784.

Takahashi N., Yabuki S., Aoki Y., et al. Pathomechanisms of nerve root injury caused by disc herniation. An experimental study of mechanical compression and chemical irritation. *Spine.* 2003; 28: 435–441.

Takebayashi T., Cavanaugh M.J., Ozaktay C.A., et al. Effect of nucleus pulposus on the neural activity of dorsal root ganglion. *Spine.* 2001; 26: 940–945.

Tal-Akabi A., Rushton A. An investigation to compare the effectiveness of carpal bone mobilisation and neurodynamic mobilisation as methods of treatment for carpal tunnel syndrome. *Man. Ther.* 2000; 5: 214–222.

Tampin B, Slater H, Hall T, Lee G, Briffa NK. Quantitative sensory testing somatosensory profiles in patients with cervical radiculopathy are distinct from those in patients with nonspecific neck-arm pain. Pain 2012;153:2403–2414.

Tarulli A.W., Raynor E.M. Lumbosacral radiculopathy. *Neurol. Clin.* 2007; 25: 387–405.

Tal-Akabi A, Rushton A. An investigation to compare the effectiveness of carpal bone mobilisation and neurodynamic mobilisation as methods of treatment for carpal tunnel syndrome. *Man Ther.* 2000;5:214–222. https://doi.org/10.1054/math.2000.0355.

Teixeira, M., Almeida, D. and Yeng, L. (2016) Concept of acute neuropathic pain. The role of nervi nervorum in the distinction between acute nociceptive and neuropathic pain. Revista Dor 17. https://doi.org/10.5935/1806-0013.20160038.

Thomas, E., Bellafiore, M., Gentile, A., Paoli, A., Palma, A. and Bianco, A. (2021) Cardiovascular responses to muscle stretching: a systematic review and meta-analysis. International Journal of Sports Medicine online ahead of print https://doi.org/10.1055/a-1312-7131.

Thomas, E., Bianco, A., Paoli, A. and Palma, A. (2018) The relation between stretching typology and stretching duration: the effects on range of motion. International Journal of Sports Medicine 39, 243–254. https://doi.org/10.1055/s-0044-101146.

Topp, K.S. and Boyd, B.S. (2006) Structure and biomechanics of peripheral nerves: nerve responses to physical stresses and implications for physical therapist practice. Physical Therapy 86, 92–109. https://doi.org/10.1093/ptj/86.1.92.

Torres JR, Martos IC, Sánchez IT, Rubio AO, Pelegrina AD, Valenza MC. Results of an active neurodynamic mobilization program in patients with fibromyalgia syndrome: a randomized controlled trial. *Arch Phys Med Rehabil.* 2015;96:1771–1778. https://doi.org/10.1016/j.apmr.2015.06.008.

Totten PA, Hunter JM. Therapeutic techniques to enhance nerve gliding in thoracic outlet syndrome and carpal tunnel syndrome. *Hand Clin.* 1991;7:505–520.

Tillmann B.N., Atlas der Anatomie, 3. Aufl., Springer Verlag Heidelberg 2020.

Topp S.K., Boyd S.B. Structure and biomechanics of peripheral nerves: nerve responses to physical stresses and implications for physical therapist practice. *Phys. Ther.* 2006; 86: 92–109.

Trepel M., Neuroanatomie – Struktur und Funktion, Elsevier (Urban&Fischer) Verlag München 2004.

Thomas E, Bianco A, Paoli A, Palma A, The relation between stretching typology and stretching duration: the effects on range of motion. International Journal of Sports Medicine 39, 243–254. https://doi.org/10.1055/s-0044-101146 (2018).

Tsuda M., Inoue K., Salter W.M. Neuropathic pain and spinal microglia: a big problem from molecules in ,small' glia. *Trends Neurosci.* 2005; 28: 101–107.

Umar M., Naeem A., Badshah M., et al. Effectiveness of cervical traction combined with core muscle strengthening exercises in cervical radiculopathy: a randomized control trial. *J. Public Health Biol. Sci.* 2012; 1: 115–120.

Urban P.G.J., Roberts S. Degeneration of the intervertebral disc. *Arthritis Res. Ther.* 2003; 5: 120–130.

Vanti C., Conteddu L., Guccione A. The upper limb neurodynamic test 1: intra and intertester reliability and the effect of several repetitions on pain and resistance. *J. Manip. Physiol. Ther.* 2010; 33: 292–299.

Véras LS, Vale RG, Mello DB, et al. Electromyography function, disability degree, and pain in leprosy patients undergoing neural mobilization treatment. *Rev Soc Bras Med Trop.* 2012;45:83–88. https://doi.org/10.1590/S.0037–86.822.012.000.100.016.

Vicenzino B, Collins D, Wright A. The initial effects of a cervical spine manipulative physiotherapy treatment on the pain and dysfunction of lateral epicondylalgia. *Pain.* 1996;68:69–74. https://doi.org/10.1016/S0304-3959(96)03221-6.

Villafañe JH, Cleland JA, Fernández-de-las-Peñas C. The effectiveness of a manual therapy and exercise protocol in patients with thumb carpometacarpal osteoarthritis: a randomized controlled trial. *J Orthop Sports Phys Ther*. 2013;43:204–213. https://doi.org/10.2519/jospt.2013.4524.

Villafañe JH, Silva GB, Chiarotto A, Ragusa OL. Botulinum toxin type A combined with neurodynamic mobilization for upper limb spasticity after stroke: a case report. *J Chiropr Med*. 2012;11:186- 191. https://doi.org/10.1016/j.jcm.2012.05.009.

Vos T, Flaxman AD, Naghavi M, et al. Years lived with disability (YLDs) for 1160 sequelae of 289 diseases and injuries 1990–2010: a systematic analysis for the Global Burden of Disease Study 2010. *Lancet*. 2012;380:2163–2196. https://doi.org/10.1016/S.0140–6736(12)61.729–2.

Vicenzino B. Lateral epicondylalgia: a musculoskeletal physiotherapy perspective. *Man. Ther*. 2003; 8: 66–79.

Videman T., Nurminen M. The occurrence of anular tears and their relation to lifetime back pain history: a cadaveric study using barium sulfate discography. *Spine*. 2004; 29: 2668–2676.

Wall, E.J., Massie, J.B., Kwan, M.K., Rydevik, B.L., Myers, R.R. and Garfin, S.R. (1992) Experimental stretch neuropathy. Changes in nerve conduction under tension. The Journal of Bone and Joint Surgery. 74, 126–129. https://doi.org/10.1302/0301-620X.74B1.1732240.

Wang, Y., Filius, A., Zhao, C., Passe, S.M., Thoreson, A.R., An, K.-N. and Amadio, P.C. (2014) Altered median nerve deformation and transverse displacement during wrist movement in patients with carpal tunnel syndrome. Academic Radiology 21, 472–480. https://doi.org/10.1016/j.acra.2013.12.012.

Weppler, C.H. and Magnusson, S.P. (2010) Increasing muscle extensibility: a matter of increasing length or modifying sensation? Physical Therapy 90, 438–49. https://doi.org/10.2522/ptj.20090012.

Wheatley, B.B. (2020) Investigating passive muscle mechanics with biaxial stretch. Frontiers in Physiology 11, 1021.

Wu, L.M., Williams, A., Delaney, A., Sherman, D.L. and Brophy, P.J. (2012) Increasing

internodal distance in myelinated nerves accelerates nerve conduction to a flat maximum. Current Biology 22, 1957–1961. https://doi.org/10.1016/j.cub.2012.08.025.

Wainner S.R., Fritz M.J., Irrgang J.J., et al. Reliability and diagnostic accuracy of the clinical examination and patient self-report measures for cervical radiculopathy. *Spine*. 2003; 28: 55–62.

Wand M.B., O'Connell E.N. Chronic non-specific low back pain – sub groups or a single mechanism?. *BMC Musculoskelet. Disord*. 2008; 9: 1–15.

Warner WS, Yeoh S, Light A, Zhang J, Mahan MA, Rapid stretch injury to peripheral nerves: histologic results. Neurosurgery 86,437–445. https://doi.org/10.1093/neuros/nyz194 (2020).

Watkins L.R., Maier S.F. Immune regulation of central nervous system functions: from sickness responses to pathological pain. *J. Intern. Med*. 2005; 257: 139–155.

Weppler CH, Magnusson SP, Increasing muscle extensibility: a matter of increasing lenght or modifying sensation? Physical Therapy 90, 438–49. https://doi.org/10.2522/ptj.20090012 (2010).

Weatley BB, Investigating passive muscle mechanics with biaxial stretch. Frontiers in Physiology 11,1021 (2020).

Woolf J.C. Central sensitization: implications for the diagnosis and treatment of pain. *Pain*. 2011; 152: 2–15.

Wolny T, Saulicz E, Linek P, Myśliwiec A, Saulicz M. Effect of manual therapy and neurodynamic techniques vs. ultrasound and laser on 2PD in patients with CTS: a randomized controlled trial. *J Hand Ther*. 2016;29:235–245. https://doi.org/10.1016/j.jht.2016.03.006.

Yeoh, S., Warner, W.S., Eli, I. and Mahan, M.A. (2020) Rapid-stretch injury to peripheral nerves: comparison of injury models. Journal of Neurosurgery 1–11. https://doi.org/10.3171/2020.5.JNS193448.

Young IA, Michener LA, Cleland JA, Aguilera AJ, Snyder AR. Manual therapy, exercise, and traction for patients with cervical radiculopathy: a randomized clinical trial. *Phys*

Ther. 2009;89:632–642. https://doi.org/10.2522/ptj.20080283.

Zusman M. Pain science and mobilisation of painful compressive neuropathies. *Phys. Ther. Rev.* 2009; 14: 285–289.

Zusman M., Mechanisms of peripheral neuropathic pain: implications for musculoskeletal physiotherapy. *Phys. Ther. Rev.* 2008; 13: 313–323.

Zusman M., Forebrain-mediated sensitization of central pain pathways: ‚non-specific‘ pain and a new image for MT. *Man. Ther.* 2002; 7: 80–88.

Zilles K., Anatomie, Springer Verlag Heidelberg, 2010.

Zakrzewski, J., Zakrzewska, K., Pluta, K., Nowak, O. and Miłoszewska-Paluch, A. (2019) Ultrasound elastography in the evaluation of peripheral neuropathies: a systematic review of the literature. Polish Journal of Radiology 84, e581–e591. https://doi.org./10.5114/pjr.2019.91439

Zhu, B., Yan, F., He, Y., Wang, L., Xiang, X., Tang, Y., Yang, Y. and Qiu, L. (2018) Evaluation of the healthy median nerve elasticity: feasibility and reliability of shear wave elastography. Medicine (Baltimore) 97, e12956. https://doi.org/10.1097/MD.0000000000012956.

Stichwortverzeichnis

Printed in the United States
by Baker & Taylor Publisher Services